健康中国全科医学系列

全科护士手册

主 编 王庆梅 宁 菲 戎 清

U0283079

科学出版社

北 京

内 容 简 介

全书共分 6 章，分别从一般护理、常见症状护理、常见疾病护理、常用检查及治疗护理、急危重症护理、常用专科操作等方面，全面介绍全科护士需要掌握的护理知识与护理技能，重点阐述了在全科医学科、基层医疗、社区照护中内、外、妇、儿及精神科常见疾病的护理。内容全面，实用性强，重视护理经验总结，便于学习理解。

本书适用各级护理人员参阅。

图书在版编目（CIP）数据

全科护士手册 / 王庆梅，宁菲，戎清主编. —北京：科学出版社，2022.3
（健康中国全科医学系列）
ISBN 978-7-03-071171-7

Ⅰ.①全⋯ Ⅱ.①王⋯②宁⋯③戎⋯ Ⅲ.①护理学—手册 Ⅳ.①R47-62

中国版本图书馆CIP数据核字（2021）第273177号

责任编辑：郝文娜 / 责任校对：张 娟
责任印制：赵 博 / 封面设计：吴朝洪

科 学 出 版 社 出版
北京东黄城根北街 16 号
邮政编码：100717
http://www.sciencep.com

北京画中画印刷有限公司 印刷
科学出版社发行 各地新华书店经销
*

2022 年 3 月第 一 版 开本：787×1092 1/16
2022 年 3 月第一次印刷 印张：18
字数：432 000
定价：128.00 元
（如有印装质量问题，我社负责调换）

编者名单

主　　编　王庆梅　宁　菲　戎　清

主　　审　汪　晖　孙世澜

副 主 编　邱素红　邓牡红　杨　阳　宋晓莉　周玉虹　王莉荔

编　　者　（以姓氏笔画为序）

王　茜	王　静	王亚南	王庆梅	王莉荔	王慧南
邓牡红	冯　聪	宁　菲	戎　清	吕　娜	吕　莉
刘亚华	刘亚青	刘红燕	李　鹏	杨　阳	杨　博
杨　震	杨清秀	邱素红	宋　扬	宋晓莉	陈　骅
林清秀	周玉虹	赵　明	聂　颖	殷　鹏	姬　涛
黄　赛	董　静	傅美东	翟永志		

前　言

全科医学又称家庭医学，是以人的健康为中心，以维护和促进健康为目标，向个人、家庭与社区提供连续、综合、便捷的基本卫生服务的新型医学学科，是一门具有独特价值观和方法论的综合性临床医学学科。全科医学具有服务的广泛性、参与性、连续性、综合性及协调性等特点。近年来随着人口老龄化不断加剧，国家加大对全科医学的投入，全科医学正处于蓬勃发展、更加成熟的阶段，其相关的理论构架已日趋完善。

全科护理在全科医学发展中起到重要作用，特别是将公共卫生学与护理学有效地结合在一起，既强调疾病的预防，又强调患者的护理，最终达到促进健康、维护健康的目的。相对于医院内的专科护理而言，全科护士的技能要求更加全面、素质要求更高，需要有更加独立地进行评估、分析、诊断、计划、实施及修正的能力，同时能熟练运用临床护理专科知识和护理技术，全方位广泛服务于社区。全科护士的培养正是当前护理领域面临的新课题，需要整合护理学、行为科学、社会科学等多方面最新成果。

全书共分 6 章，分别从一般护理、常见症状护理、常见疾病护理、常用检查及治疗护理、急危重症护理、常用专科操作方面进行介绍，重点针对内、外、妇、儿及精神科常见疾病的护理进行详尽的论述。内容翔实，实用性强，在编写过程中我们力求做到理论联系实际，既较全面地反映国内临床护理的新进展，又重视护理经验总结，便于读者理解和掌握。

王庆梅　宁　菲　戎　清

解放军总医院

目　录

第1章

一般护理常规

第一节 呼吸系统疾病

一、休息与活动

1. 严格执行等级护理活动范围，每日掌握患者活动量。

2. 疾病急性期患者，如有发热、频繁咳嗽、咳痰、呼吸困难，应卧床休息、减少活动量。

3. 疾病缓解期患者，可下床活动，酌情逐渐增加活动量。

4. 明显缺氧或一般情况较差、严重呼吸衰竭的患者，均应严格卧床休息，不能过度增加活动量。

二、饮食护理

1. 为患者讲解饮食的重要性，取得患者的配合，自觉纠正不良饮食习惯。

2. 给予高维生素、低热量、低动物脂肪、低胆固醇、适量蛋白质、易消化的清淡饮食，少食多餐、避免过饱及刺激性食物与饮料、禁烟酒。

3. 为患者提供高热量、高蛋白质、高维生素饮食，适当补充微量元素，提高机体免疫力。

4. 少食豆类、薯类等易产气发酵的食物。

5. 为中度和重度呼吸困难患者提供流食或半流食。

6. 多食蔬菜、水果，并做到粗粮、细粮合理搭配，注意预防便秘。

7. 咳嗽、咯血患者，应加强口腔护理，保持口腔清洁，增进食欲。

8. 监测患者白蛋白、血红蛋白及体重的变化，以了解患者营养状况。

9. 必要时静脉补充营养液。

三、用药护理

1. 为患者讲解治疗用药的名称、作用、副作用、使用方法及注意事项。

2. 使用糖皮质激素类药物气雾吸入时，应注意药物的副作用，指导患者宜多漱口，观察患者口腔有无真菌感染表现。

3.使用抗生素类药物，注意药物过敏试验及药物间的相互作用，并注意忌酒。

4.使用茶碱类药物时，注意观察有无心律失常、精神失常、惊厥、昏迷等毒性症状，一旦发现毒性症状，应立即停药。

四、病情观察

1.注意观察患者意识状态、血压、心率及心律、脉搏和尿量情况。

2.注意观察患者呼吸方式和频率及节律、胸廓运动变化。

3.注意观察患者咳嗽、咳痰情况，注意咳痰的性质、时间与节律、音色及排痰情况、痰液性状及痰量。

4.观察患者皮肤情况，有无发绀，做好脉搏和血氧饱和度监测。

5.注意观察哮喘患者发作先兆症状，如胸闷、鼻咽痒、咳嗽、打喷嚏等,应尽早采取措施,了解患者哮喘的病因和过敏原，避免接触诱发因素。

6.注意观察吸氧患者的吸氧管是否通畅，有无扭曲、打折、受压，吸氧流量是否合理。

五、健康教育

（一）常见专科检查指导

需做纤维支气管镜检查的患者，询问有无麻醉药过敏，有无高血压、心脏病史，有无鼻息肉、鼻中隔偏曲，完善各项化验单，注意有无血液传染病及凝血机制异常，履行告知程序，患者签字。

（二）正确痰标本的留取

1.常规痰液标本　晨起用清水漱口后，深吸气用力咳出呼吸道深部第二口痰液，置于清洁容器内，标本不小于1ml，痰液内禁止混入漱口水及食物残渣。

2.24h痰标本采集法　在广口瓶内加少量清水，患者起床后、进食前、漱口后第一口痰开始留取，至次晨进食前、漱口后第一口痰结束，全部痰液留入集痰瓶内，记录痰标本总量、外观、性状。

3.痰培养标本　晨起用清水漱口后，深吸气用力咳出呼吸道深部第二口痰液，置于无菌容器内。

（三）心理护理

1.保持情绪稳定，避免易引起哮喘患者发作的诱因。

2.鼓励患者说出对患病的担忧，分析原因，帮助其减轻思想负担。

3.建立良好的心态，以面对长期的治疗护理。

（四）健康指导

1.保持良好的休息，劳逸结合，加强营养，增强抗病能力，合理饮食。

2.季节交换时避免受凉，流感多发季节少去公共场所，预防上呼吸道感染。

3.早期治疗上呼吸道感染，掌握有效的咳嗽、咳痰、排痰方法，以利于排痰。

4. 慢性阻塞性肺气肿患者应遵医嘱坚持家庭氧疗和肺功能锻炼，经常做缩唇式或腹式呼吸。

5. 生活规律，戒烟酒，定期门诊复查。

（邓壮红）

第二节　心血管内科

一、休息与活动

1. 严格执行等级护理活动范围，每日掌握患者活动量。

2. 根据病情分级护理，心功能Ⅰ级、Ⅱ级患者，适量活动，应注意休息；心功能Ⅲ级、Ⅳ级或有严重心律失常患者，应绝对卧床休息。

二、饮食护理

1. 按医嘱给予饮食指导。

2. 高血压、高血脂患者给予低盐、低脂肪饮食，少食多餐。

3. 心功能不全、水肿患者，应限制水分摄入量并记录出入量。

4. 禁烟酒，少食辛辣刺激性食物，避免进食腌制类及罐头等食物。

三、用药护理

1. 使用利尿药，应准确记录尿量，观察用药效果；长期服用利尿药，应观察患者进食情况，注意有无低钾、低钠等电解质紊乱征象。

2. 使用调血脂类药物，应注意药物的副作用，指导患者定期复查肝功能。

3. 使用降压药时，要按时服药，定时监测血压变化情况，防止血压波动导致的低血压休克及高血压危象等并发症。

4. 使用抗凝血类药物，应遵医嘱不得随意减药或停用，使用期间注意观察有无黑便、血尿或鼻（口）腔出血及其他不适。

四、病情观察

1. 及时观察有无乏力、胸闷、心悸气促、心前区不适、心绞痛、心肌梗死等症状。

2. 注意有无心律失常、心力衰竭的征象，如脉搏增快、不规则，呼吸困难、夜间不能平卧、烦躁不安等。

3. 定时测血压、血压过高患者应注意有无高血压脑病征象，如剧烈头痛、呕吐、抽搐等。

4. 准确判断患者意识状态，及时发现突发心搏骤停状况。

5. 准确记录出入量，尤其准确记录尿量，定时测体重，重度水肿有腹水的患者测量腹围，及时判断患者水肿及循环负荷情况。

五、健康教育

（一）常见专科检查指导

1. 心脏增强 CT 前慎选造影剂，履行告知程序及药物过敏试验，患者签字。

2. 心血管造影前慎选造影剂，做好皮肤的准备，确认有无造影剂过敏，患者签字。

（二）心理护理

1. 保持情绪稳定、注意休息、避免劳累、保证充足的睡眠、防止血压波动。

2. 鼓励患者说出对患病的担忧，分析原因，帮助其减轻思想负担。

3. 建立良好的心态，帮助患者树立战胜疾病的信心。

4. 组织心脏病病友联谊活动，用治疗成功患者为病友示范，帮助其建立回归社会、愉快生活的信心。

（三）健康指导

1. 保持良好的休息，劳逸结合，合理饮食。

2. 按时、按量服药，不得随意减量或停药，避免使用肾毒性药物。

3. 指导患者正确应用洋地黄类药物及 β 受体阻滞药，注意药物的毒性反应，定期测血中洋地黄浓度，预防蓄积中毒；注意心率的变化；如出现恶心、呕吐、黄（绿）视、心律失常，应尽快停药，及早就医。

4. 心力衰竭患者，注意加强宣传避孕和绝育的重要性。

5. 定期门诊复查。

（刘亚华）

第三节　消化系统疾病

一、休息与活动

1. 严格执行等级护理活动范围，每日掌握患者活动量。

2. 没有症状、轻症消化科疾病患者，可以正常活动，但应该避免剧烈运动及过度劳累。

3. 危重、施行特殊检查和治疗的患者，如上消化道出血、肝硬化晚期、急性胰腺炎等患者均应严格卧床休息，根据病情需要，分别采取不同体位。

二、饮食护理

1. 视病情给予不同饮食护理。

2. 禁食患者，给予静脉或鼻饲营养。

3. 定时进餐、少食多餐、饮食宜清淡易消化，避免过冷、过热、过硬、过酸等刺激性的食物；肝功能显著损害并有血氨偏高或肝性脑病先兆者，应限制或禁止蛋白质摄入。

4. 食管胃底静脉曲张患者，宜以无渣饮食为宜。

5. 消化道急性活动性出血期间，禁食、禁水。

三、用药护理

1. 增强黏膜防御力的口服药、促进胃动力药物、抗胆碱能药，胃溃疡患者不宜服用。

2. 对胃有刺激、破坏胃黏膜屏障的口服药（如阿司匹林），宜饭后服用。

3. 制酸剂降低胃蛋白酶活性的药物，应在饭后 0.5～1h 服用。

4. 肝硬化食管静脉曲张患者口服药要研碎后服用，溃疡病患者抑酸药宜饭前或空腹服用。

四、病情观察

1. 观察生命体征变化。

2. 观察疼痛的性质、部位、持续时间，以及与饮食的关系。

3. 观察粪便的性状，以及有无呕血、便血等情况。

4. 准确判断患者意识状态、观察患者有无出血倾向和休克表现，以及有无腹胀、肠麻痹、脱水等症状。

五、健康教育

（一）常见专科检查指导

需行胃肠镜检查患者，履行告知程序，患者签字；检查前一日晚餐进食易消化食物，上午检查的患者检查当日早上禁食；下午检查的患者当日早上可饮牛奶，中午禁食；按要求口服清洁剂清洗肠道，一般会在服药 2h 内排干净，最后排出的粪便为清水样或黄水不带粪渣样，方可检查。

（二）心理护理

1. 保持情绪稳定，防止血压波动。

2. 鼓励说出对患病的担忧，分析原因，帮助患者减轻思想负担。

3. 给予患者心理支持，向患者讲解有关疾病的知识，消除患者紧张恐惧心理，使其积极配合治疗。

（三）健康指导

1. 保持良好的休息，劳逸结合，合理饮食。

2. 少食多餐，戒烟、酒。

3. 按时、按量服药，不得随意减量或停药、定期门诊复查。

4. 禁用致溃疡药物。

5. 若上腹疼痛的节律发生变化或加剧，以及出现呕血、黑便，立即就诊。

（杨　震）

第四节　泌尿系统疾病

一、休息与活动

1. 严格执行等级护理活动范围，每日掌握患者活动量。

2. 没有症状，但是尿中有少量蛋白、红细胞并没有明显的肾功能损害的患者，可以正常活动，但应该避免剧烈运动及过度劳累。

3. 轻度水肿、蛋白尿较少、血压没有明显增高的患者，可下床活动，酌情逐渐增加活动量。

4. 明显水肿、大量蛋白尿、肉眼血尿、严重高血压、心力衰竭或一般情况差的患者，均应严格卧床休息，不能过度增加活动量。

二、饮食护理

1. 慢性肾病患者，应根据不同疾病类型进不同饮食。

2. 急性肾炎患者，给予低盐（2～3g/d）、优质低蛋白质 [0.75g/（kg·d）]、高维生素饮食；慢性肾炎患者，给予低盐（<3g/d）、低脂肪（<30g/d）、优质高蛋白质（1～1.5g/d）、高维生素饮食。

3. 明显水肿及高血压患者，应给予低盐饮食，限制钠盐的摄入；少尿、水肿患者，限制水、钠、钾、盐的摄入。

4. 大量蛋白尿、肾功能正常患者，应给予优质高蛋白质饮食。

5. 氮质血症患者，用优质蛋白质、高钙、高铁、高维生素、低磷饮食，限制植物蛋白的摄入。

6. 糖尿病肾病患者，应在糖尿病饮食的基础上，限制蛋白质摄入。

7. 肾脏病患者，合理饮食对于延缓疾病的进展起着重要的作用，应注意养成长期的治疗饮食习惯，注意食物的搭配和制作方法，保证饮食易于消化吸收。

三、用药护理

1. 使用利尿药，应准确记录尿量，观察用药效果；长期服用利尿药，应观察患者进食情况，注意有无低钾、低钠等电解质紊乱征象。

2. 使用糖皮质激素及其他免疫抑制药等药物时，应注意药物的副作用，指导患者做好戴口罩、减少探视等预防感染的措施，观察患者有无失眠及精神异常表现，有无骨痛等钙磷代谢紊乱表现。

3. 使用降压药时，要定时服药，定时监测血压变化情况，防止血压波动导致的低血压休克及高血压危象等并发症。

四、病情观察

1. 及时观察有无尿毒症早期征象，如头痛、嗜睡、食欲缺乏、恶心、呕吐和出血倾向等。

2. 注意有无心力衰竭的征象，如脉搏增快或不规则、呼吸困难、夜间不能平卧、烦躁不安等。

3. 定时测血压、血压过高患者，应注意有无高血压脑病征象，如剧烈头痛、呕吐、抽搐等。

4. 准确判断患者意识状态，及时发现尿毒症脑病征象。

5. 准确记录出入量，尤其准确记录尿量，定时测体重，重度水肿有腹水的患者测量腹围，及时判断患者水肿及循环负荷情况。

五、健康教育

（一）常见专科检查指导

1. 肾功能异常患者，做增强磁共振检查前慎选造影剂，履行告知程序，患者签字。

2. 肾图检查前，向患者确认，按规定时间准时前往核医学科，防止核素效价受影响。

3. 肾穿刺活检术，向患者确认，履行告知程序，患者或家属签名，准时前往检查室，穿刺完毕，在医护人员陪同下返回病房，按要求给予相应治疗及护理。

（二）正确尿标本的留取

1. 尿常规　留取晨起第一次尿液，清洁容器，留取 10ml。

2. 24h 尿　留取自晨起第二次尿液至次日晨起第一次全部尿液(24h)，集中并量取总量，摇匀后，清洁容器，留取 10ml；按不同检查项目要求，加入盐酸等防腐剂。

3. 尿渗透压　22：00 后禁水 8h，留取晨起第二次尿液，清洁容器，留取 10ml。

4. 中段尿培养　停用抗生素 3d 以上，晨起憋尿，消毒外阴，正常排尿，无菌容器接取中段尿液 10 ～ 20ml，30min 内送检。

（三）心理护理

1. 保持情绪稳定，防止血压波动。

2. 鼓励说出对患病的担忧，分析原因，帮助患者减轻思想负担。

3. 建立良好的心态，面对长期的治疗护理。

4. 组织肾脏病病友联谊活动，用治疗成功患者为病友示范，帮助其建立回归社会、愉快生活的信心。

（四）健康指导

1. 保持良好的休息，劳逸结合，合理饮食。

2. 按时、按量服药，不得随意减量或停药，避免使用肾毒性药物。

3. 指导患者预防各种感染的发生。

4. 若出现少尿、水肿、尿液浑浊、上呼吸道感染等症状时，应及时就医。

5. 定期门诊复查。

（周玉虹）

第五节　血液系统疾病

一、休息与活动

1. 严格执行等级护理活动范围，每日掌握患者活动量。

2. 轻症血液病患者，可以正常活动，但应该避免剧烈运动及过度劳累。

3. 贫血严重者，应限制活动，注意安全，酌情逐渐增加活动量。

4. 急性溶血、重症白血病及一般情况较差的患者，应严格卧床休息，不能过度增加活动量。

二、饮食护理

1. 血液病患者，补充富含优质蛋白质饮食，温度适宜，避免食物粗糙，应根据不同疾病类型采用不同饮食。

2. 缺铁性贫血患者，给予高蛋白质、高维生素、高铁饮食。

3. 白血病化疗期间患者，应给予清淡、低脂肪、易消化饮食，少食多餐，避免食用不洁食物。

4. 过敏性紫癜患者，饮食应避免含有致敏食物。

5. 特发性血小板减少性紫癜患者，应少渣饮食，防止消化道出血。

6. 消化道出血患者，应禁食。

三、用药护理

1. 使用补充凝血因子，抗纤溶药物等治疗；关节疼痛给予镇痛药；口服铁剂，应饭后服用并避免与红茶同服。

2. 遵医嘱服药，不可自行减量或突然停药，尤其是激素类药物，以防出现反跳现象。

3. 不可滥用对血小板有损伤的药物，禁用对造血系统有损害的药物。

四、病情观察

1. 观察患者有无进行性贫血、出血、感染、发热等症状。

2. 观察出血患者的出血部位、出血量，以及皮肤有无瘀点、瘀斑、牙龈出血、呕吐、视物模糊、意识障碍等颅内出血情况。

3. 观察患者意识状态、瞳孔、生命体征变化，以及有无头晕、眼花、耳鸣、困倦等中枢性缺氧症状，有无心悸气促、心前区疼痛等贫血性心脏病的症状。

4. 淋巴瘤患者，注意观察淋巴结肿大的部位、程度，以及相应器官的压迫症状，如咳嗽、胸闷、气促、腹痛、腹泻、骨痛等。

五、健康教育

（一）常见专科检查指导

1. 血液科实验室检查。

2. 骨髓穿刺检查，履行告知程序，患者签字。

（二）心理护理

1. 保持情绪稳定，积极配合治疗。

2. 鼓励患者说出对患病的担忧，分析原因，帮助其减轻思想负担。

3. 建立良好的心态，以面对长期的治疗护理。

4. 组织白血病病友联谊活动，用治疗成功患者为病友示范，帮助其建立回归社会、愉快生活的信心。

（三）健康指导

1. 保持良好的休息，劳逸结合，合理饮食。

2. 按时、按量服药，不得随意减量或停药，不服用"补药""调节免疫功能药"。

3. 医院外药物问清再决定是否服用。

4. 若手心、足心、耳后、面颊、颈部、躯干、四肢等部位出现红斑、细小的斑丘疹、色泽暗红、略高于皮肤、压之褪色且进展快、面积大或感到疼痛，应及时就医。

5. 持续发热、恶心、呕吐、腹泻、腹痛、心慌、乏力、头晕、胸痛、咳嗽、气促、自觉憋气、体力明显下降、巩膜黄染或尿色持续发黄、尿频、尿急、尿痛、血尿等，应及时就医。

6. 定期门诊复查。

（董　静）

第六节　内分泌系统疾病

一、休息与活动

1. 严格执行等级护理活动范围，每日掌握患者活动量。

2. 轻症患者，可以正常活动，但应该避免剧烈运动及过度劳累，每日必须保证充分的休息；安排活动计划时，应由简单活动开始，再逐渐增加活动量。

3. 危重症患者，均应严格卧床休息，不能过度增加活动量。

二、饮食护理

1. 饮食治疗是基础治疗措施，糖尿病患者饮食应控制总热量、合理配餐、口味清淡、高纤维素饮食、水果适时适量、保证优质蛋白质的摄入，少饮酒、不吸烟等。

2. 甲状腺功能亢进患者，给予"三高一低"饮食（高热量、高蛋白质、高维生素、低碘饮食），鼓励患者多饮水，禁止饮用浓茶、咖啡等刺激性饮料。

3. 皮质醇增多症患者，多食用富含钙和维生素D的食物，摄入高钾低钠饮食，鼓励食用柑橘类水果。

4. 嗜铬细胞瘤患者，进食高蛋白质、多维生素、低脂肪饮食，不宜饮咖啡、浓茶、可可等，以免干扰尿儿茶酚胺的测定。

三、用药护理

1. 使用甲状腺制剂时，应注意观察生命体征变化，如脉搏＞100次／分，应立即报告医师。

2. 使用降糖类药物时，注意监测血糖，避免血糖过低。

3. 使用降压药时，要定时服药，定时监测血压变化情况，防止血压波动导致的低血压休克及高血压危象等并发症。

四、病情观察

1. 观察患者有无食欲缺乏、恶心、呕吐、嗜睡、呼吸加快或加深、呼气呈烂苹果味及脱水等酮症酸中毒表现。

2. 注意观察患者有无低血糖表现。

3. 观察患者有无四肢麻木等周围神经炎表现。

4. 定时测血压、血压过高患者，应注意有无高血压脑病征象，如剧烈头痛、呕吐、抽搐等。

5. 准确记录出入量，尤其准确记录尿量，定时测体重，重度水肿有腹水的患者测量腹围，及时判断患者水肿及循环负荷情况。

五、健康教育

（一）常见专科检查指导

内分泌实验室及临床检验科血液检查，检查前按要求禁食、禁水及进餐。

（二）血糖测量法

1. 洗净双手。

2. 选择一个待测的手指，一般选择手指侧面。

3. 备好血糖仪，为待测状态。

4. 应用乙醇将手指局部进行消毒，再用干棉签擦干。

5. 应用血糖仪配用针头快速将皮肤刺破，用棉签去除第一滴血，再进行血糖的监测。

（三）心理护理

1. 保持情绪稳定，防止血压波动。

2. 鼓励患者说出对患病的担忧，分析原因，帮助其减轻思想负担。

3. 建立良好的心态，树立战胜疾病的信心。

（四）健康指导

1. 保持良好的休息，劳逸结合，合理饮食。

2. 避免精神、情绪紧张和各种应激情况。

3. 按时、按量服药，不得随意减量或停药；指导患者认识药物常见的副作用，一旦发生及时处理。

4. 指导患者预防各种感染的发生。

5. 指导患者预防、识别低血糖反应及处理。

6. 定期门诊复查。

（王　茜）

第七节　免疫系统疾病

一、休息与活动

1. 患者入病室后，根据病情由值班护士指定床位；危重者应安置在抢救室或监护室，及时通知医师。

2. 危重、行特殊检查和治疗的患者，需绝对卧床休息，根据病情需要可分别采取平卧位、半坐卧位、坐位、头低足高位、膝胸卧位等。病情轻者可适当活动。

二、饮食护理

1. 给予足量的蛋白质、高维生素、营养丰富的饮食，宜清淡、易消化，忌辛辣刺激性的食物。

2. 饮食按医嘱执行，向患者宣传饮食在治疗疾病、恢复健康过程中的作用。在执行治疗膳食原则的前提下，帮助患者选择可口的食物，鼓励患者按需要进食。重危患者喂食或鼻饲。

三、病情与观察

1. 新入院患者，应立即测血压、心率、脉搏、体温、呼吸、体重；病情稳定患者每日下午测体温、脉搏、呼吸各 1 次，体温超过 37.5℃ 或危重患者，每 4～6 小时测 1 次，体温较高或波动较大者，随时测量。

2. 严密观察患者的生命体征，如血压、呼吸、瞳孔、神志、心率等变化，以及其他的临床表现，同时还要注意观察分泌物、排泄物、治疗效果及药物的不良反应等，如果发现异常，应当立即通知医师。

3. 入院 24h 内留取尿、便标本，并做好其他标本的采集且及时送检。

4. 认真执行交接班制度，做到书面交班和床头相结合，交班内容简明扼要，语句通顺并应用医学术语，字迹清晰。

5. 按病情要求做好生活护理、基础护理及各类专科护理。

6. 长期卧床、消瘦、脱水、营养不良及昏迷者，应当做好皮肤的护理，防止压疮的发生。

7. 根据病情需要，准确记录出入量。

8. 根据内科各专科特点备好抢救物品，如气管插管、机械呼吸器、张口器、心电图机、电除颤器、双气囊三腔管、氧气、静脉穿刺插针、呼吸兴奋药、抗心律失常药、强心药、升压药、止血药等，并积极参加抢救工作。

四、健康教育

1. 了解患者心理需求，给予心理支持，做好耐心细致的解释工作，严格执行保护性医疗制度，并向患者宣传精神因素在治疗疾病、恢复健康过程中的重要性，帮助患者克服各种不良情绪的影响，引导患者以乐观主义精神对待病情，以便更好地配合治疗，能早日得以恢复健康。

2. 指导患者病情改善后逐步增加活动量；恢复期加强关节功能锻炼，应注意保暖、防寒和防潮。具体锻炼方法：医疗体操；全身和局部相结合的主动运动，如转颈、握拳、挺胸、伸腰、摆腿、摇动关节等；自我按摩局部关节；打太极拳、局部热敷、全身热水浴、使用电热毯、蒸汽疗法。教会患者观察关节症状和关节外症状，如有异常应及时就医。

（冯　聪）

第八节 神经系统疾病

一、休息与活动

1. 一般患者卧床休息，病情危重患者绝对卧床休息，慢性退行性疾病患者应鼓励下床做轻微活动，意识障碍、呼吸道分泌物增多不易咳出患者取头高足低位或半卧位且头偏向一侧。

2. 意识障碍、偏瘫症状、癫痫发作患者，加床档防止坠床。视物障碍、瘫痪、认知障碍、年老患者等，应防止碰伤、烫伤、跌伤和走失，不要远离病房或单独外出。

3. 瘫痪患者，保持良好肢体位置，各个关节防止过伸或过展，定时变换体位，鼓励主动运动，预防肌肉萎缩及肢体挛缩畸形。

二、饮食护理

1. 给予营养丰富的饮食，增加新鲜蔬菜及水果，以利排便通畅。

2. 轻度吞咽障碍患者，进半流食，进食速度要慢，以防止呛咳，意识障碍、吞咽困难患者，给予鼻饲或中心静脉营养支持；高热及泌尿系统感染患者，鼓励多饮水。

三、观察病情

1. 密切观察 意识、瞳孔、体温、脉搏、呼吸、血压、肢体活动变化和有无抽搐等，如有变化随时通知医师。

2. 危重患者 病情危重患者，做好重症护理及出入液量的记录，备好有关的急救器械并保持性能良好，呈备用状态。备好相关药物。

3. 排泄护理 尿潴留者给予留置导尿，定期做膀胱功能训练。尿失禁患者保持会阴部及尿道口清洁，勤换尿垫和床单。便失禁患者，及时清除排泄物，保护肛周皮肤。

4. 基础护理 室内定时通风换气，温度适宜。注意口腔、皮肤、会阴部的清洁。协助患者饭前、便后洗手，定时洗澡、剪指（趾）甲、洗足、洗头、理发等。

四、药物护理

正确按时指导患者服药。

五、健康教育

1. 向患者及其家属介绍家庭护理技术和巩固疗效、预防复发的注意事项。

2. 心理护理：鼓励患者树立战胜疾病的信心，积极配合医疗和护理。

（刘亚青）

第九节 精 神 科

一、休息与活动

1. 为新入院患者办理住院手续后，请患者家属提供病史资料，详细询问有无自杀、他伤、毁物、潜逃等情况。根据病情安排病室，向患者家属做住院介绍。有传染性疾病的患者，安排隔离护理，防止医院内交叉感染。

2. 住院患者无医嘱不能单独外出，外出活动时应由专人组织带领，出、入病室均须有第二人清点人数并在提示板上注明。

3. 鼓励患者按时作息、学习自我料理、参加集体活动，防止终日卧床、孤独离群等精神衰退现象。

4. 保持床铺整洁、干燥，根据病情需要安排口腔、皮肤、黏膜及预防压疮护理。对意识障碍、躁动不安的患者要有保护措施，防止坠床意外发生。

二、饮食护理

1. 根据医嘱、病情需要安排饮食，观察三餐进食情况。

2. 保证营养、水分和药物的供给，不能进食者给予鼻饲流食，遵医嘱记录出入量。

3. 拒绝或饮食不能自理者，应给予喂食或鼻饲流食。

三、用药护理

发口服药时，应严格执行"看服"制度，确保药物全剂量服下。

四、病情观察

1. 入院当日做入院评估及三班病情记录，以后根据病情需要做护理记录。一级护理，每周记录2次；二级护理，每周记录1次；住院2个月以上、病情已趋稳定或已遵医嘱改为三级护理的，每个月记录1次；病情有变化应随时记录。

2. 患者体温在38℃以上或35℃以下，脉搏在130次/分以上或55次/分以下等病情变化，及时通知医师处理。

3. 巡视病房、观察病情，严防言语少、自伤、他伤、毁物、潜逃等意外发生。了解患者的意识、言语、行为、睡眠、饮食、服药依从性、排泄、女患者月经等情况，实时做记录。观察并记录夜间睡眠时间，有睡眠障碍患者及时通知医师处理。

五、健康教育

1. 协助新入院患者做好卫生处理，包括沐浴、更衣、剪指（趾）甲等，观察全身皮肤情况，如有伤痕、压疮、头虱、体虱等异常情况应及时处理并记录。

2. 向患者介绍病房情况，包括负责医师、责任护士、病室环境、作息制度等内容（意识不清、不合作者可暂缓），注意态度要平和、有耐心。

3. 观察、了解患者的心理活动和情绪变化，适时行心理疏导，出院前做好出院指导工作。

4. 交接班应清点患者总数，接班者要看到每例患者，有疑问时应及时落实清楚，例数清点交接无误后交班者方能离开。

（邱素红）

第十节　妇科疾病

一、休息与活动

1. 患者休养环境应安静、舒适，保持温度和湿度适宜及室内空气新鲜。

2. 严格执行等级护理活动范围，每日掌握患者活动量。

二、饮食护理

1. 一般患者遵医嘱给予普食。

2. 饮食宜清淡，不能吃辛辣刺激性食物，以免加重病情。

3. 提供高蛋白质、高热量、高维生素、含高矿物质铁和钙饮食。

4. 急诊手术或严重呕吐者需禁食。

三、病情观察

1. 观察患者阴道出血情况：出血量及颜色、持续时间、有无血凝块。

2. 观察患者腹痛情况：腹痛的部位、性质、持续时间。

3. 观察患者生命体征体温的变化。

4. 观察患者阴道分泌物的颜色、气味的变化。

5. 观察患者术后切口敷料有无渗血渗液、是否固定、有无脱落等情况。

6. 观察患者引流管是否固定、通畅，有无打结、扭曲，引流液的量、颜色、浓度，分清引流管的部位及数量。

7. 观察患者有无麻醉后反应，如嗜睡、恶心、呕吐等症状。

四、健康教育

1. 帮助患者了解有关妇科疾病的知识，关心患者，给予患者精神支持和生活照顾，与患者多沟通，做好心理护理，帮助患者尽快适应住院环境，积极配合治疗。

2. 患者术后注意休息，加强营养，纠正贫血，保持外阴清洁，避免感染。

3. 保持良好的心态，避免紧张激动的情绪，适当参加锻炼活动，增强自信心，愉快的心情有利于身体的康复。

（赵　明）

第十一节　儿　　科

一、休息与活动

1. 保持病室阳光充足，空气新鲜，定时通风，但避免直接对流；室温以 18～22℃ 为宜，相对湿度以 55%～65% 为宜。

2. 按不同年龄与病种、感染和非感染疾病，分别安置患儿，防止院内交叉感染。

3. 病情危重及急症患儿，须绝对卧床休息，注意变换体位；恢复期及慢性病患儿，可适当活动，但应保证充足的睡眠和休息。

二、饮食护理

1. 按医嘱给予营养丰富、易消化饮食。

2. 根据不同年龄及病种对饮食的特殊要求，协助营养食堂提高烹调技术，增进患儿食欲。

3. 正在断奶的婴儿，在住院期间应暂停断奶。

三、用药护理

发口服药时，应严格执行"看服"制度，确保药物全剂量服下。

四、病情与观察

1. 凡入院 24h 以内的患儿、新生儿、未成熟儿、危重患儿和体温在 38℃ 以上或 36℃ 以下者，每 4 小时测体温 1 次；其余患儿每日测体温 2 次。体温在 39℃ 以上者经与医师联系后，给予物理或药物降温，低于 36℃ 者应注意保暖。

2. 密切观察病情变化，加强巡逻。遇有病情恶化，及时报告医师，并积极配合抢救，做好计划护理或特别护理，并认真做好书面及床头交接班。

3. 一般患儿每周测体重 1 次。

4. 保持床铺整洁，注意皮肤护理。婴幼儿便后应洗净、擦干臀部并涂油，以防红臀。夏季每日洗澡 1～2 次，冬季每周 1 次。危重患儿应床上擦浴。

五、健康教育

1. 饭前、便后应洗手，培养患儿养成良好的卫生习惯。

2. 患儿所用面盆、毛巾，每日收回消毒 1 次，便盆每日清刷 1 次。

3. 帮助患儿尽快地适应医院环境，可根据患儿年龄、病情轻重，选择适当的游戏与玩具，使患儿在陌生的环境中得到安慰，从而安心休养，配合治疗，早日康复。

4. 患儿出院时，所有物品须分别清洁、消毒，向患儿家长进行预防疾病及正确育儿的知识宣传教育，并做出院后家庭特殊护理的示教，使其熟练掌握。

（傅美东）

第十二节　肿　瘤　科

一、休息与活动

一般患者可以下床活动，高热、严重贫血、有出血倾向患者应卧床休息。

二、饮食护理

1. 遵医嘱给予高热量、易消化的食物。
2. 化疗期间胃肠道有严重反应者，可给予清淡或随意饮食，并多饮水。

三、用药护理

1. 应用化疗药的患者需严密观察化疗反应，如过敏、恶心、呕吐、发热、出血、腹泻等。
2. 输注化疗药时应注意巡视患者，并观察化疗局部皮肤情况，如发现渗出应立即用普鲁卡因局部封闭。
3. 某些药物（如柔红霉素、多柔比星、氮芥、长春瑞滨、草酸铂类等）严禁漏注皮下。

四、病情与观察

1. 高热者可给予物理降温，如冰袋、乙醇或温水擦浴；给予解热药，剂量宜小，需密切观察以防大量出汗发生虚脱，如遇此情况应及时补液。
2. 各种穿刺后应注意观察患者伤口局部情况，腰椎穿刺及鞘内给药的患者应平卧 6h，注意观察有无头痛、呕吐、发热等反应。
3. 骨髓抑制期患者应严密观察病情变化。
4. 注意皮肤、口腔、鼻腔、呼吸道、泌尿道等有无出血现象，如发现剧烈头痛、抽搐、视物模糊、神志不清等情况，应警惕颅内出血，立即报告医师。
5. 白细胞计数低于 1000/μl 的患者，需给予保护性隔离，如无隔离条件病室，应每日用健之素消毒液擦地，医护人员及患者家属应戴口罩、帽子，严格手消毒。
6. 输血应严格遵守无菌技术，输血前应由两人仔细核对，如有寒战，先将输血速度减慢，并及时找医师检查处理。

五、健康教育

1. 冬季干燥，为预防出血，可用湿纱布覆盖口腔保护黏膜，告知患者禁用手挖鼻腔。
2. 预防压疮及皮肤感染，卧床患者注意翻身、擦背，特别是注射部位，有痤疮处应保持局部皮肤清洁，禁止用手挤压或搔抓。
3. 注意口腔卫生，经常用温盐水漱口，如有鼻饲、口腔溃疡、出血等情况应做口腔护理。
4. 做好心理护理及卫生宣教。

（王莉荔　王庆梅　宁　菲）

第 2 章

常见症状护理

第一节 呼吸困难

一、概念

呼吸困难是主观感觉和客观征象的综合表现，患者主观上感觉吸气不足、呼吸费力，客观上表现为呼吸频率、节律和深度的改变。严重时可出现张口呼吸、鼻翼扇动、端坐呼吸，甚至发绀。呼吸困难是呼吸衰竭的主要临床症状之一。

二、常见原因及表现

（一）肺源性呼吸困难

1. **吸气性呼吸困难** 表现为胸骨上窝、锁骨上窝、肋间隙在吸气时明显凹陷，称为"三凹征"，常伴有频繁干咳及高调的吸气性喘鸣音。见于急性喉炎、喉水肿、喉痉挛、白喉、喉癌、气管异物、支气管肿瘤或气管受压等。

2. **呼气性呼气困难** 呼气显著费力，呼气时间延长而缓慢，伴有广泛哮鸣音。常见于支气管哮喘、喘息性慢性支气管炎、慢性阻塞性肺气肿等。

3. **混合性呼吸困难** 吸气与呼气均感费力，呼吸频率浅而快。见于重症肺炎、重症肺结核、大面积肺不张、大块肺梗死、大量胸腔积液和气胸等。

（二）心源性呼吸困难

主要由左侧心力衰竭引起，具有以下特点。

1. **劳累性呼吸困难** 在体力活动时出现或加重，休息时减轻或缓解。

2. **端坐呼吸** 常表现为平卧位时加重，端坐位时减轻，故被迫端坐位或半卧位以减轻呼吸困难的程度。

3. **夜间阵发性呼吸困难** 左侧心力衰竭时，因肺淤血常出现阵发性呼吸困难，多在夜间入睡后发生。患者发作时，被迫坐起喘气和咳嗽，重者面色发绀、大汗、呼吸有哮鸣声，咳浆液性粉红色泡沫样痰，两肺底湿啰音，心率增快，此种呼吸又称为心源性哮喘。常见于高血压心脏病、冠状动脉粥样硬化性心脏病、风湿性心瓣膜病、心肌炎等引起的左侧心力衰竭。

（三）中毒性呼吸困难

1. **代谢性酸中毒**　呼吸深大而规则，可伴有鼾声，称 Kussmaul 呼吸。

2. **药物及中毒**　如吗啡、巴比妥类、有机磷农药中毒时，致呼吸减慢，也可呈潮式呼吸。一氧化碳、氰化物中毒时均可引起呼吸困难。

（四）中枢性呼吸困难

脑出血、颅内压增高、颅脑外伤等，呼吸变慢而深，并常伴有呼吸节律的异常。

（五）癔症性呼吸困难

其特点是呼吸非常频速和表浅，并常因换气过度而发生呼吸性碱中毒，出现口周、肢体麻木和手足抽搐，经暗示疗法可使呼吸困难减轻或消失。

三、护理

1. **观察病情**　呼吸困难有无改善，皮肤发绀是否减轻，血气分析结果是否正常。

2. **休息与体位**　协助患者调整舒适的体位，根据病情取半卧位或端坐位。

3. **提高活动耐力**　根据心功能情况，制订活动计划，给予必要的生活护理，减少体力活动，以减轻心脏负担，使心肌耗氧量减少，呼吸困难减轻。

4. **给氧**　根据缺氧程度调节氧流量，中等流量（2～4L/min）、中等浓度（29%～37%）。

5. **用药观察**　遵医嘱给予抗心力衰竭、抗感染等治疗，静脉滴注时严格控制滴速，以20～30滴/分为宜，防止急性肺水肿发生。

6. **心理护理**　稳定情绪可降低心肌耗氧量，从而减轻呼吸困难。

（宁　菲）

第二节　咳嗽、咳痰

一、概念

（一）咳嗽

咳嗽（cough）是一种呼吸道常见症状，由于气管、支气管黏膜或胸膜受炎症、异物、物理或化学性刺激引起。表现：先是声门关闭、呼吸肌收缩、肺内压升高，然后声门张开，肺内空气喷射而出，通常伴随声音。咳嗽具有清除呼吸道异物和分泌物的保护性作用。但如果咳嗽不停，由急性转为慢性，常给患者带来很大的痛苦，如胸闷、咽痒、喘气等。咳嗽可伴随咳痰。

（二）咳痰

咳痰是借咳嗽动作将呼吸道内病理性分泌物排出口腔外的病态表现。痰的主要来源是气管、支气管腺体和杯状细胞的分泌物。在正常情况下，呼吸道的腺体不断有少量分泌物排出，形成一层薄的黏液层，保持呼吸道的湿润，并能吸附吸入的尘埃、细菌等微生物，借助于柱状上皮纤毛的摆动，将其排向喉头，随咳嗽咳出或被咽下。

二、常见原因

1. **呼吸道疾病**　各种物理（包括异物）、化学、过敏因素对气管、支气管的刺激，以及肺部细菌、结核菌、真菌、病毒、支原体或寄生虫感染均可以引起咳嗽、咳痰，最常见的原因是呼吸道感染。

2. **胸膜疾病**　如各种胸膜炎、自发性气胸或医源性气胸均可引起咳嗽。

3. **心血管疾病**　当二尖瓣狭窄或其他原因所致左侧心功能不全引起肺淤血、肺水肿时，引起咳嗽。

4. **中枢神经因素**　脑炎及脑膜炎等也可引起咳嗽。

5. **其他**　胃食管反流、服用 ACEI 类药物等。

三、临床表现

1. **咳嗽的性质**

（1）干性咳嗽：咳嗽无痰或痰量极少，干咳或刺激性咳嗽常见上呼吸道或大气道疾病。

（2）湿性咳嗽：咳嗽伴咳痰，常见小气道和肺部的咳嗽。

2. **咳嗽的时间与规律**

（1）突发性咳嗽：吸入异物、肿瘤压迫气管或支气管分叉处。

（2）发作性咳嗽：百日咳、以咳嗽为主要症状的支气管哮喘。

（3）长期慢性咳嗽：慢性支气管炎、支气管扩张、肺脓肿及肺结核。

（4）夜间咳嗽：左侧心力衰竭等。

3. **咳嗽的音色**

（1）声嘶：声带的炎症或肿瘤压迫喉返神经。

（2）鸡鸣样咳嗽：多见百日咳等。

（3）金属音咳嗽：常见因纵隔肿瘤、主动脉瘤或支气管癌直接压迫气管所致。

4. **痰的性状和痰量**

（1）支气管扩张与体位有关，有分层现象。

（2）恶臭痰：提示厌氧菌感染。

（3）铁锈色痰：提示肺炎球菌肺炎。

（4）黄绿色痰：提示铜绿假单胞菌感染。

（5）痰白黏稠且牵拉成丝难咳出：提示真菌感染。

（6）粉红色泡沫痰：提示肺水肿。

（7）每日咳大量浆液泡沫痰：提示肺泡癌。

四、伴随症状

1. **伴咯血**　见支气管扩张、肺结核、肺脓肿、支气管肺癌、二尖瓣狭窄、支气管结石、肺含铁血黄素沉着症等。

2. 其他 伴发热，伴胸痛，伴呼吸困难，伴大量脓痰，伴哮鸣音，伴杵状指（趾）见支气管扩张、慢性肺脓肿、支气管肺癌和脓胸等。

五、护理

（一）环境

保持室内空气新鲜流通，维持室温在 18 ～ 22℃和相对湿度 50% ～ 60%，以充分发挥呼吸道的自然防御功能。

（二）饮食

给予高蛋白质、高维生素、足够热量的饮食。多饮水，每日饮水量保持在 1500ml 以上，以利于痰液稀释和排出。

（三）促进排痰

遵医嘱用祛痰药，还可应用以下措施。

1. 指导有效咳嗽 适用于神志清醒并能咳嗽的患者。

2. 拍背与胸壁振荡 适用于长期卧床、排痰无力的患者。患者取侧卧位，护士指关节微屈，手呈杯状，从肺底由外向内、由下向上轻拍胸壁，振动呼吸道，边拍边鼓励患者咳嗽，以利痰液排出。

3. 湿化呼吸道 适用于痰液黏稠不易咳出者。一般应控制湿化温度在 35 ～ 37℃。

4. 体位引流 适用于痰量较多、呼吸功能尚好的支气管扩张症、肺脓肿等患者。

5. 机械吸痰 适用于痰量较多、排痰困难、无力咳痰的患者，尤其是昏迷或已行气管切开、气管插管的患者。

（四）预防并发症

咳脓痰患者，加强口腔护理，餐前及排痰后应充分漱口；昏迷患者，每 2 小时翻身 1 次，每次翻身前后注意吸痰，以免口腔分泌物进入支气管造成窒息。

（刘红燕）

第三节 咯 血

一、概念

咯血是指喉部以下的呼吸器官（即气管、支气管或肺组织）出血，并经咳嗽动作从口腔排出的过程。咯血不仅可由呼吸系统疾病引起，也可由循环系统疾病、外伤和其他系统疾病或全身性因素引起。应与口腔、咽、鼻出血和呕血相鉴别。

二、常见原因

1. 呼吸系统疾病 支气管扩张症、肺结核、肺栓塞、支气管肺癌、急性支气管感染、肺炎等。

2. 心血管疾病 风湿性心脏病二尖瓣狭窄、急性左侧心力衰竭等。

3. 其他　如血液病等。

三、临床表现

1. 咯血量　小量咯血< 100ml/d、中等量咯血 100 ～ 500ml/d、大量咯血> 500ml/d 或一次 300 ～ 500ml。咯血量的多少与受损血管的性质及数量有直接关系，而与疾病严重程度不完全相关。

2. 咯出的血色　多为鲜红，伴泡沫或痰，呈碱性。

3. 并发症　咯血主要并发症是休克和窒息。若出现表情恐怖、张口瞪目、抽搐、大汗淋漓、牙关紧闭或神志突然丧失，提示发生窒息，如不及时抢救可因此而死亡。

四、护理

1. 心理护理　大咯血时，护士应守护在床旁。

2. 保持呼吸道通畅　头偏向一侧或患侧卧位。

3. 卧床休息　大咯血时绝对卧床，减少活动，保持安静。

4. 遵医嘱应用药物

（1）止血药：咯血量较大时，常用垂体后叶素静脉滴注，观察有无恶心、心悸、面色苍白等药物不良反应，冠状动脉粥样硬化性心脏病、高血压及妊娠者禁用。

（2）镇静药：烦躁不安者，可用地西泮 5 ～ 10mg 肌内注射或水合氯醛灌肠；禁用吗啡、哌替啶，以免抑制呼吸。

（3）镇咳药：大咯血伴剧烈咳嗽者，可用可待因口服或皮下注射；年老体弱、肺功能不全者慎用。

（4）饮食要求：大咯血者，暂禁食；小量咯血者，宜进少量温凉流食，多饮水、多食富含维生素食物，避免饮用浓茶、咖啡、酒等。

（宋　扬）

第四节　恶心、呕吐

一、概念

恶心为上腹部不适和紧迫欲吐的感觉。可伴有迷走神经兴奋的症状，如皮肤苍白、出汗、流涎、血压降低及心动过缓等，常为呕吐的前奏。一般恶心后随之呕吐，但也可仅有恶心而无呕吐或仅有呕吐而无恶心。呕吐是通过胃的强烈收缩迫使胃或小肠的内容物经食管、口腔而排出体外的现象。二者均为复杂的反射动作。

二、常见原因

1. 中枢性呕吐　颅压增高、脑水肿、颅内占位病变等、化学感受器受刺激、酮症酸中毒、代谢性酸中毒、脑血管功能障碍、偏头痛等、神经性呕吐、神经性厌食症。

2.反射性呕吐

（1）腹部器官疾病：胃及十二指肠疾病、肠道疾病、胆道疾病、肝脏疾病、胰腺疾病、妇科疾病等。

（2）头部器官疾病：如青光眼，由于眼压突然升高，经三叉神经的反射作用引起恶心、呕吐。

（3）其他：胸部器官疾病。

3.前庭功能障碍性呕吐　常见梅尼埃病、迷路炎、晕车、晕船等，多伴眩晕，呕吐较重，亦可为喷射性。

三、临床表现

1.呕吐的时间　晨起呕吐可见于早期妊娠，亦可见于尿毒症、慢性酒精中毒或功能性消化不良；鼻窦炎患者因起床后脓液经鼻后孔刺激咽部，亦可致晨起恶心、干呕。晚上或夜间呕吐见于幽门梗阻。

2.呕吐与进食的关系

（1）餐后近期呕吐，特别是集体发病者，多由食物中毒所致。

（2）餐后即刻呕吐，可能为神经性呕吐。

（3）餐后 1h 以上呕吐称延迟性呕吐，提示胃张力下降或胃排空延迟；餐后较久呕吐或数餐后呕吐，见于幽门梗阻。

3.呕吐的特点　进食后立即呕吐，恶心很轻或缺如，吐后又可进食，长期反复发作而营养不受影响，多为神经性呕吐。喷射状呕吐为颅内高压性呕吐的特点。

4.呕吐物的性状

（1）带发酵、腐败气味或称宿食味，提示胃潴留。

（2）带粪臭味，提示低位小肠梗阻，呕吐物不含胆汁说明梗阻平面在十二指肠乳头以上，含多量胆汁则提示在此平面以下。

（3）含有大量酸性液体者，多有胃泌素瘤或十二指肠溃疡。

（4）无酸味者，可能为贲门狭窄或贲门失弛缓症所致。

（5）上消化道出血，常呈咖啡色样呕吐物。

四、护理

1.观察生命体征，观察患者有无乏力、口渴、皮肤黏膜干燥、弹性降低等症状。注意观察呕吐的特点，记录呕吐的量、次数、性状、颜色及气味。注意预防直立性低血压和因持续性呕吐致大量胃液丢失而发生代谢性碱中毒。

2.准确记录出入量，定期观察尿比重、体重的变化。积极补充水分和电解质。

3.协助患者完成日常生活活动，患者呕吐时注意将患者头偏向一侧，以免误吸。及时清除污物，保持病房清洁，给患者提供一个舒适的环境。

4.注意患者的心理疏导工作，应用放松术，引导患者转移注意力，减少呕吐发生，减轻患者的焦虑状态。

（聂　颖）

第五节　呕血、便血

一、概念

（一）呕血

呕血（hematemesis）指患者呕吐血液，由于上消化道（食管、胃、十二指肠、胃空肠吻合术后的空肠、胰腺、胆道）急性出血所致。一般将十二指肠悬韧带（又称 Treitz 韧带）以上的消化道出血称上消化道出血，以呕血为主，但也可见于某些全身性疾病。在确定呕血之前，必须排除口腔、鼻、咽喉等部位的出血，以及咯血。

（二）便血

血液从肛门排出，粪便颜色呈鲜红、暗红或柏油样（黑便），均称为便血。便血只是一个症状，并非一种疾病。便血多见于下消化道出血，特别是结肠与直肠病变的出血，但亦可见于上消化道出血。便血的颜色取决于消化道出血的部位、出血量与血液在胃肠道停留的时间。便血伴有皮肤、黏膜或其他器官出血现象者，多见于血液系统疾病及其他全身性疾病，如白血病、弥散性血管内凝血等。

二、常见病因

上消化道疾病、小肠疾病、结直肠疾病、感染出血、肠伤寒、副伤寒、钩端螺旋体病、流行性出血热、重症肝炎、败血症、血吸虫病、钩虫病等，全身性疾病、白血病、血小板减少性紫癜、过敏性紫癜等。

三、临床表现

1. 上消化道　黑便。

2. 低位小肠　暗红色或果酱色。

3. 肛门或肛管疾病出血　血色鲜红和排便前后有鲜血滴出或喷射。

4. 阿米巴痢疾　暗红色果酱样脓血便。

5. 急性细菌性痢疾　黏液脓性鲜血便。

（1）消化道少量出血，可有隐血便。

（2）食用动物血、猪肝等也可使粪便呈黑色，但免疫法查粪隐血为阴性。

（3）服用铋剂、铁剂、炭粉及中药等药物也可使粪便变黑，但一般为灰黑色无光泽，且隐血试验阴性。

6. 其他　注意隐血试验。

四、护理

（一）心理护理

患者的不良心理可加重出血，严重影响病情转归。因此，护理人员应耐心向患者介绍疾病的相关因素、治疗状况、治疗措施及治疗过程，缓解患者紧张、焦虑、恐惧等不良情绪，使患者建立治疗的信心，增加治疗及护理依从性。

（二）生活护理

患者长时间卧床时，皮肤受压处要给予按摩，防止压疮发生。要详细记录输液量，注意各种导管通畅情况。给予必要的生活协助，每日做好口腔护理。

（三）病情观察

1. 分析出血部位　胃、十二指肠出血的特点是先感到胃部灼热不适，继之呕血，内含食物，伴有黑便。门静脉高压症出血时，胸骨后有烧灼感，呕血量大，色泽鲜红，常有血块。而胆道出血前多有剧烈的胆绞痛症状，出血后缓解，常伴有发热和黄疸。一般出血部位在幽门以上者多为呕血，幽门以下者致黑便。护士应认真观察呕血、便血特点，协助医师对出血部位做出正确判断，以便采取有效的治疗措施。

2. 估计和记录呕血和便血量　患者出现头晕、乏力、脉速，表示出血量在 400ml 以上，应每 30 分钟测血压、脉搏 1 次，并记录。如收缩压＜ 79.5mmHg 且脉压变小，提示出血量在 1500ml 以上，如为柏油样便、量多且稀，肠鸣音活跃，腹胀明显，提示正在出血或出血加重。

注意患者再出血迹象。消化道疾病患者病情常易反复，出血控制后仍应观察有无再出血情况。如患者反复呕血或黑便次数增加，颜色由黯黑变为暗红，血压、脉搏不稳定，中心静脉压恢复后又下降，血红蛋白及红细胞减少，尿素氮持续增高，患者感到烦躁、头晕、心慌、出汗、口渴，皆表示再出血，应立即通知医师，积极治疗。

（四）用药护理

遵医嘱静脉补充液体，并观察药物的疗效和不良反应。

（五）饮食护理

出血期间，遵医嘱禁食。禁食期间要注意补充营养，对少量出血的患者，可选用无刺激性流食。出血停止后，可从流食、半流食逐步过渡到普食。饮食以易消化为主，忌粗糙、坚硬、辛辣刺激饮食，忌饮用咖啡、浓茶等，应戒烟、戒酒。

（翟永志）

第六节　腹　　胀

一、概念

腹胀是一种常见的消化系统症状，而非一种疾病。可以是主观上感觉腹部的一部分或全腹部胀满，通常伴有相关的症状，如呕吐、腹泻、嗳气等；也可以是一种客观上的检查所见，如发现腹部一部分或全腹部膨隆。引起腹胀的原因主要见于胃肠道胀气、各种原因所致的腹水和腹腔肿瘤等。

二、常见病因

1. 消化道器官病变（包括胃肠、肝胆胰等）引起的胃肠道胀气。

2. 腹腔内液体积聚过多。

3. 腹腔内肿块压迫。

4. 食物或药物代谢过程中产生过多气体。

5. 应激（包括心理、感染等）。

6. 其他系统疾病（心、肾、内分泌、神经、血液等）引致的胸腔积液、腹水等。

三、临床表现

腹胀的严重程度不同，有从很轻微到严重和不舒服的感觉。昼夜节律的变更是腹胀的共同特征。大多数患者，均有在日常的活动期间腹胀进行性地发展和在夜间休息后倾向减轻或消失的症状。伴有腹胀的疾病有便秘、腹泻、肠易激综合征、消化不良、进食障碍疾病和肥胖症、肠胃气胀、器质性疾病（包括某些恶性肿瘤）等。

四、护理

1. 心理护理　应针对患者的心理特点，连续、动态地给予心理指导，及时与患者沟通，耐心解释腹胀的原因、治疗方法和预后，以消除其恐惧心理，使其积极配合护理与治疗。

2. 减轻腹胀护理　严重腹胀时，可禁食并进行间歇性胃肠减压，留置胃肠减压管，以减轻肠腔上段的压力。应定期冲洗引流管，保持通畅，防止堵塞、定时检查引流瓶内的负压，并注意观察引流液的量及颜色。禁食期间给予补液，以保证营养补充及维持电解质平衡，待肠梗阻缓解、肛门排气后，可开始进少量流食。鼓励患者多活动。

3. 体位护理　生命体征稳定者，取半卧位，有利于膈肌下降，减轻腹胀对呼吸、循环系统的影响。重症患者，取平卧位，头转向一侧，以防呕吐物吸入气管，导致窒息和吸入性肺炎。术后患者，应鼓励其早下床活动，以促进胃肠道功能的恢复。

4. 病情观察　严密观察患者腹痛、腹胀、呕吐及腹部体征情况，定时测量并记录体温、脉搏、呼吸、血压等，若患者症状与体征不见好转或反有加重，应考虑有其他的可能。

5. 疼痛护理　若无肠麻痹或肠绞窄，可遵医嘱应用阿托品类抗胆碱药物，解除胃肠道平滑肌痉挛，以缓解腹痛。若患者为不完全性、痉挛性肠梗阻，可适当顺时针轻柔按摩腹部。还可热敷腹部，针灸双侧足三里穴，以促进肠蠕动恢复。

6. 腹腔穿刺的护理　腹腔穿刺后穿刺部位应用无菌纱布覆盖，同时注意有无液体渗出；每次放腹水不宜过多，每次应 < 3000ml；大量放腹水后，患者应卧床休息 8～12h。

7. 饮食护理　需要注意鼓励患者少食多餐，多食用蔬菜、高纤维素食品。

8. 其他　腹水的患者，应每日测量腹围和体重。

（王　静）

第七节 心 悸

一、概念

心悸其实是患者的一种自觉症状，是心脏搏动的节律过快或失常，导致有一种心前区不舒服的感觉。很多情况下可能与身体状态、情绪、睡眠、一些基础疾病都有明显的相关性。青少年常出现这种情况，属于心脏神经官能症。调整情绪、规律作息是可以缓解的，但是心悸同时伴有气促、胸闷、出汗等症状需要及时就诊，监测血压、血糖。在血压突然升高、下降，以及高血糖、低血糖的情况下，需要及时就医，以免延误病情。

二、常见原因

心悸是一个常见的症状，一般认为与心脏活动过度有关。健康人（在情绪波动、精神紧张、受到惊吓、体育锻炼、重体力劳动、大量吸烟、过量饮酒、喝浓茶等）常可发生心悸。引起病理性心悸的原因有心脏病、甲状腺功能亢进、发热、严重贫血、急性出血。另外，神经衰竭和心脏神经官能症患者也经常出现心悸。心悸的病因多种多样，有的是心脏器质性病变，有的是由于功能性的因素所致，临床上须加以鉴别，从而进行不同的诊治。常见引发心悸的原因有以下几种。

（一）心律失常

1. 过早搏动　如房性期前收缩、交界性期前收缩及室性期前收缩等。

2. 心动过速　如各种原因所致的窦性心动过速、阵发性心动过速及快速型心房纤颤、心房扑动等。

3. 心动过缓　窦性心动过缓、病态窦房结综合征及高度房室传导阻滞。

（二）高动力循环状态引起心脏收缩增强

1. 生理性　如剧烈运动，大量烟、酒、茶的刺激，某些药物（如阿托品、氨茶碱、肾上腺素）应用等。

2. 病理性　如高热、贫血、甲状腺功能亢进、低血糖、缺氧、嗜铬细胞瘤等。

3. 各种器质性心脏病　如高血压心脏病、风湿性心脏病、原发性心肌病及某些先天性心脏病等。

4. 心脏神经官能症　关于心悸发生的机制目前还不十分清楚，一般认为与心肌收缩力、心搏量的变化，以及患者的精神状态、注意力是否集中等多种因素有关。心律失常患者可有心率过快、过缓。在高动力循环状态下，由于心肌收缩力增强，心率加快，心搏量也相应增加，使心肌在收缩期紧张度增高，产生心悸。另外，自主神经功能紊乱的患者较易出现心悸，如轻度体力活动、偶发期前收缩等情况下即感明显的心悸，而正常情况下只有在剧烈活动或强的精神刺激时人们方可感觉到，且持续时间短，经休息后心悸很快消失。

三、临床表现

心悸的临床表现基本特征是发作性心慌不安，心搏剧烈或一过性、阵发性或持续时间较长或每日数次发作或数日一次发作。常见胸闷、气短、疲劳、乏力、头晕、头痛，严重心悸的患者可能出现心功能不全的表现，尤其是快速型心律失常持续时间较长，老年患者容易出现心悸伴面色苍白、大汗淋漓、四肢厥冷、神志淡漠，甚至不能平卧，以至出现晕厥、猝死的危及生命情况。

四、护理

1.*病情观察*　注意脉搏和心搏的频率及节律变化，一次观察时间不少于 1min。同时注意有无伴随症状，并动态观察。对心律失常引起心悸的患者，应测量心率、心律、血压，必要时做心电图和血压的监护。对严重心律失常引起心悸的患者，应卧床休息，进行心电监护。如出现呼吸困难、发热、胸痛、晕厥、抽搐等，应及时与医师联系，及时处理。

2.*心理护理*　耐心向患者说明心悸发病原因和对患者有何影响。减轻焦虑，以免因此导致交感神经兴奋，使心率增快、心搏增强和心律的变化，加重心悸。帮助患者进行自我情绪的调节，如通过散步、读书、交谈等方式。增加休息时间，睡前可用小剂量镇静药以改善睡眠。指导患者不进食刺激性食物和饮料，及时更换引起心悸的药物。

（戎　清）

第八节　头　晕

一、概念

头晕（dizziness）是一种常见的脑部功能性障碍，也是临床常见的症状之一。为头胀、头重足轻、摇晃、眼花等的感觉。头晕可由多种原因引起，最常见于发热性疾病、原发性高血压、脑动脉硬化、颅脑外伤综合征、神经症等。此外，还见于贫血、心律失常、心力衰竭、低血压、药物中毒、尿毒症、哮喘等。抑郁症早期也常有头晕。头晕可单独出现，但常与头痛并发。头晕伴有平衡觉障碍或空间觉定向障碍时，患者感到外周环境或自身旋转、移动或摇晃。偶尔头晕或体位改变而头晕不会有太大的问题，如果长时间头晕，可能是重病的先兆，应引起重视。

二、常见原因

头晕是一个综合病症，是许多疾病的临床表现之一。引起头晕的原因常见以下几种。

1.*神经系统病变*　如脑缺血病变、小脑病变、脑部病变、脑外伤、某些类型的癫痫等。此外，自主神经功能失调、某些神经症的患者也会常感到头晕。

2.*耳部疾病*　如耳内疾病影响到平衡而引起头晕。

3. **内科疾病** 如原发性高血压、原发性低血压、各种心脑血管病、贫血、感染、中毒、低血糖等。

4. **上呼吸道感染** 有时上呼吸道感染可能会有头晕的症状。

5. **颈椎骨退化** 由于长期姿势或睡姿不良，造成颈椎增生、变形、退化，颈部肌肉紧张，动脉供血受阻使脑供血不足，是头晕的主要原因。常颈部肌肉紧张、灵活度受限、偶有疼痛、发麻、发凉，有沉重感。

6. **贫血** 如有头晕伴有乏力、面色苍白的表现，应考虑贫血的可能性。健康状态下，老年人体内造血组织的存在量，以及造血质和量已经有所下降，红细胞本身的老化，使其对铁元素的利用率大不如前。因此，老年人如果不注重营养保健，很容易患贫血。此外，消化不良、消化性溃疡、消化道出血、慢性炎性疾病的患者均可继发贫血。

7. **血黏度高** 高血脂、血小板增多症等均可使血黏度增高，血流缓慢，造成脑部供血不足，容易发生疲倦、头晕、乏力等症状。其中造成高血脂的原因很多，最主要的是平素饮食结构的不合理，患者大量摄入高脂肪、高胆固醇的食物，而又不爱运动。目前该类疾病的发病率有上升趋势。

8. **脑动脉硬化病** 患者自觉头晕，且经常失眠、耳鸣、情绪不稳、健忘、四肢发麻。脑动脉硬化使脑血管内径变小，脑内血流下降，产生脑供血、供氧不足，引起头晕。

9. **心脏病、冠状动脉粥样硬化性心脏病** 早期症状尚轻，有可能没有胸闷、心悸、气短等显著不适，只感觉头痛、头晕、四肢无力、精神不易集中、耳鸣或健忘等。此时发生头晕的原因主要是冠状动脉发生粥样硬化，管腔变细变窄，使心脏缺血缺氧。而心脏供血不足，可以造成供血不足，引起头晕。

10. **失眠** 引起的偏头痛患者比率约为65%，对于该类型的患者群体，采用中西医结合治疗可取得较为显著理想的疗效。

三、临床表现

头晕的临床表现主要是头部的眩晕感或昏沉感。前者一般是表现为视物旋转或闭眼时有自身倾倒感，存在着自身相对于外界物体的运动性幻觉。后者一般仅是头部发沉发重，头脑不清晰。上述症状可以为阵发性，也可以是持续性。发作的同时还往往会伴有自主神经功能反应，有恶心或呕吐，部分耳源性眩晕的患者会出现耳鸣或听力下降，体格检查时部分患者会出现眼球震颤。如果是小脑有器质性疾病，还会出现步态不稳、共济失调。

四、护理

1. 头晕发作时，应卧床休息，闭目养神，改变体位时动作缓慢。必要时应测量血压，如血压高应给予降压药，必要时吸氧。

2. 定期监测血压，做好记录，观察眩晕发作的时间、程度、性质、伴随症状、诱因，如血压持续上升应报告医师配合处理。观察有无肢体麻木、言语不利症状。

3. 保持病室空气流通、温（湿）度适宜，避免光线刺激、人多惊扰，限制探视。

4.养成定时排便良好习惯,保持排便通畅,避免过度用力排便,必要时给予缓泻药。

5.注意休息,劳逸结合。缓解后可适当运动,量力而行。告知患者不宜坐高速行驶的车、船,避免登高。

6.关心体贴患者,减少不良刺激,缓解焦虑不安情绪,可与患者介绍疾病有关知识,增强信心。

7.饮食护理,饮食应该清淡、低盐饮食,增加粗纤维素食物摄入,防止暴饮暴食,戒烟酒。

8.用药护理,指导患者按时、按量服药,勿擅自停药或更改剂量,强调长期用药的重要性,血压降到正常水平后维持用量,保持血压稳定。

（李　鹏）

第九节　抽　　搐

一、概念

抽搐是一种临床表现,是一种肌肉不自觉地收缩所引起的现象。这种现象可以是由于神经系统疾病引起,也可以是肌肉本身疾病所引起。在临床上,高热、狂犬病、破伤风发作、缺钙都会引起抽搐。一些疾病导致的抽搐会在很短的时间内恢复。比如,因为过度劳累或肌肉缺血痉挛引起的抽筋,一般在热敷、按揉之后症状就会缓解,发热等疾病引起的抽搐在退热之后抽搐症状也会缓解。癫痫引起的抽搐,应给予重视。积极寻找原发病是治疗抽搐的首要原则,建议头部 CT、脑电图检查,了解抽搐的病因,给予足够的重视。

二、常见原因

高热、癫痫、破伤风、狂犬病、缺钙等都可引起抽筋,这属全身性的,还有局部性的,如腓肠肌(俗称小腿肚子)痉挛,常由于急剧运动或工作疲劳或胫部剧烈扭拧引起,常见原因如下。

1.全身强直性抽搐　全身肌肉强直,一阵阵抽动,呈角弓反张(头后仰,全身向后弯呈弓形),双眼上翻或凝视,神志不清。

2.局限性抽搐　仅局部肌肉抽动,如仅一侧肢体抽动或面肌抽动或指(趾)抽动或眼球转动,眼球震颤、眨眼动作、凝视等。大多神志不清。以上抽搐的时间可为几秒钟或数分钟,严重者达数分钟或反复发作,抽搐发作持续 30min 以上者称惊厥的持续状态。

3.高热惊厥　主要见于 6 月龄到 4 岁小儿在高热时发生抽搐。高热惊厥发作为时短暂,抽搐后神志恢复快,多发生在发热的早期,在一次患病发热中,常只发作一次,可以排除脑内疾病及其他严重疾病,且热退后 1 周做脑电图检查结果正常。

三、临床表现

抽搐一般是癫痫的症状,可以为全面性发作,也可以为部分性发作。全面性发作时,患者往往突发意识丧失,继而全身抽搐,四肢明显,有头部后仰、双眼上翻、口唇发绀、口吐白沫、牙关紧闭，持续时间 1 ～ 2min，有时有舌咬伤和尿失禁。发作后患者不能立刻清醒，往往有一段时间意识朦胧，定向力差，清醒后常主诉头痛、头晕、四肢酸痛。部分性发作，则表现为仅部分肢体或头面部发生抽搐，可以仅累及一侧上下肢，也可以仅累及单侧上肢或单侧下肢或仅有口角抽搐。

四、护理

1. 抽搐发作时，应有专人守护，防止舌咬伤，必要时加用床栏，防止坠床。

2. 保持呼吸道通畅。

3. 抽搐时，减少对患者的任何刺激，保持安静，避免强光刺激。

4. 密切观察抽搐发作情况，包括抽搐部位和持续时间、间隔时间等，同时应特别注意神志与瞳孔的变化，及时与医师联系，并详细记录全过程。

5. 备好急救用品。

6. 抽搐后，应让患者安静休息，保持室内光线偏暗、安静。

（宋晓莉）

第十节 疼　　痛

一、概念

疼痛是机体受到损伤时发生的一种不愉快的感觉和情绪性体验，是一组复杂的病理、生理改变的临床表现，疼痛可以是局部的，也可以是全身性疾病的反应，我们把具有以"疼痛"为主要症状的疾病总称为"痛症"。

二、常见原因

1. 外在因素　如刀割、棒击等机械性刺激，还有电流、高温等物理因素，以及强酸、强碱等化学因素均可成为伤害性刺激，从而导致疼痛。

2. 内在因素　主要是由机体的局部炎症或损伤导致的。

3. 其他因素　包括寒冷、潮湿、过度工作、长期不良的姿势而导致的疼痛。总之，疼痛通常是由于人体组织损伤或有害刺激所导致的。

三、临床表现

疼痛是一种主观感受，故患者自述有疼痛不适感，还包括疼痛的部位、疼痛的性质、疼痛持续时间、伴随的症状、加重或缓解的因素。大部分的疼痛性疾病，疼痛的部位就是病变所在的位置，如外伤后疼痛、手术切开痛等；还有些疼痛远离病变部位，如脑出血引起一侧肢体疼痛等。不同的疾病可以引起相似的疼痛，同一疾病引起不同的疼痛。临床表现为钝痛、锐痛、跳痛、酸痛、绞痛、胀痛、灼痛、刺痛、麻木痛、放射痛、牵涉痛、撕裂样疼痛、刀割样疼痛等。

四、护理

1. 采取护理手段除去疼痛的原因，如异物刺进皮肤，则应把异物迅速取出；长期卧床患者皮肤受压、肌肉紧张疼痛，则应协助翻身、局部温水清洗并适当按摩。

2. 疼痛能增加不良的情绪和应激，不良情绪又能加重疼痛，因此要做好心理护理。护士可使用各种心理疗法，如放松、引导想象、催眠、音乐疗法，消除患者不良情绪，增强战胜疼痛的信心。

3. 药物治疗仍然是解除疼痛的重要措施之一。镇痛药很多，如阿片类、非甾体抗炎药及改变精神活动药，补钙、补磷药等。应用药物时应观察其副作用，有无依赖性、变态反应等，以防造成严重后果。

4. 针刺镇痛：针刺体表的某些穴位镇痛，尤其对神经系统疼痛的疗效超过药物疗效。

5. 介入治疗：神经阻滞麻醉疗法及经皮神经电刺激疗法近年来取得了进展，护士应协助医师积极开展新的镇痛项目，减轻患者疼痛。

（殷　鹏）

第十一节　水　　肿

一、概念

水肿是指过多的液体在血管和淋巴管外的组织间隙内或体腔中积聚。水肿可表现为局部性或全身性。局部性水肿时往往同时有浆膜腔积液，如腹水、胸腔积液和心包腔积液。全身性水肿主要有心源性水肿、肝源性水肿、肾源性水肿、营养不良性水肿、黏液性水肿、特发性水肿、药源性水肿、老年性水肿等。根据水肿的程度可分为轻、中、重度水肿。

二、常见原因

引起体液平衡失调的原因：血浆胶体渗透压降低、毛细血管内流体静力压升高、毛细血管壁通透性增高、淋巴液回流受阻等。

1. **血浆胶体渗透压降低**　见于蛋白质吸收不良或营养不良及伴有大量蛋白尿的肾脏疾病等。当血浆白蛋白量降到 25g/L 或总蛋白量降到 50g/L 时，就可出现水肿，为全身性。

2. **毛细血管内流体静力压升高**　见于各种原因引起的静脉阻塞或静脉回流障碍。局部静脉回流受阻引起相应部位的组织水肿或积水，如肝硬化引起胃肠壁水肿和腹水，心力衰竭时腹腔静脉回流障碍则引起全身性水肿。

3. **毛细血管壁通透性增高**　血管活性物质（组胺、激肽）、细菌毒素、缺氧等可增加毛细血管壁的通透性而引起水肿。炎性病灶的水肿，即主要由于毛细血管壁的通透性增高，血管神经性水肿和变态反应引起的水肿亦属此机制。此类水肿通常发生于血管壁受损的局部。

4.淋巴液回流受阻　乳腺癌根治术后，由于腋窝淋巴结切除后的局部淋巴液循环破坏，可发生患侧上肢水肿；丝虫病时，下肢和阴囊由于淋巴管被虫体阻塞，常发生下肢和阴囊水肿。此外，淋巴管广泛性的癌细胞栓塞可引起局部水肿。

5.肾素 - 血管紧张素 - 醛固酮系统辅助水钠潴留　肾素 - 血管紧张素 - 醛固酮系统对心力衰竭、肝硬化、肾病综合征的水肿形成起辅助作用。心力衰竭时心搏出量减少，肾灌注血量不足，刺激肾近球感受器，使肾素分泌增多，肾素使血管紧张素原变为有活性的血管紧张素Ⅰ，再经转化酶的作用将血管紧张素Ⅰ变为血管紧张素Ⅱ，后者作用于肾上腺皮质球状带细胞，使之分泌醛固酮，从而促进肾远曲小管的钠重吸收，导致钠潴留，引起血液晶体渗透压增高，后者刺激血管壁渗透压感受器，使垂体后叶分泌抗利尿激素，从而加强肾远曲小管的水重吸收。水的潴留导致了心源性水肿的形成。肝硬化时的水肿和腹水，也有醛固酮的作用参与，这是由于肝细胞对醛固酮的灭活作用减退；同时，在腹水形成之后，由于循环血量减少，又引起醛固酮分泌增多。肾病综合征因白蛋白大量流失，血浆蛋白量低落，发生水肿，体液自血管内向血管外溢出，循环血量下降，又激发肾素 - 血管紧张素 - 醛固酮系统的活性。

三、临床表现

1.全身性水肿

（1）心脏疾病：风湿病、原发性高血压、梅毒等各种病因，以及瓣膜、心肌等各种病变引起的充血性心力衰竭、缩窄性心包炎等。

（2）肾脏疾病：急性肾小球肾炎、慢性肾小球肾炎、肾病综合征、肾盂肾炎肾衰竭期、肾动脉硬化症、肾小管病变等。

（3）肝脏性疾病：肝硬化、肝癌、急性肝炎等。

（4）营养性因素：原发性食物摄入不足，见于战争或其他原因（如严重灾荒）所致的饥饿；继发性营养不良性水肿见于多种病理情况，如继发性摄食不足（神经性厌食、严重疾病时的食欲缺乏、胃肠疾病、妊娠呕吐、口腔疾病等）、消化吸收障碍（消化液不足，肠道蠕动亢进等）、排泄或丢失过多（大面积烧伤和渗出、急性或慢性失血等）、蛋白质合成功能受损、严重弥漫性肝疾病等。

（5）妊娠因素：妊娠后期、妊娠期高血压疾病等。

（6）内分泌疾病：抗利尿激素分泌异常综合征，肾上腺皮质功能亢进（库欣综合征、醛固酮分泌增多症）、甲状腺功能低下（垂体前叶功能减退症、下丘脑促甲状腺素释放激素分泌不足）、甲状腺功能亢进等。

（7）特发性因素：为一种原因未明或原因尚未确定的（原因可能一种以上）综合征，多见于妇女，往往与月经的周期性有关。

（8）其他：红斑狼疮、硬皮病及皮肌炎等。

2.局部性水肿

（1）淋巴性：原发性淋巴性水肿，如先天性淋巴性水肿、早发性淋巴性水肿；继发性淋巴性水肿，如肿瘤、感染、外科手术、丝虫病的象皮腿、流行性腮腺炎所致胸前水肿等。

（2）静脉阻塞性：肿瘤压迫或肿瘤转移、局部炎症、静脉血栓形成、血栓性静脉炎、下肢静脉曲张等。可分为慢性静脉功能不全、上腔静脉阻塞综合征、下腔静脉阻塞综合征，以及其他静脉阻塞。

（3）炎性：为最常见的局部水肿。见于丹毒、疖肿、蜂窝织炎等所致的局部水肿等。

（4）变态反应性：荨麻疹、血清病，以及食物、药物等的变态反应等。

（5）血管神经性：属变态反应或神经源性，可因昆虫、机械刺激、温热环境或感情激动而诱发。部分病例与遗传有关。

四、护理

（一）减轻水肿

1. 休息　轻度水肿患者应限制其活动量，严重水肿患者应卧床休息。

2. 饮食护理

（1）限制钠盐和水分的摄入量：轻度水肿患者钠盐的摄入量一般限制在 6g 以下，严重水肿患者应限制在 1g 以下。除了低盐饮食外，还要限制含钠量高的食物及饮料，如香肠、罐头食品、汽水、豆腐干、松花蛋等。低盐饮食应经常变化烹饪方法，并可使用一些调味品（如醋等），以改善低盐饮食的味道，增进食欲。水肿消失后宜维持含钠较低的饮食，即每日钠盐摄入量限制为 5～7g。严格限制钠摄入量的患者，一般水分可不必加以严格限制，但严重水肿患者应酌情限制水分的摄入量。

（2）给清淡易消化的饮食并少食多餐：因液体潴留，患者胃肠道也有水肿，消化功能减退，患者表现为食欲缺乏，有的患者甚至还可恶心、呕吐，故应给予清淡、易消化的食物；少食多餐可减轻水肿胃肠道的负担，减轻餐后胃肠道过度充盈。

（二）观察病情变化

1. 计算和记录出入液体量，可了解每日液体平衡状况。

2. 检查水肿的部位，估计患者情况发展及药物治疗的疗效。

3. 测量体重：通常安排在每日早晨起床排尿后、进早餐前、排便前，同用一体重秤、同一时间测，以保证每日体重可比性。

（三）用药管理

1. 用药期间记录每日尿量，观察水肿有无消退，症状有无减轻，以估计疗效。

2. 观察药物反应。

（四）减少水肿对机体的影响

1. 体位　严重水肿尤其伴有大量胸腔积液、腹水的患者，原则上取坐位或半卧位，下肢局限性水肿患者患肢抬高可减轻水肿，阴囊水肿患者可用托带托起阴囊以利水肿消退。

2. 皮肤护理

（1）保护水肿皮肤免受损伤：因水肿部位皮肤组织间隙液体积聚过多，可使组织细胞与毛细血管的距离延长，影响了物质的交换，造成代谢及营养障碍。水肿区细胞营养不良，皮肤变薄，易受损伤发生溃疡，而且水肿皮肤修复力较弱，伤口不易愈合。因此，应给患者穿用质地柔软、能吸汗的衣服及被褥，将患者常用的物品放置在随手可取之处，防止发生皮肤的擦伤及外伤。

（2）注意皮肤清洁并防止感染：皮肤抵抗力较差的患者，如有损伤可有渗出液，易发生感染。

五、健康教育

1. 教育患者限制钠盐和水的重要性，劳累后出现呼吸困难加重，可能是早期心力衰竭的表现，应及时报告医师，以防延误治疗。

2. 教育患者做皮肤护理的意义和方法。

3. 向患者详细介绍药物的名称、剂量、给药时间和方法，教会患者观察药物疗效和不良反应。

（王慧南）

第十二节　发　　热

一、概念

机体在致热源作用下或各种原因引起体温调节中枢功能障碍，导致体温升高超出正常范围（腋温 37℃、口腔温度 37.3℃、肛温 37.7℃），称为发热。

二、常见原因及表现

（一）以感染性发热多见

感染性发热：各种病原体（如细菌、病毒、立克次体、螺旋体、真菌、寄生虫等）引起感染，均可引起发热。

1. 无菌性坏死物质的吸收　如大手术后的组织损伤、大出血、大面积烧伤、心肌梗死。

2. 抗原 - 抗体反应　如风湿热、药物热、结缔组织病等。

3. 内分泌与代谢障碍　如甲状腺功能亢进症、严重脱水等。

4. 皮肤散热减少　如慢性心力衰竭、广泛性皮炎、鱼鳞病等。

5. 体温调节中枢功能失常　也称中枢性发热，如中暑、重度催眠药中毒、脑出血、颅内压增高等。

6. 自主神经功能紊乱　如感染后低热、夏季低热、生理性低热等。

（二）临床表现

根据口腔温度，临床上将发热分度如下。

1. 低热　体温 37.3 ～ 38℃。

2. 中度发热　体温 38.1 ～ 39℃。

3. 高热　体温 39.1 ～ 41℃。

4.超高热 体温41℃以上。

脉搏和呼吸通常随体温升高而加快。一般体温每升高1℃，脉搏每分钟增加10次。

（三）发热的临床过程及表现

1.**体温上升期** 产热大于散热，临床上表现为疲乏、不适、肌肉酸痛、皮肤苍白、干燥无汗、畏寒，有时伴寒战等症状。

（1）骤升型：体温在数小时内达39～40℃或以上，常伴有寒战，小儿可有惊厥。见于肺炎球菌肺炎、疟疾、败血症、输液反应等。

（2）缓升型：体温缓慢上升，在数日内达高峰，一般不伴有寒战。见于伤寒、结核病等。

2.**高热期** 产热与散热在较高的水平上趋于平衡。体温维持在较高的状态。临床表现为皮肤潮红而灼热，呼吸、心率增快。此期持续时间因病情和治疗效果而异，可为数小时、数日甚至数周。

3.**体温下降期** 由于病因的消除或药物的应用，使散热大于产热，体温恢复正常。临床表现为患者大量出汗和皮肤温度降低。

（1）骤降：体温于数小时内迅速降至正常，有时可略低于正常，伴有大汗。常见于疟疾、大叶性肺炎、急性肾盂肾炎等。

（2）渐降：体温于数日内逐渐降至正常，如伤寒、风湿热等。

（四）热型及临床意义

发热患者体温曲线的形态称为热型，是将患者每日不同时间测得的体温数值描记在体温单上，用蓝线连接起来形成的体温曲线。热型有助于诊断疾病、判断病情和疗效。临床上常见的热型如下。

1.**稽留热** 体温持续于39～40℃，24h内波动范围不超过1℃，可达数日或数周。见于大叶性肺炎、伤寒等。

2.**弛张热** 又称败血症热，体温在39℃以上，24h内波动范围达2℃以上，体温最低时仍高于正常水平。见于败血症、重症肺结核、风湿热等。

3.**间歇热** 体温骤升至39℃以上，持续数小时后又骤然降至正常水平，经过数小时或数日后又突然升高，如此高热期与无热期反复交替出现。见于疟疾、急性肾盂肾炎等。

4.**不规则热** 发热的体温曲线无一定规律。见于结核病、风湿热、渗出性胸膜炎、癌性发热等。

三、护理

1.保持病房内空气新鲜，温（湿）度适宜。

2.高热时绝对卧床休息，出现谵妄患者加床档，防止坠床。

3.给予高热量、高蛋白质、高维生素的流食或半流食，并鼓励患者多饮水，每日达3000ml以上，必要时，经静脉补充液体以防止水、电解质紊乱。

4.高热患者给予物理降温后30min复测体温并记录于体温单上；发热患者每4小时测量体温1次，待体温低于37.5℃连测3次正常后改为每日1次测量。

5. 做好基础护理：加强口腔护理，预防口腔感染，保证患者舒适；加强皮肤护理，及时擦干汗液，勤换被服衣裤。

6. 疑为传染病者应先行隔离防止交叉感染，尽早留取各种标本送检。

7. 年老体弱及心血管病患者发热大量出汗时，极易出现血压下降、脉搏细速、四肢冰冷等虚脱或休克表现，应密切观察，一旦出现上述情况，应立即配合医师进行处理。

（吕　娜　戎　清　邱素红）

第3章

常见疾病护理

第一节 慢性阻塞性肺疾病

慢性阻塞性肺疾病（COPD）是一种破坏性的肺部疾病，是以不完全可逆的气流受限为特征的疾病，气流受限通常呈进行性发展并与肺对有害颗粒或气体的异常炎性反应有关。是一种可以预防和治疗的慢性气道炎性疾病，虽然是气道的疾病，但对全身的系统影响也不容忽视。

一、病因

（一）外因

环境因素：吸烟，职业粉尘和化学物质，空气污染，呼吸道感染，社会经济地位。

（二）内因

个体易患因素：遗传，气道反应性增高，肺发育、生长不良。

二、临床表现

（一）症状

1. **气短或呼吸困难** 早期在劳累时出现，之后逐渐加重，以致在日常活动甚至休息时也感到气短，是COPD的标志性症状。

2. **慢性咳嗽** 随病程发展可终身不愈，常晨间咳嗽明显，夜间有阵咳或排痰。咳嗽、咳痰一般均有慢性支气管炎症状，喘息和胸闷。

3. **咳痰** 一般为白色黏液或浆液性泡沫性痰，偶可带血丝，清晨排痰较多，急性发作期痰量增多，可有脓痰。

4. **喘息和胸闷** 部分患者特别是重度患者或急性加重时出现喘息。

5. **肺外表现** 食欲缺乏、体重下降、营养不良等。

（二）体征

早期体征可无异常，随疾病进展出现以下体征。

1. **视诊及触诊** 胸廓前后径增大，剑突下胸骨下角增宽（桶状胸），部分患者呼吸变浅，频率增快，严重者可有缩唇呼吸等；触觉语颤减弱。

2. 叩诊　肺部过清音，心浊音界缩小，肺下界和肝浊音界下降。

3. 听诊　两肺呼吸音减弱，呼气延长，部分患者可闻及干啰音和（或）湿啰音。

（三）病程分期

1. 急性加重期　是指在疾病过程中，短期内咳嗽、咳痰、气短和（或）喘息加重、痰量增多，呈脓性或黏液脓性，可伴发热等症状。

2. 稳定期　是指患者咳嗽、咳痰、气短等症状稳定或症状轻微。

三、辅助检查

（一）肺功能检查

是判断气流受限的主要客观指标，对 COPD 诊断、严重程度评价、疾病进展、预后及治疗反应等有重要意义。

1. 第一秒用力呼气容积占用力肺活量百分比（FEV_1/FVC）是评价气流受限的一项敏感指标，第一秒用力呼气容积占预计值百分比（FEV_1% 预计值），是评估 COPD 严重程度的良好指标，其变异性小，易于操作，吸入支气管舒张药后 FEV_1/FVC < 70% 及 FEV_1 < 80% 预计值者，可确定为不能完全可逆的气流受限。

2. 肺总量（TLC）、功能残气量（FRC）和残气量（RV）增高，肺活量（VC）降低，表明肺过度充气，有参考价值，由于 TLC 增加不及 RV 增高程度大，故 RV/TLC 增高，从一氧化碳弥散量（DLCO）及 DLCO 与肺泡通气量（VA）比值（DLCO/VA）下降，该项指标供诊断参考。

（二）胸部 X 线检查

COPD 早期 X 线胸片可无变化，以后可出现肺纹理增粗、紊乱等非特异性改变，也可出现肺气肿改变，X 线胸片改变对 COPD 诊断特异性不高，主要作为确定肺部并发症及与其他肺疾病鉴别之用。

（三）胸部 CT 检查

CT 检查不应作为 COPD 的常规检查，高分辨率 CT，对有疑问病例的鉴别诊断有一定意义。

（四）血气分析

对确定发生低氧血症、高碳酸血症、酸碱平衡失调和判断呼吸衰竭的类型有重要价值。

（五）COPD 肺功能检查的意义

肺量计（Spirometry）的测定对确定诊断是必要的，任何考虑可能患 COPD 的患者都应进行该项检查，应用吸入性支气管扩张药后，一秒用力呼气量与用力呼气量比值（FEV_1/FVC） < 0.7 可确立 COPD 的诊断，同时该项检查还可以评价 COPD 的严重程度：FEV_1/FVC > 0.7，$FEV_1 \geq$ 80% 有患 COPD 的危险倾向；FEV_1/FVC $\leq$ 0.7，$FEV_1 \geq$ 80% 为轻度 COPD；FEV_1/FVC $\leq$ 0.7，FEV_1 在 50% ～ 79% 为中度 COPD；FEV_1/FVC $\leq$ 0.7，FEV_1 在 30% ～ 49% 为重度 COPD；FEV_1/FVC $\leq$ 0.7，FEV_1 < 30% 为特重度 COPD，COPD 是进行性加重的疾病，患者应定期监测肺功能，监测疾病的进展，及时调整用药及

其他治疗方案，以长期维持最佳的肺功能和改善生命质量。

（六）其他

COPD 合并细菌感染时，血白细胞计数增高，核左移，痰培养可能检出病原菌；常见病原菌为肺炎链球菌、流感嗜血杆菌、卡他莫拉菌、肺炎克雷白杆菌等。

四、治疗

（一）稳定期治疗

1. 避免危险因素　教育和劝导患者戒烟；因职业或环境粉尘、刺激性气体所致，应脱离污染环境。

2. 药物治疗

（1）支气管扩张药：肾上腺素受体激动剂、抗胆碱药、茶碱类。

（2）长期吸入激素：COPD 与哮喘合并存在。

（3）其他：祛痰药、免疫调节治疗。

3. 长期家庭氧疗　缺氧应低流量持续吸氧，＞ 15h/d，氧流量 1 ～ 2L/min，可降低肺动脉高压，预防和延缓肺源性心脏病的发生。

4. 康复治疗　是稳定期重要的治疗手段，包括呼吸生理治疗、肌肉训练、营养支持、精神治疗与教育等。

（二）急性加重期治疗

1. 控制性氧疗　氧疗是 COPD 加重期患者住院的基础治疗，但有可能发生潜在的 CO_2 潴留，氧疗 30min 后应复查动脉血气，以确认氧合是否满意而未引起 CO_2 潴留或酸中毒。

2. 抗生素　在急性加重期的治疗中具有重要地位。

3. 糖皮质激素　口服或静脉用药，一般疗程为 10 ～ 14d。

4. 其他　支气管舒张药，机械通气、补充液体和电解质等。

五、护理

（一）护理评估

1. 气体交换受损　与呼吸道阻塞、肺组织弹性降低、通气 / 血流比例失调致通气和换气功能障碍有关。

2. 活动无耐力　与肺功能下降引起慢性缺氧、活动时供氧不足有关。

3. 清理呼吸道无效　与呼吸道分泌物增多、黏稠及支气管痉挛有关。

4. 营养失调　低于机体需要量与呼吸道感染致消耗增加而摄入不足有关。

5. 潜在并发症　自发性气胸、肺部感染、呼吸衰竭。

（二）护理要点

1. 缓解期

（1）劝导患者戒烟，避免诱发因素。

（2）应用药物：以预防和减轻症状，如沙丁胺醇气雾剂、氨茶碱。对痰不易咳出者可应用祛痰药。

（3）长期氧疗：一般低流量吸氧 1 ～ 2L/min，吸氧时间 > 15h/d。

2. 急性发作期　以控制感染为主，适当应用祛痰、镇咳、解痉和平喘药物。

（1）控制感染。

（2）糖皮质激素治疗。

（3）祛痰镇咳：支气管扩张药可缓解支气管痉挛的症状。痰液黏稠者可采用雾化吸入，老年、体弱及痰多者，雾化液中可加入抗生素及痰液稀释剂，不应使用强镇咳药，如盐酸可待因等。

（4）合理吸氧：一般给予鼻导管、低流量（1 ～ 2L/min）低浓度（28% ～ 30%）持续吸氧，应避免吸入氧浓度过高引起 CO_2 潴留。

（三）护理措施

1. 注意病情观察。

2. 遵医嘱给予抗感染治疗，有效地控制呼吸道感染。

3. 合理用氧：采用低流量持续给氧，流量 1 ～ 2L/min。

4. 提倡长期家庭输氧疗法，氧疗时间不少于 15h/d。

5. 呼吸训练：缩唇呼气和腹式呼吸训练。

（1）缩唇呼气：呼气时将口唇缩成吹笛子状，气体经缩窄的口唇缓慢呼出。

作用：提高支气管内压，防止呼气时小气道过早陷闭，以利肺泡气体排出。

（2）腹式呼吸：吸气时用鼻腔吸气至腹部鼓起，呼气时经口腔缓慢呼出。

作用：通过腹肌的主动舒张与收缩加强腹肌训练，可使呼吸阻力减低，肺泡通气量增加，提高呼吸效率。

6. 呼吸训练方法

（1）以半卧位，膝半屈曲体位最适宜；可使腹肌放松，舒缩自如。

（2）用鼻吸气，经口呼气，吸气时腹肌放松，腹部鼓起。

（3）呼气时腹肌收缩，腹部下陷。

（4）呼与吸时间比例为（2 ～ 3）:1，每分钟 10 次左右。每日训练 2 次，每次 10 ～ 15min。

7. 饮食：给予高热量、高蛋白质、高维生素饮食。保证足够的饮水量，有助于痰液的稀释。

六、健康教育

1. 戒烟。

2. 增强体质，进行耐寒锻炼。重视缓解期营养摄入，改善营养状况。

3. 坚持全身运动，坚持进行腹式呼吸及缩唇呼气训练。

4. 家庭氧疗的指导：长期家庭氧疗可以改善 COPD 患者的预后，提高其生活质量。

（杨　阳）

第二节　哮　喘

哮喘是支气管哮喘的简称，是由多种细胞（如嗜酸性粒细胞、肥大细胞、T 淋巴细胞、中性粒细胞、气道上皮细胞等）和细胞组分参与的气道慢性炎症为特征的异质性疾病，这种慢性炎症与气道高反应性相关，通常出现广泛而多变的可逆性呼气气流受限，导致反复发作的喘息、气促、胸闷和（或）咳嗽等症状，强度随时间变化。多在夜间和（或）清晨发作、加剧，多数患者可自行缓解或经治疗缓解。支气管哮喘如诊治不及时，随病程的延长可产生气道不可逆性缩窄和气道重塑。

一、病因

（一）遗传因素

个体过敏体质及外界环境的影响是发病的危险因素。哮喘与多基因遗传有关，哮喘患者亲属患病率高于群体患病率，并且亲缘关系越近，患病率越高；患者病情越严重，其亲属患病率也越高。

（二）变应原

1. 室内外变应原　尘螨是最常见、危害最大的室内变应原，是哮喘在世界范围内的重要发病原因，尘螨存在于皮毛、唾液、尿液与粪便等分泌物里。真菌亦是存在于室内空气中的变应原之一，特别是在阴暗、潮湿、通风不良的地方。常见的室外变应原有花粉与草粉，是最常见的引起哮喘发作的室外变应原。其他，如动物毛屑、二氧化硫、氨气等各种特异和非特异性吸入物。

2. 职业性变应原　常见的变应原有谷物粉、面粉、木材、饲料、茶、咖啡豆、家蚕、鸽子、蘑菇、抗生素（青霉素、头孢霉素）、松香、活性染料、过硫酸盐、乙二胺等。

3. 药物及食物　阿司匹林、普萘洛尔和一些非皮质激素类抗炎药是药物所致哮喘的主要变应原。此外，鱼、虾、蟹、蛋类、牛奶等食物亦可诱发哮喘。

4. 促发因素　常见空气污染、吸烟、呼吸道感染（如细菌、病毒、原虫等）感染、妊娠、剧烈运动、气候转变；多种非特异性刺激（如吸入冷空气、蒸馏水雾化吸入等）都可诱发哮喘发作。此外，精神因素亦可诱发哮喘。

二、临床表现

1. 发作性伴有哮鸣音的呼气性呼吸困难或发作性咳嗽、胸闷。

2. 严重者被迫采取坐位或端坐位呼吸，干咳或咳大量白色泡沫痰，甚至出现发绀等，有时咳嗽是唯一的症状（咳嗽变异型哮喘）。

3. 有的青少年患者则以运动时出现胸闷、咳嗽及呼吸困难为唯一的临床表现（运动性哮喘）。

4. 哮喘症状可在数分钟内发作，经数小时至数日，用支气管扩张药缓解或自行缓解。某些患者在缓解数小时后可再次发作。夜间及凌晨发作和加重常是哮喘的特征之一。

三、辅助检查

（一）体格检查

发作期，胸部呈过度充气状态，胸廓膨隆，叩诊呈过清音，多数有广泛的呼气相为主的哮鸣音，呼气音延长。严重哮喘发作时，常有呼吸费力、大汗淋漓、发绀、胸腹反常运动、心率增快、奇脉等体征。缓解期，可无异常体征。

（二）实验室和其他检查

1. **血液常规检查** 部分患者发作时可有嗜酸性粒细胞增高，但多数不明显，如并发感染可有白细胞计数增高，分类中性粒细胞比例增高。

2. **痰液检查涂片** 可见较多嗜酸性粒细胞，如合并呼吸道细菌感染，痰涂片革兰染色、细胞培养及药物敏感试验有助于病原菌的诊断及指导治疗。

3. **肺功能检查** 缓解期肺通气功能多数在正常范围。在哮喘发作时，由于呼气流速受限，呼气流速指标均显著下降，表现为第一秒用力呼气量（FEV_1），一秒率（$FEV_1/FVC\%$）（1s 用力呼气量占用力肺活量比值）、最大呼气中期流速（MMER）、呼出 50% 与 75% 肺活量时的最大呼气流量（MEF50% 与 MEF75%）、呼气峰值流量（PEFR）、最高呼气流量（PEF）均减少。肺容量指标可有用力肺活量减少、残气量增加、功能残气量和肺总量增加，残气占肺总量百分比增高。经过治疗后可逐渐恢复。病变迁延、反复发作者，其通气功能可逐渐下降。

4. **血气分析** 哮喘严重发作时由于气道阻塞且通气分布不均，通气/血流比值失衡，可致肺泡 - 动脉血氧分压差（$A\text{-}aDO_2$）增大；可有缺氧，PaO_2 和 SaO_2 降低，由于过度通气可使 $PaCO_2$ 下降，pH 上升，表现呼吸性碱中毒。如重症哮喘，病情进一步发展，气道阻塞严重，可有缺氧及 CO_2 潴留，$PaCO_2$ 上升，表现呼吸性酸中毒。如缺氧明显，可合并代谢性酸中毒。

5. **胸部 X 线检查** 早期在哮喘发作时可见两肺透亮度增加，呈过度充气状态；在缓解期多无明显异常。如并发呼吸道感染，可见肺纹理增加及炎性浸润阴影。同时要注意肺不张、气胸或纵隔气肿等并发症的存在。

6. **特异性过敏原的检测** 哮喘患者大多伴有过敏体质，对众多的变应原和刺激物敏感。测定变应性指标结合病史有助于对患者的病因诊断和脱离致敏因素的接触。但应防止发生变态反应。

7. **其他** 可以酌情做皮肤过敏原测试、吸入过敏原测试、体外可检测患者的特异性 IgE 等。

四、治疗

目前尚无特效的治疗办法，但坚持长期规范化治疗可使哮喘症状得到良好控制，减少复发甚至不再发作。

（一）治疗目标

完全控制症状，预防疾病发作或病情加剧，肺功能接近个体最佳值，活动能力正常，提高自我认识和处理急性加重的能力以减少急诊或住院概率，避免药物的不良反应，防止不可逆性气道阻塞，预防哮喘引起死亡。

（二）哮喘防治基本临床策略

1. 长期抗感染治疗是基础的治疗，首选吸入激素。常用吸入药物有倍氯米松（beclometha-

sone，BDP）、布地奈德（budesonide）、氟替卡松（fluticasone）、莫米松（momethasone）等，后二者生物活性更强，作用更持久。通常需规律吸入 1 周以上方能生效。

2. 应急缓解症状，首选药物是吸入 β_2 受体激动药。β_2 受体激动药主要通过激动呼吸道的 β_2 受体，激活腺苷酸环化酶，使细胞内的环磷酸腺苷（cAMP）含量增加，游离钙减少，从而松弛支气管平滑肌，是控制哮喘急性发作的首选药物。

3. 规律吸入激素后病情控制不理想者，宜加用吸入长效 β_2 受体激动药或缓释茶碱或白三烯调节剂（联合用药）；亦可考虑增加吸入激素量。

4. 重症哮喘患者，经过上述治疗仍长期反复发作时，可考虑做强化治疗，即按照严重哮喘发作处理，给予大剂量激素等治疗，待症状完全控制、肺功能恢复最佳水平和 PEF 波动率正常 $2 \sim 4d$ 后，逐渐减少激素用量。部分患者经过强化治疗阶段后病情控制理想。

（三）综合治疗的治疗措施

消除病因和诱发原因，防治合并存在的疾病（如过敏性鼻炎、反流性食管炎等），免疫调节治疗，经常检查吸入药物使用是否正确和对医嘱的依从性。

五、护理

（一）日常护理

1. 理解通过长期规范治理能够有效控制哮喘，树立信心。

2. 学习哮喘先兆、哮喘发作征象，相应的自我处理方法，了解哮喘药物的知识，掌握正确的吸入技术，重点掌握峰流速仪的使用方法。

3. 避免接触环境中的过敏原，应保持室内空气流通和新鲜、温度和相对湿度适宜。

（二）饮食护理

1. 应选择清淡、易消化、足够热量的饮食。

2. 避免进食冷、硬、油煎、油炸的食物。

3. 找出与哮喘发作有关的食物（如鱼类、虾、蟹、蛋类、牛奶等），杜绝食用能引起发病的食物。

（三）预防措施

1. 减少与空气中过敏原的接触，避免冷空气的刺激，戒烟，避免被动吸烟。

2. 预防呼吸道感染。

3. 避免摄入可引起过敏的食物。

六、健康教育

哮喘患者的教育与管理是提高疗效、减少复发、提高患者生活质量的重要措施，医师应为每例初诊哮喘患者制订防治计划，使患者了解或掌握以下内容。

1. 相信通过长期、适当、充分的治疗，完全可以有效地控制哮喘发作。

2. 了解哮喘的激发因素，结合个体具体情况，找出各自的促激发因素，以及避免诱因的方法。

3. 简单了解哮喘的本质及发病机制。

4. 熟悉哮喘发作的先兆表现及相应的处理办法。

5. 学会在家中自行监测病情变化，并进行评定，重点掌握峰流速仪的使用方法，有条件的可记录哮喘日记。

6. 学会哮喘发作时进行简单的紧急自我处理办法。

7. 了解常用平喘药物的作用、正确用量、用法及不良反应。

8. 掌握不同吸入装置的正确用法。

9. 知道什么情况下应去医院就诊。

10. 与医师共同制订出防止哮喘复发、保持长期稳定的方案。

（陈　骅）

第三节　慢性肺源性心脏病

慢性肺源性心脏病（chronic pulmonary heart disease）是由肺组织、肺血管或胸廓的慢性病变引起肺组织结构和（或）功能异常，产生肺血管阻力增加，肺动脉压力增高，使右心室扩张和（或）肥厚，伴或不伴右心衰竭的心脏病，并需排除先天性心脏病和左心病变引起者。

一、病因

1. 肺、支气管疾病以慢性支气管炎和（或）慢性阻塞性肺气肿导致的慢性阻塞性肺疾病为最常见的病因，其次为支气管哮喘、支气管扩张症、重症肺结核、先天性肺气肿、肺尘埃沉着病、弥漫性肺间质纤维化等。以上疾病可导致肺通气与换气功能障碍。

2. 胸廓运动障碍性疾病较少见，严重的脊柱后凸、侧弯，脊柱结核，胸膜广泛增厚、粘连所致的严重胸廓畸形，可引起限制性通气功能障碍。肺受压，支气管扭曲或变形，导致气道不畅，肺部反复感染，并发肺不张、肺气肿或肺纤维化，发展为肺源性心脏病。

3. 肺血管疾病很少见。多发性肺小动脉栓塞、肺小动脉炎、血吸虫等疾病可引起肺小动肺狭窄和阻塞，引起肺动脉高压和右心负荷加重。

二、临床表现

除原有肺、胸疾病的各种症状和体征外，主要是逐步出现肺、心力衰竭、其他器官损害的征象。分为肺、心功能代偿期与失代偿期。

（一）肺、心功能代偿期

1. 症状　咳嗽、咳痰、气促，活动后可有心悸、呼吸困难、乏力和劳动耐力下降。急性感染可使上述症状加重。少有胸痛或咯血。

2. 体征　不同程度的发绀和肺气肿体征，偶有干、湿啰音；心脏体征，心音遥远，P2＞A2，三尖瓣区可出现收缩期杂音或剑突下心脏搏动增强；部分患者因肺气肿使胸内压升高，阻碍腔静脉回流，可有颈静脉充盈。

（二）肺、心功能失代偿期

1. 呼吸衰竭常见症状有呼吸困难加重，夜间为甚，常有头痛、失眠、食欲缺乏，但白天嗜睡，甚至出现表情淡漠、神志恍惚、谵妄等肺性脑病的表现。常见体征有明显发绀、球结膜充血、水肿，严重时可有视网膜血管扩张、视盘水肿等颅内压升高的表现。

2. 腱反射减弱或消失，出现病理反射。因高碳酸血症可出现周围血管扩张的表现，如皮肤潮红、多汗。

3. 右侧心力衰竭常见症状有呼吸困难加重，心悸、食欲缺乏、腹胀、恶心等。常见体征有明显发绀、颈静脉怒张、心率增快、可出现心律失常、剑突下可闻及收缩期杂音，甚至出现舒张期杂音。肝大且有压痛，肝颈静脉回流征阳性，下肢水肿，重者可有腹水。少数患者可出现肺水肿及全心衰竭的体征。

三、辅助检查

1. X 线检查　除肺、胸基础疾病和急性肺部感染的征象外，还有肺动脉高压征，如右下肺动脉扩张其横径 ≥ 15mm，肺动脉段明显突出其高度 ≥ 3mm，以及右心室增大征。

2. 心电图检查　可有低电压肺型 P 波，电轴右偏，重度顺钟向转位，RV1+SV5 ≥ 1.05mV 等右心室肥大的改变。

3. 超声心动图检查　可有右心室流出道内径增大与右心室内径增大，肺动脉干及右心房增大等改变。

4. 动脉血气分析　主要为低氧血症和合并高碳酸血症的表现。呼吸衰竭患者 PaO_2 下降 < 8.0kPa（60mmHg，1mmHg=0.133kPa），$PaCO_2$ 升高 > 6.7kPa（50mmHg）。同时血气分析对各种类型酸碱失衡的判断具有重要意义。

四、治疗

1. 控制感染　急性呼吸道感染常诱发肺、心力衰竭，需积极控制感染。临床上常用于控制感染的抗生素药物有阿莫西林、哌拉西林、头孢菌素类、氟喹诺酮类、亚胺培南/西司他丁等，或根据痰细菌培养与药敏试验结果选用抗生素药物。

2. 吸氧、祛痰、解痉平喘使呼吸道通畅　给予口服祛痰药以降低痰液黏度，使用氨茶碱、沙丁胺醇、特布他林等支气管扩张药改善通气。必要时做气管插管或气管切开，建立人工气道。

3. 纠正缺氧和 CO_2 潴留　低浓度持续鼻导管吸氧或面罩给氧。可应用呼吸机，必要时应用机械通气治疗。

4. 控制心力衰竭　经积极控制感染和恢复呼吸功能后，心力衰竭大多能得到改善。对治疗后无效或以心力衰竭为主要表现的肺源性心脏病患者，可适当应用利尿药、强心药或血管扩张药。

（1）利尿药：有减少血容量、减轻心脏负荷及消肿的作用。原则上应选用作用缓和的利尿药，剂量偏小，间歇或短期应用，尿量多时应注意补钾。

（2）强心药：肺源性心脏病心力衰竭用强心药的药效较差，对洋地黄类药物耐受性很低，易中毒诱发心律失常，故应用剂量宜小；作用快、排泄快的制剂，一般为常规剂量的 1/2 或 2/3，如毒毛花苷 K 0.125 ~ 0.25mg 或毛花苷 C 0.2 ~ 0.4mg 加于 10% 葡萄糖液内静脉缓慢推注。由于低氧血症、感染等均可使心率增快，故不可用心率作为衡量强心药应用和疗效的指标。

（3）血管扩张药：对减轻心脏前、后负荷，降低心肌耗氧量，降低肺动脉压有一定的疗效。常用药物有尼群地平、巯甲丙脯酸。

五、护理

（一）一般护理

1. 评估呼吸形态、频率、有无发绀、精神状态、神志和尿量。

2. 评估水肿的部位和程度，评估增加心脏负荷的原因及诱发因素。

（二）护理要点

1. 评估呼吸频率、节律、深度，以及体温、脉搏、血压、神志、精神、出入量是否平衡。

2. 评估痰的颜色、性状、气味、量，以及日常活动的耐受水平。

3. 观察感染的症状和体征、皮肤完整性。

4. 病情加重出现肺性脑病者可行气管插管进行人工呼吸机通气。

5. 咳痰时，鼓励咳嗽、排痰、更换体位，保持呼吸道通畅。

6. 肺性脑病：按内科呼吸系统护理常规执行。

7. 合并意识障碍时要做到：保持呼吸道通畅，按时翻身、拍背、吸痰。做好皮肤及口腔护理。备好气管插管或气管切开用物。

（三）护理措施

1. 急性期卧床休息，心肺功能衰竭时应绝对卧床休息，呼吸困难时取半坐卧位或高枕卧位；下肢水肿者应抬高下肢，恢复期适度活动，以能耐受为度。

2. 进食高热量、高蛋白质、丰富维生素、易消化、无刺激的饮食，重者给予半流食或鼻饲饮食，水肿者限制水和钠盐的摄入。

3. 持续低流量摄氧，使用呼吸机的患者按机械通气护理常规护理。

4. 保持呼吸道通畅，指导和鼓励有效咳嗽和排痰。

5. 严密观察生命体征、神志等病情变化。患者烦躁不安时，警惕呼吸衰竭、电解质紊乱，未建立人工气道者慎用镇静药，以免诱发和加重肺性脑病。加床栏，防坠床。

6. 水肿患者，做好皮肤护理，预防皮肤完整性受损。

7. 心力衰竭、呼吸衰竭、消化道出血者分别按其相应护理常规护理。

8. 给予心理疏导和支持，帮助患者克服多疑、敏感、依赖等心理。

六、健康教育

1. 避免各种诱发因素，如劳累、受凉、情绪激动等。

2. 合理饮食，注意劳逸结合。生活要有规律。每日起床、睡觉、进餐、排便、外出散步等都要有规律。中午最好睡午觉。

3. 心情要舒畅。肺源性心脏病患者由于长期受疾病折磨，心情难免压抑，应尽量克制，不要乱发脾气。

4. 吸烟者要彻底戒烟，甚至不要和吸烟者一起叙谈、下棋、玩牌等，因被动吸烟对肺源性心脏病患者同样有害。有痰要及时咳出，以保持气道清洁。

5. 严寒到来时，要注意保暖、及时增加衣服，不要着凉。

6. 指导患者学会自我护理的方法。避免各种致病因素，尤其是吸烟、环境污染、上呼吸道感染等，避免粉尘及刺激性气体的吸入；保持室内空气清新；多参加一些户外活动。天气晴朗的早上可到空气新鲜处（如公园或树林里）散步，做一些力所能及的运动，如打太极拳、做腹式呼吸运动，以锻炼膈肌功能，出汗后应及时擦干并及时更换内衣。尽量不要到空气污浊的地方。

（姬　涛）

第四节　慢性呼吸衰竭

呼吸衰竭是各种原因引起的肺通气和（或）换气功能严重障碍，以致不能进行有效的气体交换，导致缺氧伴（或不伴）CO_2 潴留，从而引起一系列生理功能和代谢紊乱的临床综合征。在海平面大气压下，于静息条件下呼吸室内空气，并排除心内解剖分流和原发于心排血量降低等情况后，动脉血氧分压（PaO_2）低于 8kPa（60mmHg）或伴有二氧化碳分压（$PaCO_2$）高于 6.7kPa（50mmHg），即为呼吸衰竭。

一、病因

1. **呼吸道病变**　支气管炎症、支气管痉挛、异物等阻塞气道，引起通气不足，气体分布不匀导致通气/血流比例失调，发生缺氧和 CO_2 潴留。

2. **肺组织病变**　肺炎、重度肺结核、肺气肿、弥散性肺纤维化、成人呼吸窘迫综合征（ARDS）等，可引起肺容量、通气量、有效弥散面积减少，通气/血流比例失调导致肺动脉样分流，引起缺氧和（或）CO_2 潴留。

3. **肺血管疾病**　肺血管栓塞、肺梗死等，使部分静脉血流入肺静脉，发生缺氧。

4. **胸廓病变**　如胸廓外伤、手术创伤、气胸和胸腔积液等，影响胸廓活动和肺脏扩张，导致通气减少吸入气体不匀影响换气功能。

二、临床表现

1. **呼吸困难**　慢性阻塞性肺疾病呼吸衰竭患者开始常表现为呼吸费力伴呼气延长，严重时发展成浅快呼吸。若并发 CO_2 潴留，可由呼吸过速转为浅慢呼吸或潮式呼吸。

2. **神经症状**　慢性呼吸衰竭伴 CO_2 潴留时，随 $PaCO_2$ 升高可表现为先兴奋后抑制现象。兴奋症状包括失眠、烦躁、躁动、夜间失眠而昼间嗜睡（昼夜颠倒现象）。但此时切忌用镇静或催眠药，以免加重 CO_2 潴留，发生肺性脑病。肺性脑病表现为神志淡漠、肌肉震颤或扑翼样震颤、间歇抽搐、昏睡，甚至昏迷等。亦可出现腱反射减弱或消失、锥体束征阳性等。此时应与合并脑部病变相鉴别。

3. 循环系统表现　　CO_2 潴留使外周体表静脉充盈、皮肤充血、温暖多汗、血压升高、心排血量增多而致脉搏洪大，多数患者有心率加快，因脑血管扩张产生搏动性头痛。

三、辅助检查

1. 血气分析。

2. 静息状态吸空气时动脉血氧分压（PaO_2）＜ 8.0kPa（60mmHg），动脉血二氧化碳分压（$PaCO_2$）＞ 6.7kPa（50mmHg）为Ⅱ型呼吸衰竭，单纯动脉血氧分压降低则为Ⅰ型呼吸衰竭。

3. 电解质检查。

4. 呼吸性酸中毒合并代谢性酸中毒时，常伴有高钾血症；呼吸性酸中毒合并代谢性碱中毒时，常有低钾和低氯血症。

5. 痰液检查，痰涂片与细菌培养的检查结果，有利于指导用药。

6. 其他检查，如肺功能检查、胸部影像学检查等根据原发病的不同而有相应的发现。

四、治疗

1. 首先积极治疗原发病，合并细菌等感染时应使用敏感抗生素，祛除诱发因素。

2. 保持呼吸道通畅和有效通气量，可给予解除支气管痉挛和祛痰药物，如沙丁胺醇（舒喘灵）、硫酸特布他林（博利康尼）解痉，乙酰半胱氨酸、盐酸氨溴索（沐舒坦）等药物祛痰。必要时可用肾上腺皮质激素静脉滴注。

3. 纠正低氧血症，可用鼻导管或面罩吸氧，严重缺氧和伴有 CO_2 潴留，有严重意识障碍，出现肺性脑病时应使用机械通气以改善低氧血症。

4. 纠正酸碱失衡、心律失常、心力衰竭等并发症。

五、护理

1. 合理用氧　　Ⅱ型呼吸衰竭采用低流量（1 ～ 2L/min）、低浓度（25% ～ 29%）鼻导管持续吸氧。吸氧后患者呼吸困难缓解、发绀减轻、心率减慢，表明氧疗有效；呼吸过缓或意识障碍加深，警惕 CO_2 潴留。根据动脉血气分析结果和患者的临床表现，及时调整吸氧流量和浓度。

2. 病情观察　　防止并发症，密切观察生命体征及神志改变，及时发现肺性脑病及休克；注意观察尿及便颜色，及时发现上消化道出血。观察缺氧和 CO_2 潴留的症状和体征。对烦躁不安的患者慎用镇静药，以防引起呼吸抑制。

3. 改善通气　　保持呼吸道通畅，促进痰液引流，可指导患者有效咳嗽、咳痰，意识不清、咳痰无力给予吸痰；雾化吸入；对病情严重或昏迷的患者，可给予机械吸痰或气管插管、气管切开，使用人工呼吸器；观察痰液的色、量、性状、味及实验室检查结果。

4. 用药护理　按医嘱正确使用抗生素、祛痰平喘药物、呼吸兴奋药，观察疗效和不良反应。应用呼吸兴奋药后，如出现颜面潮红、面部肌肉震颤、烦躁不安等现象，表示呼吸兴奋药过量。以中枢抑制为主所致的呼吸衰竭，可以使用呼吸兴奋药。洛贝林（山梗菜碱）可通过颈动脉体和主动脉体的化学感受器，反射性兴奋呼吸中枢，增加通气量。但以换气功能障碍为主所致的呼吸衰竭，不宜使用呼吸中枢兴奋药。

六、健康教育

1. 绝对卧床休息，病情恢复后，应按照医师及护士的指导进行活动，避免因活动造成呼吸困难等不良后果。

2. 配合氧疗，了解氧疗在疾病治疗中的作用，注意不要自行调整氧流量（1～2L/min）。

3. 饮食以高蛋白质、高维生素、易消化饮食为宜。当呼吸困难严重时，宜少食多餐。

4. 尽可能地将痰液咳出，并在护士指导下，进行有效咳嗽，掌握咳痰技巧。

5. 预防上呼吸道感染，戒烟、戒酒。

6. 出院后，继续避免诱因，可按出院指导进行耐寒锻炼和呼吸功能锻炼，加强营养，尽量避免与呼吸道感染患者接触，减少感染的机会。

7. 若有咳嗽加剧、痰液增多和变黄、气急加重等变化，应尽早就医。

（黄　赛）

第五节　硅沉着病

硅沉着病，是肺尘埃沉着病中最为常见的一种类型，是由于长期吸入大量游离二氧化硅（SiO_2）粉尘所引起，以肺部广泛的结节性纤维化为主的疾病。硅沉着病是肺尘埃沉着病中最常见、进展最快、危害最严重的一种类型。我国每年有 2 万例左右的肺尘埃沉着病新患者出现。因此，肺尘埃沉着病的防治是一项艰巨的工作。

一、病因

1. 空气中粉尘浓度　空气中含 50%～80% 游离 SiO_2（含量最高容许浓度 1.5mg/m³）。在环境粉尘中游离 SiO_2 含量越高，粉尘浓度越大，则造成的危害越大。粉尘浓度以 mg/m³ 表示，当粉尘中游离 SiO_2 含量较大，且浓度很高（数十甚至数百 mg/m³），长期吸入后，肺组织中形成硅结节。

2. 接触时间　硅沉着病的发展是一个慢性过程，一般在持续吸入硅尘 5～10 年发病，有的长达 5～20 年及以上。但持续吸入高浓度、高游离 SiO_2 含量的粉尘，经 1～2 年即可发病，称为"速发型硅沉着病"。

3. 粉尘分散度　分散度是表示粉尘颗粒大小的一个量度，以粉尘中各种颗粒直径大小的组成百分比来表示。小颗粒粉尘所占的比例愈大，则分散度愈大。分散度大小与尘粒在空气中的浮动和其在呼吸道中的阻留部位有密切关系。直径＞10μm 粉尘粒子在空气中很快沉降，即使吸入也被鼻腔鼻毛阻留，随擤涕排出；10～4.9μm 的粉尘，绝大部分被上呼吸道所阻留；5～0.5μm 的粉尘，可进入肺泡；0.6～0.1μm 的粉尘，因其重力小，不易沉降，随呼气排出，故阻留率下降；而＜0.1μm 的粉尘因布朗运动，阻留率反而增高。

4. 机体状态 人体呼吸道有一系列的防御装置，吸入的粉尘，首先通过鼻腔时，因鼻毛的滤尘作用和鼻中隔偏曲而阻留，一般为吸入粉尘量的 30%～50%；进入气管、支气管的粉尘，极大部分可由支气管树的分叉、黏膜上皮纤毛运动而阻留并随痰排出；部分尘粒被巨噬细胞或肺泡间质巨噬细胞吞噬成为尘细胞，尘细胞或未被吞噬的游离尘粒可沿着淋巴管进入肺门淋巴结。

凡有慢性呼吸道炎症者，则呼吸道的清除功能较差，呼吸系统感染尤其是肺结核，能促使硅沉着病病程迅速进展和加剧。此外，个体因素（如年龄、健康素质、卫生习惯、营养状况等）也是影响硅沉着病发病的重要条件。

二、临床表现

1. 咳嗽 早期硅沉着病患者咳嗽多不明显，随着病程的发展，多合并慢性支气管炎；晚期合并肺部感染，均可明显加重咳嗽；此外，咳嗽与季节、气候等也有关系。

2. 咳痰 患者一般痰量不多，多为灰色稀薄痰，如果合并肺内感染及慢性支气管炎，痰量则明显增多，痰呈黄色黏稠状或块状且常不易咳出。

3. 胸痛 患者经常感觉胸痛，多半与硅沉着病的临床症状相关，部位不一且常有变化，多为局限性，一般为隐痛，也可胀痛、针刺样痛等。

4. 呼吸困难 患者随肺组织纤维化程度的加重，有效呼吸面积减少，通气血流比例失调，呼吸困难也逐渐加重，合并发生可明显加重呼吸困难的程度和发展速度。

5. 咯血 比较少见，可由大量肺纤维化的溶解破裂损及血管而使血量增多。

6. 其他 除上述呼吸系统症状外，可有不同程度的全身症状，常见的有消化功能减退。

三、辅助检查

1. 肺功能检查 因肺组织代偿能力强，早期患者肺功能检查无异常。肺纤维化增多，肺顺应性减退，可出现限制性通气功能障碍，如肺活量、肺总量、残气量和最大通气量均降低，一般 I 期患者肺活量较正常人降低 10%～20%、II 期降低 20%～30%、III 期降低30%～50%。同时有弥散功能障碍，严重时可有低氧血症。若患者合并慢性支气管炎、肺气肿时，可伴阻塞性通气功能障碍，表现为混合性通气功能障碍。肺功能测定在诊断上意义不大，主要是作为劳动能力鉴定的依据。

2. X 线表现 X 线胸片是诊断硅沉着病的主要方法。主要表现为结节阴影（一般直径1～3mm）、网状阴影和（或）大片融合病灶。其次为肺门改变、肺纹理改变和胸膜改变。接触硅尘含量高和浓度大的硅沉着病患者，常以圆形或类圆形阴影为主，早期出现于两中下肺的内中带，以右侧为多，随后逐渐向上扩展，亦可先出现在两上肺叶。含硅尘量低或为混合性粉尘，多以类圆形或不规则阴影为主。大阴影一般多见于两肺上叶中外带，常呈对称性具跨叶的八字形，其外缘肺野透亮度增高。因大块肺纤维化收缩使肺门上移，使增粗的肺纹理呈垂柳状，并出现气管纵隔移位。肺门阴影密度增加，有时可见"蛋壳样钙化"的淋巴结。胸膜可有增厚、粘连或钙化的改变。

四、治疗

硅沉着病患者应及时调离粉尘作业，并根据病情需要进行综合治疗，积极预防和治疗肺结核及其他并发症，以期减轻症状、延缓病情进展、提高患者寿命、提高患者生活质量。

五、护理

（一）护理评估

1. 评估患者的神志、精神状况。

2. 评估患者的呼吸形态、呼吸频率、节律及深度；评估患者有无发绀，监测动脉血气分析值。

3. 评估患者咳嗽的频率及程度，患者痰液的颜色、性状、量、气味及黏稠度等。

（二）护理要点

1. 硅沉着病患者注意保暖，避免受寒，预防各种感染。注意气候变化，特别是冬春季节，气温变化剧烈，及时增减衣物，避免受寒后加重病情。

2. 远离外源性过敏原，如鸟类、动物、木材、蔗糖加工、蘑菇种植、奶酪加工、酿酒加工、发霉稻草暴露、水源、农业杀虫剂或除锈剂等。

3. 硅沉着病患者要保证有足够的休息时间。积极开展体育活动，加强体育锻炼，提高抗病能力，如做深呼吸、散步、打太极拳等；自我按摩，取手三里、迎香、太阳、百会（高血压患者慎用），轻轻顺时针方向按揉，常年坚持不断。

4. 要有舒适的居住环境。房间要安静，空气要清新、湿润、流通，避免烟雾、香水、空气清新剂等带有浓烈气味的刺激因素，也要避免吸入过冷、过干、过湿的空气。居室要经常打扫，但要避免干扫，以免尘土飞扬。房间里不宜铺设地毯、地板膜，也不要放置花草。被褥、枕头不宜用羽毛或陈旧棉絮等易引起过敏的物品填充，而且要经常晒、勤换洗。

（三）护理措施

1. 气温适宜　要保持居室的适宜温度、整洁及空气新鲜，注意保暖，避免因感冒引发上呼吸道发炎、肺内感染等症状的出现。肺尘埃沉着病患者应格外注意气候的变化、增减衣物。锻炼耐寒能力从夏季开始，坚持全年用冷水洗脸。

2. 饮食护理　由于肺尘埃沉着病患者的脾胃运动功能失常，因此应选择健脾开胃食物。

3. 增强体质　患者根据实际情况，坚持做医疗体操，以提高机体的抗病能力，如打太极拳、清早散步等。既能增强体质，又能锻炼心肺功能。但锻炼时因人而异，避免过分劳累。

4. 精神护理 七情内伤，可导致病情的加重。而保持良好的情绪和乐观的精神状态，避免不良的应激性精神因素刺激，积极配合医疗保健，可使疾病向有利于健康的方面转化。听音乐、看书、做些自己喜欢的事情可以保持比较好的精神状态。

六、健康教育

1. 控制或减少硅沉着病发病，关键在于防尘。工矿企业应抓改革生产工艺、湿式作业、密闭尘源、通风除尘、设备维护检修等综合性防尘措施。

2. 加强个人防护，遵守防尘操作规程。对生产环境定期监测空气中粉尘浓度，并加强宣传教育。做好就业前体格检查，包括 X 线胸片。

3. 凡有活动性肺内外结核，以及各种呼吸道疾病患者，都不宜参加有关硅尘工作。加强有关硅尘工作工人的定期体检，包括 X 线胸片，检查间隔时间根据接触二氧化硅含量和空气粉尘浓度而定。

4. 加强工矿区结核病的防治工作。对结核菌素试验阴性者应接种卡介苗；阳性者预防性抗结核化疗，以降低硅沉着病合并结核的发病。

5. 对硅沉着病患者应采取综合性措施，包括脱离粉尘作业，另行安排适当工作，加强营养和妥善的康复锻炼，以增强体质。预防呼吸道感染和合并症状的发生。

（王庆梅）

第六节　肺纤维化

肺纤维化是以成纤维细胞增殖及大量细胞外基质聚集并伴炎症损伤、组织结构破坏为特征的一大类肺疾病的终末期改变，也就是正常的肺泡组织被损坏后经过异常修复导致结构异常（瘢痕形成）。绝大部分肺纤维化患者病因不明（特发性），这组疾病称为特发性间质性肺炎（IIP），是间质性肺病中一大类。而特发性间质性肺炎中最常见的以肺纤维化病变为主要表现形式的疾病类型为特发性肺纤维化（IPF），是一种能导致肺功能进行性丧失的严重的间质性肺疾病。肺纤维化严重影响人体呼吸功能，表现为干咳、进行性呼吸困难（自觉气不够用），且随着病情和肺部损伤的加重，患者呼吸功能不断恶化。特发性肺纤维化发病率和病死率逐年增加，诊断后的平均生存期仅 2.8 年，病死率高于大多数肿瘤，被称为一种"类肿瘤疾病"。

一、病因

多种原因引起肺脏损伤时，间质会分泌胶原蛋白进行修补，如果过度修复，即成纤维细胞过度增殖和细胞外基质大量聚集，就会形成肺纤维化。

二、临床表现

1. 肺纤维化患者多数在 40～50 岁发病，男性多发于女性。

2. 呼吸困难是肺纤维化最常见症状。轻度肺纤维化时，呼吸困难常在剧烈活动时出现，因此常被忽视或误诊为其他疾病。当肺纤维化进展时，在静息时也发生呼吸困难，严重的肺纤维化患者可出现进行性呼吸困难。

3. 其他症状有干咳、乏力。部分患者有杵状指和发绀。

4. 肺组织纤维化的严重后果，导致正常肺组织结构改变，功能丧失。当大量没有气体交换功能的纤维化组织代替肺泡，导致氧不能进入血液。患者呼吸不畅，缺氧、酸中毒、丧失劳动力，严重者最后可致死亡。

三、辅助检查

1. **体格检查**　进行性气急、干咳、肺部湿啰音或捻发音。

2. **X 线检查**　早期虽有呼吸困难，但 X 线胸片可能基本正常；中后期出现两肺中下野弥散性网状或结节状阴影，偶见胸膜腔积液，增厚或钙化。

3. **实验室检查**　可见红细胞沉降率增快，一般无特殊意义。

4. **肺功能检查**　可见肺容量减少、弥散功能降低和低氧血症。

5. **肺组织活检**　可提供病理学依据。

四、治疗

（一）药物治疗

1. **吡非尼酮**　吡非尼酮是 2015 年美国胸科学会 / 欧洲呼吸协会 / 日本胸科协会 / 拉丁美洲胸科协会联合发布的《特发性肺纤维化临床治疗推荐指南》中推荐用于治疗的两种药物之一，也是全球第一种获批用于特发性肺纤维化（即病因不明的肺部纤维化，英文缩写 IPF）的治疗药物。IPF 患者经吡非尼酮连续服药治疗 52 周后，能够减缓患者的肺功能指标（如 FVC 和 DLCO）的下降，延长患者无进展生存期（PFS），同时降低患者死亡风险。

2. **尼达尼布**　尼达尼布是 2015 年美国胸科学会 / 欧洲呼吸协会 / 日本胸科协会 / 拉丁美洲胸科协会联合发布的《特发性肺纤维化临床治疗推荐指南》中推荐等级最高（条件推荐）的两种药物之一。

（二）非药物治疗

氧疗、机械通气、肺康复、肺移植。

五、护理

（一）护理评估

1. 评估患者的肺部原发疾病。

2. 评估患者的呼吸形态、呼吸频率、节律及深度；评估患者有无发绀，监测动脉血气分析值。

3. 评估患者咳嗽的频率及程度，患者痰液的颜色、性状、量、气味及黏稠度等。

（二）护理要点

1. **精神调理**

（1）戒怒：首先，要学会用意识控制。其次，要会运用疏泄法，即把积聚、抑郁在心中的不良情绪，通过适当的方式宣达、发泄出去，以尽快恢复心理平衡。

（2）保持精神愉快：要培养开朗的性格，协调好周围的人际关系。培养知足常乐的思想，培养幽默风趣感。

2. 生活护理

（1）尽量减少活动，注重休息，保证足够的睡眠时间。

（2）保持室内空气新鲜，温度 20～24℃，相对湿度 50%～65%。病室内每日通风 2 次，每次 15～30min，避免异味刺激。

（3）注意保暖，避免受寒，预防感染。特别是冬春季节，气温变化剧烈及时增减衣物，避免冷空气直接刺激呼吸道，而引起刺激性咳嗽。

3. 饮食护理

（1）重度肺纤维化患者可给予软食或半流食：可以减轻呼吸急迫所引起的咀嚼和吞咽困难。既有利于消化吸收，又可防止食物反流。

（2）少食多餐：指导患者进食优质蛋白质、高热量、高维生素的饮食，如蛋类、糙米、玉米面、水果和蔬菜等。可多进食木耳、蘑菇等。

（3）忌烟酒、忌过咸食物：肺纤维化患者多数伴有气道高反应状态，烟、酒和过咸食物的刺激易引发支气管的反应，加重咳嗽、气喘等症状。

（4）少吃辛辣、煎炸等刺激性油腻食品：平时以清淡为宜，尤其对于肥胖患者。脂肪供应量宜低。吃瘦肉为宜，以达到祛痰湿与适当控制体重目的。

（三）护理措施

1. 适量运动　肺纤维化患者虽然可以进行适当的体育锻炼，千万不要做特别激烈的运动，比较适合的锻炼方法是散步、打太极拳等，从而让呼吸系统的功能好转，提升自身的体质，改善肺纤维化的症状。

2. 多吃蔬菜　肺纤维化患者每顿饭都要吃一些蔬菜与豆制品，如白萝卜、胡萝卜、绿叶蔬菜等，以及比较清淡的和容易消化的食品。

3. 戒烟　肺纤维化患者不要吸烟，可以多喝浓茶，不要把烟雾等刺激性气体吸入到呼吸道。老年人在治疗慢性支气管炎的时候，要留意咽喉里痰液的排出，避免痰液把呼吸道堵塞引发窒息，对于病程比较久且无力排痰的老年人，要多多帮助他们清理痰液。

4. 营养与饮食疗法　选择一种好的饮食方法，增加营养的摄入是至关重要的，故此治疗的前提是身体能够得到足够的营养补充。

5. 多喝蔬菜、水果汁　具有镇咳化痰的作用，还可以补充维生素和矿物质，对康复是很有帮助的。可以把鲜藕、生萝卜、梨子切碎了以后绞成汁，加入蜂蜜调和均匀饮用，对慢性支气管炎患者的热咳、燥咳有明显的作用。

六、健康教育

1. 避免感染　感染后会加重肺纤维化症状和病情，容易忽视呼吸上的微小变化及加重的咳嗽，及时向医师汇报新发的症状，以尽快采取治疗。

2. 保障休息　要有充足的睡眠，保证自身的规律性，让自己不受到外界侵扰。

3. 戒烟　重要的就是戒烟，阻止肺进一步损害的最好方法就是停止刺激，戒烟困难者应该向医师寻求帮助。

4. 科学的态度　保持积极平和的心态面对疾病。积极参加疾病治疗的全过程才是明智的选择。

5. 保持适当的体重和良好的营养　体重超重增加心肺供氧到全身的负担，也导致气短，也增加膈肌的压力而使呼吸不足。

6. 定期随诊　及时发现药物的不良反应和病情变化，调整治疗方案。

7. 规律运动　通过规律训练，使肌肉变得更有力，更能对抗疲劳。

8. 学习和练习放松　学会放松有助于控制因气短而产生的恐惧；因肌肉紧张而消耗过多的氧气，身体和精神放松可以避免。

肺纤维化发展起来过于严重，因此重在预防。保持良好的生活习惯。

（邓牡红）

第七节　慢性心力衰竭

心力衰竭指由心脏病变而导致心排血量不能满足全身机体组织代谢需要时出现器官、组织血液灌注不足，肺循环和（或）体循环淤血为主要特征的一种临床综合征，又称充血性心力衰竭。

根据临床表现和活动能力，心功能分为四级。

心功能Ⅰ级：体力活动不受限制。

心功能Ⅱ级：体力活动轻度受限制，日常活动可引起气急、心悸。

心功能Ⅲ级：体力活动明显受限制，稍微活动即引起气急、心悸，有轻度脏器淤血体征。

心功能Ⅳ级：体力活动重度受限制，休息时亦气急、心悸，有重度脏器淤血体征。

一、病因

1. 心肌损害　如冠状动脉粥样硬化性心脏病心肌缺血、心肌梗死、心肌炎和心肌病；心肌代谢障碍性疾病，以糖尿病心肌病最常见等。

2. 长期心脏负荷过重　室后负荷（压力负荷）过重，见于高血压、肺动脉高压、主动脉瓣狭窄等。室前负荷（容量负荷）过重，可由于二尖瓣关闭不全、主动脉瓣关闭不全、全身性血容量增多（甲状腺功能亢进症、慢性贫血、妊娠）引起。

3. 诱发和加重心力衰竭的因素

（1）感染：特别是呼吸道感染。

（2）生理或心理压力过大：如体力活动过重、精神压力过大、情绪过于激动等。

（3）循环血量增加或锐减：如输液过多过快、摄入高盐食物、妊娠及大量出血、严重脱水等。

（4）严重心律失常：特别是快速心律失常。

（5）治疗不当：如洋地黄过量或用量不足、利尿药使用不当等。

（6）其他：水、电解质及酸碱平衡紊乱，合并甲状腺功能亢进、贫血等。

二、临床表现

（一）左侧心力衰竭

左侧心力衰竭主要表现为肺循环淤血。

1. 症状

（1）呼吸困难：心力衰竭的基本表现。最早出现的是劳力性呼吸困难，最典型的是阵发性夜间呼吸困难，严重者可发生急性肺水肿；晚期出现端坐呼吸。

（2）咳嗽、咯血：咳痰呈白色泡沫样，发生急性肺水肿，则咳大量粉红色泡沫痰。原因为肺泡和支气管淤血所致。

（3）其他症状：由于心排血量降低，患者常感倦怠、乏力；脑缺氧导致头晕、失眠、嗜睡、烦躁等精神症状。

2. 体征　为心率加快、第一心音减弱，有些患者可出现交替脉（为左侧心力衰竭的特征性体征）、两肺底湿啰音和发绀。

（二）右侧心力衰竭

主要表现为体循环静脉淤血。

1. 症状　为食欲缺乏、恶心、呕吐、少尿、夜尿和肝区胀痛等。

2. 体征

（1）水肿：早期在身体的下垂部位出现凹陷性水肿，可下床活动的患者以足背、内踝和胫前明显，长期卧床的患者以腰背部和骶尾部明显。

（2）颈静脉怒张和肝颈静脉回流征阳性：颈静脉怒张提示静脉压升高；压迫患者的腹部或肝脏，回心血量增加而使颈静脉怒张更明显，称为肝颈静脉回流征阳性。

3. 发绀　由于体循环静脉淤血，血流缓慢使血液中还原血红蛋白增多所致。

4. 其他　肝大和压痛。

三、辅助检查

1. X线检查　心影大小及外形可为病因诊断提供重要依据。有无肺淤血及其程度直接反映心功能状态。

2. 超声心动图　比X线检查更能准确地提供各心腔大小变化及心瓣膜结构情况。评估心脏功能：射血分数可反映心脏收缩功能，正常射血分数＞50%。

3. 有创性血流动力学检查　目前多采用漂浮导管，在床边进行，直接反映左心功能。

4. 其他　放射性核素检查。

四、治疗

1. 体位　减少静脉回流，置患者于两腿下垂坐位或半卧位。

2. 吸氧　高流量（6～8L/min）吸氧，乙醇（30%～50%）湿化，降低肺泡及气管内泡沫的表面张力,使泡沫破裂,改善肺通气。

3. **镇静** 吗啡具有镇静作用和扩张静脉及小动脉作用。

4. **血管扩张药**

(1)硝普钠:缓慢静脉滴注,扩张小动脉和小静脉,严密监测血压,因含有氰化物,用药时间不宜连续超过24h。

(2)硝酸甘油:静脉滴注,可扩张小静脉,降低回心血量。

(3)酚妥拉明:静脉滴注,扩张小动脉及毛细血管。

5. **强心药** 毛花苷C(西地兰),重度二尖瓣狭窄患者禁用,急性心肌梗死24h内一般不宜使用。

6. **平喘** 静脉滴注氨茶碱。

7. **糖皮质激素** 地塞米松等。

8. **其他** 应用利尿药。应用四肢轮流三肢结扎法。

五、护理

(一)护理评估

1. 评估可能导致患者慢性心力衰竭的原因,了解既往基础疾病。

2. 评估患者的血压、心率、呼吸、脉搏及脉压的变化。

3. 评估患者有无周围血管灌注不良的症状,如出汗、脉细速、皮肤发凉、失眠、头晕、毛细血管充盈度差等。

4. 评估患者有无体静脉淤血的表现,如恶心、呕吐、腹胀、静脉怒张、水肿、肝大等。

5. 评估患者有无肾灌注不足的表现,如尿少、体重增加、水肿等。

6. 评估患者有无电解质紊乱症状,如头晕、乏力、口渴、心电图改变。

7. 观察应用洋地黄后有无毒性反应,如恶心、呕吐、视物模糊、黄(绿)视及心律失常等。

8. 评估患者对疾病的认知程度及心理状态,如有无紧张、恐惧、害怕等。

(二)护理要点

1. 根据心功能情况合理安排休息,限制活动。心功能Ⅳ级者卧床休息。

2. 给予低盐、低脂肪、富含维生素和优质蛋白质、易消化的饮食。严格控制液体摄入量。

3. 给予氧气吸入,根据缺氧的程度调节流量。

4. 严密监测生命体征及其他病情变化,发现任何病情变化及时报告医师处理。

5. 遵医嘱给予药物,注意观察药物的疗效和不良反应。使用血管扩张药,静脉使用时应控制滴速,注意监测血压变化;使用利尿药时,给药以清晨或上午为宜,防止夜尿过多影响睡眠,并应注意监测电解质,严防低钾、低钠等发生;使用洋地黄时,注意脉搏和心电图变化,如出现脉搏<60次/分、恶心、呕吐、视物模糊、黄(绿)视、心律失常等,应立即报告医师并停用。

6. 准确记录出入水量,定期测量体重。

7. 做好水肿患者的皮肤护理，预防皮肤并发症。

8. 做好心理护理，减轻焦虑情绪。

（三）护理措施

1. 充分休息：协助取坐位，双腿下垂。

2. 吸氧：给予高流量吸氧，6～8L/min。采用35% 乙醇湿化吸氧，可使肺泡内泡沫的表面张力降低而破裂，有利于改善通气。

3. 保持呼吸道通畅。

4. 饮食应摄取高营养、高热量、少盐、易消化清淡饮食，少食多餐。

5. 病情监测。

6. 用药护理：迅速建立静脉通道，控制静脉输液速度，一般为每分钟20～30滴；用吗啡时应注意有无呼吸抑制、心动过缓；用利尿药要严格记录尿量，注意水、电解质变化和酸碱平衡情况；用血管扩张药要注意调节输液速度、监测血压变化，防止低血压的发生；用硝普钠应现用现配，避光滴注，有条件者可用输液泵控制滴速；洋地黄制剂使用时要稀释，静脉推注速度宜缓慢，同时观察心电图变化。

7. 心理护理。

六、健康教育

1. 积极治疗原发病，避免诱因，如呼吸道感染、情绪激动、劳累、饮食过咸等。

2. 合理安排休息，恢复期活动以不引起心慌、气促为宜。

3. 嘱咐患者严格按医嘱服药，定期复查。

4. 教会患者观察药物的副作用，预防并发症。缓慢更换体位，预防直立性低血压；学会监测脉搏，服洋地黄类药物前必须数脉搏，如脉搏＜60次/分或有恶心、呕吐、视物模糊、黄（绿）视等，不得服药，并立即赴医院就医。

（刘亚华）

第八节　冠状动脉粥样硬化性心脏病

冠状动脉粥样硬化性心脏病（冠心病）是冠状动脉血管发生动脉粥样硬化病变而引起血管腔狭窄或阻塞，造成心肌缺血、缺氧或坏死而导致的心脏病，常被称为"冠心病"。但是冠心病的范围可能更广泛，还包括炎症、栓塞等导致管腔狭窄或闭塞。世界卫生组织将冠心病分为5大类：无症状心肌缺血（隐匿性冠心病）、心绞痛、心肌梗死、缺血性心力衰竭（缺血性心脏病）和猝死。临床中常分为稳定性冠心病和急性冠状动脉综合征。

一、病因

冠心病的病因包括可改变的危险因素和不可改变的危险因素。

1. **可改变的危险因素**　高血压，血脂异常（总胆固醇过高或低密度脂蛋白胆固醇过高、三酰甘油过高、高密度脂蛋白胆固醇过低）、超重/肥胖、高血糖/糖尿病，不良生活方式包括吸烟、不合理膳食（高脂肪、高胆固醇、高热量等）、缺少体力活动、过量饮酒，以及社会心理因素。

2. **不可改变的危险因素**　性别、年龄、家族史。此外，与感染有关，如巨细胞病毒、肺炎衣原体、幽门螺杆菌等。

冠心病的发作常与季节变化、情绪激动、体力活动增加、饱食、大量吸烟和饮酒等有关。

二、临床表现

（一）症状

1. **典型胸痛**　因体力活动、情绪激动等诱发，突感心前区疼痛，多为发作性绞痛或压榨痛，也可为憋闷感。疼痛从胸骨后或心前区开始，向上放射至左肩、臂，甚至小指和环指，休息或含服硝酸甘油可缓解。胸痛放散的部位也可涉及颈部、下颌、牙齿、腹部等。胸痛也可出现在安静状态下或夜间，由冠状动脉痉挛所致，也称变异型心绞痛。如胸痛性质发生变化，如新近出现的进行性胸痛，痛阈逐步下降，以至稍事体力活动或情绪激动甚至休息或熟睡时亦可发作。疼痛逐渐加剧、变频，持续时间延长，祛除诱因或含服硝酸甘油不能缓解，此时往往怀疑不稳定型心绞痛。

心绞痛的分级：国际上一般采用 CCSC 加拿大心血管协会分级法。

Ⅰ级：日常活动，如步行、爬梯，无心绞痛发作。

Ⅱ级：日常活动因心绞痛而轻度受限。

Ⅲ级：日常活动因心绞痛发作而明显受限。

Ⅳ级：任何体力活动均可导致心绞痛发作。

发生心肌梗死时胸痛剧烈，持续时间长（常超过 30min），含服硝酸甘油不能缓解，并可有恶心、呕吐、出汗、发热，甚至发绀、血压下降、休克、心力衰竭。

2. **需要注意**　一部分患者的症状并不典型，仅仅表现为心前区不适、心悸或乏力或以胃肠道症状为主。某些患者可能没有疼痛，如老年人和糖尿病患者。

3. **猝死**　约 66% 的患者首次发作冠心病表现为猝死。

4. **其他**　可伴有全身症状，合并心力衰竭的患者可出现。

（二）体征

心绞痛患者未发作时无特殊。患者可出现心音减弱、心包摩擦音。并发室间隔穿孔、乳头肌功能不全者，可于相应部位听到杂音。心律失常时听诊心率不规则。

三、辅助检查

1. **心电图**　心电图是诊断冠心病最简便、常用的方法。尤其是患者症状发作时是最重要的检查手段，还能够发现心律失常。不发作时多数无特异性。心绞痛发作时 ST 段异常压低，变异型心绞痛患者出现一过性 ST 段抬高。不稳定型心绞痛多有明显的 ST 段压低和 T 波倒置。心肌梗死时的心电图表现：①急性期有异常 Q 波、ST 段抬高。②亚急性期仅有异常 Q 波和 T 波倒置（梗死后数日至数周）。③慢性或陈旧性期（3～6 个月）仅有异常 Q 波。若 ST 段抬高持续 6 个月以上，则有可能并发室壁瘤。若 T 波持久倒置，则称陈旧性心肌梗死伴冠状动脉缺血。

2. 心电图负荷试验　包括运动负荷试验和药物负荷试验（如双嘧达莫、异丙肾上腺素试验等）。对于安静状态下无症状或症状很短难以捕捉的患者，可以通过运动或药物增加心脏的负荷而诱发心肌缺血，通过心电图记录到 ST-T 的变化而证实心肌缺血的存在。运动负荷试验最常用，结果阳性为异常。但是怀疑心肌梗死的患者禁忌。

3. 动态心电图　是一种可以长时间连续记录并分析在活动和安静状态下心电图变化的方法。此技术于 1947 年由 Holter 首先运用于监测电活动的研究，所以又称 Holter。该方法可以记录到患者在日常生活状态下心电图的变化，如一过性心肌缺血导致的 ST-T 变化等。无创、方便，患者容易接受。

4. 核素心肌显像　根据病史、心电图检查不能排除心绞痛，以及某些患者不能进行运动负荷试验时可做此项检查。核素心肌显像可以显示缺血区、明确缺血的部位和范围大小。结合运动负荷试验，则可提高检出率。

5. 超声心动图　超声心动图可以对心脏形态、结构、室壁运动和左心室功能进行检查，是目前最常用的检查手段之一。对室壁瘤、心腔内血栓、心脏破裂、乳头肌功能等有重要的诊断价值。但是，其准确性与超声检查者的经验关系密切。

6. 血液学检查　通常需要采血测定血脂、血糖等指标，评估是否存在冠心病的危险因素。心肌损伤标志物是急性心肌梗死诊断和鉴别诊断的重要手段之一。目前临床中以心肌肌钙蛋白为主。

7. 冠状动脉 CT　多层螺旋 CT 心脏和冠状动脉成像是一项无创、低危、快速的检查方法，已逐渐成为一种重要的冠心病早期筛查和随访手段。适用：①不典型胸痛症状的患者，心电图、运动负荷试验或核素心肌灌注等辅助检查不能确诊。②冠心病低风险患者的诊断。③可疑冠心病，但不能进行冠状动脉造影。④无症状的高危冠心病患者的筛查。⑤已知冠心病或介入及手术治疗后的随访。

8. 冠状动脉造影及血管内成像技术　是目前冠心病诊断的"金标准"，可以明确冠状动脉有无狭窄、狭窄的部位、程度、范围等，并可据此指导进一步治疗。血管内超声可以明确冠状动脉内的管壁形态及狭窄程度。光学相干断层成像（OCT）是一种高分辨率断层成像技术，可以更好地观察血管腔和血管壁的变化。左心室造影可以对心功能进行评价。冠状动脉造影的主要指征：①对内科治疗下心绞痛仍较重者，明确动脉病变情况以考虑旁路移植手术；②胸痛似心绞痛而不能确诊者。

四、治疗

冠心病的治疗：①生活习惯改变，戒烟限酒，低脂肪、低盐饮食，适当体育锻炼，控制体重等；②药物治疗，抗血栓（抗血小板、抗凝），减轻心肌氧耗（β 受体阻滞药），缓解心绞痛（硝酸酯类），调脂（他汀类调脂药）；③血运重建治疗，介入治疗（血管内球囊扩张成形术和支架置入术）和外科冠状动脉旁路移植术。药物治疗是所有治疗的基础。介入和外科手术治疗后也要坚持长期的标准药物治疗。对同一患者来说，处于疾病的某一阶段时可用药物理想地控制，而在另一阶段时单用药物治疗效果往往不佳，需要将药物与介入治疗或外科手术联合。

（一）药物治疗

目的是缓解症状，减少心绞痛的发作及心肌梗死；延缓冠状动脉粥样硬化病变的发展，并减少冠心病患者死亡。规范药物治疗可以有效地降低冠心病患者的病死率和再缺血事件的发生，并改善患者的临床症状。而对于部分血管病变严重甚至完全阻塞的患者，在药物治疗的基础上，血管再建治疗可进一步降低患者的病死率。

1. 硝酸酯类药物　本类药物主要有硝酸甘油、硝酸异山梨酯（消心痛）、5- 单硝酸异山梨酯、长效硝酸甘油制剂（硝酸甘油油膏或橡皮膏贴片）等。硝酸酯类药物是稳定型心绞痛患者的常规用药。心绞痛发作时可以舌下含服硝酸甘油或使用硝酸甘油气雾剂。对于急性心肌梗死及不稳定型心绞痛患者，先静脉给药，病情稳定、症状改善后改为口服或皮肤贴剂，疼痛症状完全消失后可以停药。硝酸酯类药物持续使用可发生耐药性，有效性下降，可间隔 8 ～ 12h 服药，以减少耐药性。

2. 抗血栓药物　包括抗血小板和抗凝药物。抗血小板药物主要有阿司匹林、氯吡格雷（波立维）、替罗非班等，可以抑制血小板聚集，避免血栓形成而堵塞血管。阿司匹林为首选药物，维持量为 75 ～ 100mg/d，所有冠心病患者如没有禁忌证应该长期服用。阿司匹林的副作用是对胃肠道的刺激，胃肠道溃疡患者要慎用。冠状动脉介入治疗术后应坚持每日口服氯吡格雷，通常 6 ～ 12 个月。抗凝药物包括普通肝素、低分子肝素、磺达肝癸钠、比伐卢定等。通常用于不稳定型心绞痛和心肌梗死的急性期，以及介入治疗术中。

3. 纤溶药物　溶血栓药主要有链激酶、尿激酶、组织型纤溶酶原激活剂等，可溶解冠状动脉闭塞处已形成的血栓，开通血管，恢复血流，用于急性心肌梗死发作时。

4. β 受体阻滞药　既有抗心绞痛作用，又能预防心律失常。在无明显禁忌时，β 受体阻滞药是冠心病的一线用药。常用药物有美托洛尔、阿替洛尔、比索洛尔和兼有 α 受体阻滞作用的卡维地洛、阿罗洛尔（阿尔马尔）等，剂量应该将率降低到目标范围内。β 受体阻滞药禁忌和慎用的情况有哮喘、慢性气管炎及外周血管疾病等。

5. 钙通道阻断药　可用于稳定型心绞痛的治疗和冠状动脉痉挛引起的心绞痛。常用药物有维拉帕米、硝苯地平控释剂、氨氯地平、地尔硫䓬等。不主张使用短效钙通道阻断药，如硝苯地平普通片。

6. 肾素 - 血管紧张素系统抑制药　包括血管紧张素转化酶抑制药（ACEI）、血管紧张素Ⅱ受体拮抗药（ARB）以及醛固酮拮抗药。对于急性心肌梗死或近期发生心肌梗死合并心功能不全的患者，尤其应当使用此类药物。常用 ACEI 类药物有依那普利、贝那普利、雷米普利、福辛普利等。如出现明显的干咳副作用，可改用血管紧张素 2 受体拮抗药。ARB 包括缬沙坦、替米沙坦、厄贝沙坦、氯沙坦等。用药过程中要注意防止血压偏低。

7. 调脂治疗　调脂治疗适用于所有冠心病患者。冠心病患者在改变生活习惯基础上给予他汀类药物，他汀类药物主要降低低密度脂蛋白胆固醇，治疗目标为下降到 80mg/dl。常用药物有洛伐他汀、普伐他汀、辛伐他汀、氟伐他汀、阿托伐他汀等。研究表明，他汀类药物可以降低病死率及发病率。

（二）经皮冠状动脉介入治疗（PCI）

经皮冠状动脉腔内成形术（PTCA）应用特制的带气囊导管，经外周动脉（股动脉或桡动脉）送到冠状动脉狭窄处，充盈气囊可扩张狭窄的管腔，改善血流，并在已扩开的狭窄处放置支架，预防再狭窄。还可结合血栓抽吸术、旋磨术。适用于药物控制不良的稳定型心绞痛、不稳定型心绞痛和心肌梗死患者。心肌梗死急性期首选急诊介入治疗，治疗时间非常重要，越早越好。

（三）冠状动脉旁路移植术（CABG）

冠状动脉旁路移植术通过恢复心肌血流的灌注，缓解胸痛和局部缺血、改善患者的生活质量，并可以延长患者的生命。适用于严重冠状动脉病变的患者，不能接受介入治疗或治疗后复发的患者，以及心肌梗死后心绞痛或出现室壁瘤、二尖瓣关闭不全、室间隔穿孔等并发症时，在治疗并发症的同时，应行冠状动脉旁路移植术。手术的选择应由心内、心外科医师与患者共同决策。

五、护理

（一）护理评估

1. 评估患者此次发病有无明显的诱因。

2. 评估患者的年龄、性别、职业。

3. 观察患者精神意识状态，生命体征的观察包括体温、脉搏、呼吸、血压有无异常及其程度。

4. 了解心电图、血糖、血脂、电解质等。

（二）护理要点

1. 精神护理　在冠心病患者的护理中，不仅要重视身体因素，更要重视精神因素对疾病的影响。护理人员必须随时了解患者的心理状态、性格特征、嗜好等，让患者保持乐观、松弛的精神状态，避免紧张、焦虑，情绪激动或发怒。

2. 饮食护理　饮食不当是引发冠心病的主要原因之一，所以健康的饮食可显著地降低血胆固醇浓度和冠心病的发病率。健康的生活、饮食习惯包括戒烟、少饮酒，不饮浓咖啡和浓茶，生活规律，保证充足睡眠，注意保暖、预防上呼吸道感染等。

3. 运动护理　冠心病患者在急性期一定要卧床休息。恢复期进行适当运动。在护理中应根据患者的不同情况，对其运动的方法和运动量加以指导。根据患者的体质、病情，以不感过度疲劳为宜。

4. 服药护理　药物治疗是促使冠心病患者康复的重要手段，但是在用药过程中有许多因素会影响到药物的疗效。但在执行医嘱的同时，护理人员应努力观察和避免其他因素对用药过程的干扰。

5. 日常生活护理　生活护理的内容主要有生活环境、睡眠等方面。良好的环境使患者精神愉快，促进身体恢复。注意患者的睡眠护理，不要夜间工作，养成规律性睡眠。

（三）护理措施

1. 一般护理　疼痛发作时应立即停止正在进行的活动，不稳定型心绞痛患者，应卧床休息。必要时吸氧。给予低盐、低脂肪、高维生素和易消化饮食。保持排便通畅，避免用力排便。

2. 病情观察

（1）注意观察患者胸痛的部位、性质、持续时间及缓解方式。

（2）密切监测生命体征及心电图变化。

（3）观察有无心律失常、不稳定型心绞痛、急性心肌梗死等的发生。

3. 用药护理　硝酸甘油 0.3～0.6mg，舌下含化，1～2min 起效；硝酸异山梨酯 5～10mg，舌下含化，2～5min 起效。硝酸甘油主要有头痛、血压下降、面红及心悸等不良反应。

4. 心理护理　专人守护患者，给予心理安慰，增加安全感。指导患者采取放松技术，缓解焦虑和恐惧。

六、健康教育

1. 疾病知识指导

（1）教会患者及其家属心绞痛发作时的缓解方法。

（2）指导患者正确用药，学会观察药物疗效和不良反应。

（3）嘱患者随身携带硝酸酯类药物，以备发作时急救。警惕心肌梗死。

2. 生活指导

（1）嘱患者生活要有规律，保证充足的睡眠和休息。

（2）指导患者摄入低热量、低脂肪、低胆固醇、低盐饮食，戒烟。

（3）适当运动，控制体重，减轻精神压力。

（杨　震）

第九节　高　血　压

高血压（hypertension）是指以体循环动脉血压 [收缩压和（或）舒张压] 增高为主要特征（收缩压 ≥ 140mmHg，舒张压 ≥ 90mmHg），可伴有心、脑、肾等器官的功能或器质性损害的临床综合征。高血压是最常见的慢性病，也是心脑血管病最主要的危险因素。正常人的血压随内外环境变化在一定范围内波动。在整体人群，血压水平随年龄增长逐渐升高，以收缩压更为明显，但 50 岁后舒张压呈现下降趋势，脉压也随之加大。近年来，随着人们对心血管病多重危险因素的认知，以及心、脑、肾靶器官保护的认识不断深入，高血压的诊断标准也在不断调整，目前认为同一血压水平的患者发生心血管病的危险不同，因此有了血压分层的概念，即发生心血管病危险度不同的患者，适宜血压水平应有不同。血压值和危险因素评估是诊断和制订高血压治疗方案的主要依据，不同患者高血压管理的目标不同，医师面对患者时在参考标准的基础上，根据其具体情况判断该患者最合适的血压范围，采用针对性的治疗措施。在改善生活方式的基础上，推荐使用 24h 长效降压药物控制血压。除评估诊室血压外，患者还应注意在家清晨血压的监测和管理，以控制血压，降低心脑血管事件的发生率。

一、病因

1. 遗传因素　约60%的高血压患者有家族史。目前认为是多基因遗传所致，30%～50%的高血压患者有遗传背景。

2. 精神和环境因素　长期的精神紧张、激动、焦虑，受噪声或不良视觉刺激等因素也会引起高血压的发生。

3. 年龄因素　发病率有随着年龄增长而增高的趋势，40岁以上者发病率高。

4. 生活习惯因素　膳食结构不合理，如过多的钠盐、低钾饮食、大量饮酒、摄入过多的饱和脂肪酸均可使血压升高。吸烟可加速动脉粥样硬化的过程，为高血压的危险因素。

5. 药物的影响　避孕药、激素、消炎、镇痛药等均可影响血压。

6. 其他疾病的影响　肥胖、糖尿病、睡眠呼吸暂停低通气综合征、甲状腺疾病、肾动脉狭窄、肾脏实质损害、肾上腺占位性病变、嗜铬细胞瘤、其他神经内分泌肿瘤等。

二、临床表现

高血压的症状因人而异。早期可能无症状或症状不明显，常见的是头晕、头痛、颈项板紧、疲劳、心悸等。仅仅会在劳累、精神紧张、情绪波动后发生血压升高，并在休息后恢复正常。随着病程延长，血压明显地持续升高，逐渐会出现各种症状。此时被称为缓进型高血压病。缓进型高血压病常见的临床症状有头痛、头晕、注意力不集中、记忆力减退、肢体麻木、夜尿增多、心悸、胸闷、乏力等。高血压的症状与血压水平有一定关联，多数症状在紧张或劳累后可加重，清晨活动后血压可迅速升高，出现清晨高血压，导致心脑血管事件多发生在清晨。

当血压突然升高到一定程度时，甚至会出现剧烈头痛、呕吐、心悸、眩晕等症状，严重时会发生神志不清、抽搐，这就属于急进型高血压和高血压危重症，多会在短期内发生严重的心、脑、肾等器官的损害和病变，如卒中、心肌梗死、肾衰竭等。症状与血压升高的水平并无一致的关系。

继发性高血压的临床表现主要是有关原发病的症状和体征，高血压仅是其症状之一。继发性高血压患者的血压升高可具有其自身特点，如主动脉缩窄所致的高血压可仅限于上肢；嗜铬细胞瘤引起的血压增高呈阵发性。

三、辅助检查

（一）体格检查

1. 正确测量血压。由于血压有波动性，且情绪激动、体力活动时会引起一时性的血压升高，因此应至少2次在非同日静息状态下测得血压升高时方可诊断高血压，而血压值应以连续测量3次的平均值计。仔细的体格检查有助于发现继发性高血压线索和靶器官损害情况。

2. 测量体重指数（BMI）、腰围及臀围。

3. 检查四肢动脉搏动和神经系统体征，听诊颈动脉、胸主动脉、腹部动脉和股动脉有无杂音。

4. 观察有无库欣病面容、神经纤维瘤性皮肤斑、甲状腺功能亢进性眼球突出征或下肢水肿。

5. 全面的心肺检查。

6. 全面详细了解患者疾病史。

（二）实验室检查

可帮助判断高血压患者的病因及靶器官功能状态。常规检查项目有血常规、尿常规（包括蛋白、糖和尿沉渣镜检）、肾功能、血糖、血脂、血钾、超声心动图、心电图、胸部 X 线、眼底、动态血压监测等。

可根据需要和条件进一步检查眼底及颈动脉超声等。24h 动态血压监测有助于判断血压升高的严重程度，了解血压昼夜节律，监测清晨血压，指导降压治疗以及评价降压药物疗效。

四、治疗

（一）原发性高血压的治疗

治疗目的及原则：高血压治疗的主要目标是血压达标，降压治疗的最终目的是最大限度地减少高血压患者心、脑血管病的发生率和病死率。降压治疗应该确立血压控制目标值。另一方面，高血压常与其他心、脑血管病的危险因素合并存在，如高胆固醇血症、肥胖、糖尿病等，协同加重心血管疾病危险，治疗措施应该是综合性的。不同人群的降压目标不同，一般患者的降压目标为 140/90mmHg 以下，对合并糖尿病或肾病等高危患者，应酌情降至更低。对所有患者，不管其他时段的血压是否高于正常值，均应注意清晨血压的监测，有研究显示 50% 以上诊室血压达标的患者，其清晨血压并未达标。

1. 改善生活行为　减轻并控制体重；减少钠盐摄入；补充钙和钾盐；减少脂肪摄入；增加运动；戒烟、限制饮酒；减轻精神压力，保持心理平衡。

2. 血压控制标准个体化　由于病因不同，高血压发病机制不尽相同，临床用药分别对待，选择最合适药物和剂量，以获得最佳疗效。

3. 多重心血管危险因素协同控制　降压治疗后尽管血压控制在正常范围，血压升高以外的多种危险因素依然对预后产生重要影响。

（二）降压药物治疗

对检出的高血压患者，应使用推荐的起始与维持治疗的降压药物，特别是每日给药 1次能控制 24h 并达标的药物，具体应遵循 4 项原则，即小剂量开始，优先选择长效制剂，联合用药及个体化。

1. 降压药物种类　利尿药，β 受体阻滞药，钙通道阻滞药，血管紧张素转化酶抑制药，血管紧张素 II 受体阻滞药。

应根据患者的危险因素、靶器官损害及合并临床疾病的情况，选择单一用药或联合用药。选择降压药物的原则如下。

(1) 使用半衰期 24h 以及以上、每日 1 次服药能够控制 24h 的血压药物，如氨氯地平等，避免因治疗方案选择不当导致的医源性清晨血压控制不佳。

（2）使用安全、可长期坚持并能够控制每一个 24h 血压的药物，提高患者的治疗依从性。

（3）使用心脑获益临床试验证据充分并可真正降低长期心脑血管事件的药物，减少心脑血管事件，改善高血压患者的生存质量。

2. 治疗方案　大多数无并发症或合并症患者可以单独或联合使用噻嗪类利尿药、β受体阻滞药等。治疗应从小剂量开始，逐步递增剂量。临床实际使用时，患者心血管危险因素状况、靶器官损害、并发症、合并症、降压疗效、不良反应等，都会影响降压药的选择。2 级高血压患者在开始时就可以采用两种降压药物联合治疗。

（三）继发性高血压的治疗

主要是针对原发病的治疗，如嗜铬细胞瘤引起的高血压，肿瘤切除后血压可降至正常；肾血管性高血压可通过介入治疗扩张肾动脉。对原发病不能手术根治或术后血压仍高者，除采用其他针对病因的治疗外，还应选用适当的降压药物进行降压治疗。

五、护理

（一）护理评估

1. 护理病史　询问患者确诊为高血压的时间，是否有头晕、头痛、耳鸣、烦躁、心慌、恶心、呕吐等症状，症状持续时间、诱因、缓解方法，有无心前区憋闷、疼痛、一过性失语、肢体麻木、晕厥、视物模糊等；平日血压水平，了解服用降压药的种类和剂量，是否坚持服药及药物疗效。了解患者摄入热量、钠盐、脂肪的情况，有无吸烟、饮酒嗜好，体重和运动情况，了解家属有无患高血压、糖尿病、冠心病、高脂血症疾病。

2. 心理社会资料　了解患者个性特征、职业、生活方式、自我保健知识，还应了解患者家属对高血压病的认识及对患者给予的理解和支持情况。

3. 身体评估　因血压可受到多种因素的影响，测量血压时应注意以下方面。

（1）在测量血压前 30min 不要吸烟、避免饮刺激性饮料，如浓茶、咖啡等。

（2）应在安静状态下休息 5min 后再测量血压。

（3）应连续测两次血压取平均值。评估心脏大小、心率、节律，肺部有无干（湿）啰音，双下肢有无水肿。

4. 有关检查　了解患者血糖、血脂、血清电解质、肌酐、尿素氮，心电图、X 线胸片、超声心动图的检查结果，以判断靶器官受损程度。

（二）护理要点

1. 情绪　平和的情绪能够保持血压的稳定，激动的情绪会让血压增高。所以高血压患者平常应该要避免激动和生气，要采取豁达态度。

2. 运动　高血压患者适当的活动，能够促进血液循环，同时还能够减少血管内的分泌物，从而运动扩张血管，能够对血压有控制作用。

3. 休息　高血压患者应该要有健康的作息习惯。避免过度劳累，同时要早睡早起，绝对不可以晚睡晚起。

4. 晒太阳　晒太阳可以降低血压。人体受到太阳照射时，能够产生足够的维生素 D，从而促进机体的血液循环。

5. 减肥　肥胖者常会有大量的脂肪积存在体内，有时候会挤压血管，导致血管的宽度减小，而血管会导致血液不流通，会导致血管内的压力增大。

6. 饮食　多吃蔬菜，高血压的患者可以多吃芹菜，因为芹菜有降血压功效。

7. 气温　空气比较寒冷的时候患者的血压会有所上升，所以患者在冬季的时候一定要做好保暖工作，尤其是四肢和头面部的保暖。

8. 不饮酒　酒含有大量的嘌呤物质或对血压有升高的作用。如果高血压患者大量饮酒，有可能会形成非常严重的疾病。而且酒中含有大量的乙醇，对人的伤害最大。

（三）护理措施

1. 保证合理的休息及睡眠　避免劳累，提倡适当的体育活动，尤其对心率偏快的轻度高血压患者，进行有氧代谢运动效果较好，如骑自行车、跑步、做体操及打太极拳等，但需注意劳逸结合，避免时间过长的剧烈活动，对自主神经功能紊乱者可适当使用镇静药。严重的高血压患者应卧床休息，高血压危象者则应卧床，并需在医院内进行观察。

2. 心理护理　患者多表现有易激动、焦虑及抑郁等心理特点，而精神紧张、情绪激动、不良刺激等因素均与本病密切相关。因此，对待患者应耐心、亲切、和蔼、周到。根据患者特点，有针对性地进行心理疏导。同时，让患者了解控制血压的重要性，帮助患者训练自我控制的能力，参与自身治疗、护理方案的制订和实施，指导患者坚持服药，定期复查。

3. 饮食护理　应选用低盐、低热量、低脂肪、低胆固醇的清淡易消化饮食。鼓励患者多食水果和蔬菜，戒烟，戒酒，控制咖啡、浓茶等刺激性饮料的摄入。对服用排钾利尿药的患者应注意补充含钾高的食物，如蘑菇、香蕉、橘子等。肥胖者应限制热量摄入，控制体重在理想范围之内。

4. 病情观察　对血压持续增高的患者，应每日测量血压 2～3 次，并做好记录，必要时测立、坐、卧位血压，掌握血压变化规律。如血压波动过大，要警惕脑出血的发生。如在血压急剧增高的同时，出现头痛、视物模糊、恶心、呕吐、抽搐等症状，应考虑高血压脑病的发生。如出现端坐呼吸、喘憋、发绀、咳粉红色泡沫痰等，应考虑急性左侧心力衰竭的发生。出现上述各种表现时均应立即送医院进行紧急救治。

5. 用药护理　服用降压药应从小剂量开始，逐渐加量。同时，密切观察疗效，如血压下降过快，应调整药物剂量。在血压长期控制稳定后，可按医嘱逐渐减量，不得随意停药。某些降压药物可引起直立性低血压，在服药后应卧床 2～3h，必要时协助患者起床，待其坐起片刻无异常后，方可下床活动。

六、健康教育

（一）高血压的预防和控制

高血压患者需要进行药物和非药物的治疗相结合。药物治疗遵循小剂量开始原则，优先选择长效制剂原则，联合用药原则及个体化原则。

（二）非药物方面

1. 健康饮食　在平衡膳食的基础上，限制钠的摄入，增加蔬菜、水果和膳食纤维摄入量，减少膳食脂肪的摄入量。补充优质蛋白质。

2. 戒烟、戒酒　虽然吸烟、饮酒与高血压没有关系，但它是一个主要的心血管的危险因素。吸烟、饮酒的高血压患者脑卒中和冠心病的发病率是不吸烟饮酒者的 2～3 倍，戒烟、戒酒能减少这种危象。建议男性饮酒控制在 30ml/d。相当于乙醇 25g、啤酒 1 瓶或 40 度白酒 25～50g。女性则减半。孕妇不饮酒。

3. 增加身体活动　高血压的运动主要以有氧运动为主，如太极拳、医疗体操、健步行、有氧舞蹈、游泳、有氧性球类、郊游、钓鱼等。注意不要做过猛的低头、弯腰动作，不要做幅度变化过大的动作，不要做屏息时间过长，以免发生意外。

4. 管理体重　高血压患者应将体重控制在正常范围内（BMI 18.5～24.0kg/m^2）。腰围男性应控制在 90cm 之内，女性应控制在 80cm 之内。对于需要减肥人士，每个月减重控制在 1～2kg 为宜。

5. 通过健康教育提高人群的高血压预防意识　如告知 35 岁以上成人每年至少测量一次血压。提高高血压患者自我管理血压的技能和水平，积极改变不良的生活方式。增加管理对象的自我管理能力。

6. 保持良好的心理状态　人的心理状态和不良情绪（如长期紧张、焦虑、烦恼等不良情绪）及生活的无规律，会导致血压过分波动。高血压患者长期情绪不稳定会导致脑卒中或心肌梗死等并发症。多参加一些有情趣的体育和文化活动，丰富自己的业余生活，修身养性，陶冶心情。

7. 高血压患者的自我管理　对自己的血压监测、评估的能力，对临床用药的作用及其副作用的简单了解。患者服药依从性的提高，掌握行为矫正的基本技能，会选择健康合理的食物，能适当的运动，能进行压力管理，有寻求健康知识的正常途径和就医能力。

8. 健康管理者要建立患者转诊和急诊通道　当病情需要的时候，要及时就医。

（周玉虹）

第十节　各类心脏瓣膜病

心脏瓣膜病是我国一种常见的心脏病，其中以风湿热导致的瓣膜损害最为常见。随着人口老龄化加重，老年性瓣膜病，以及冠心病、心肌梗死后引起的瓣膜病变也越来越常见。要了解心脏瓣膜疾病，先从心脏的结构谈起。

人体的心脏分为左心房、左心室、右心房、右心室四个心腔，两个心房分别和两个心室相连，两个心室和两个大动脉相连。心脏瓣膜就生长在心房和心室之间、心室和大动脉之间，起到单向阀门的作用，保证血流单方向运动，在保证心脏的正常功能中起重要作用。人体的四个瓣膜分别称为二尖瓣、三尖瓣、主动脉瓣和肺动脉瓣。

心脏瓣膜病就是指二尖瓣、三尖瓣、主动脉瓣和肺动脉瓣的瓣膜因风湿热、黏液变性、退行性改变、先天性畸形、缺血性坏死、感染或创伤等出现了病变，影响血流的正常流动，从而造成心脏功能异常，最终导致心力衰竭的单瓣膜或多瓣膜病变。

一、病因

心脏瓣膜病的主要原因包括风湿热、黏液变性、退行性改变、先天性畸形、缺血性坏死、感染和创伤等。可以引起单个瓣膜病变，也可以引起多个瓣膜病变。瓣膜病变的类型通常是狭窄或者关闭不全。一旦出现狭窄和（或）关闭不全，便会妨碍正常的血液流动，增加心脏负担，从而引起心脏功能损害，导致心力衰竭。

二、临床表现

（一）症状

1. 心脏瓣膜病多呈现慢性发展的过程。

2. 在瓣膜病变早期可无临床症状。

3. 常见症状为活动后心慌、气短、疲乏和倦怠，活动耐力明显降低，稍做运动便出现呼吸困难。

4. 严重者会出现夜间阵发性呼吸困难，甚至无法平卧休息。

（二）典型症状

1. 主动脉疾病

（1）主动脉狭窄：呼吸困难、心绞痛、晕厥、疲乏。

（2）主动脉关闭不全：心慌、气短、呼吸困难、心绞痛、头部搏动感、头晕。

2. 二尖瓣疾病

（1）二尖瓣关闭不全：疲乏、心慌、气短、呼吸困难、腹胀、水肿。

（2）二尖瓣狭窄：呼吸困难、咳嗽、咯血、声嘶、心悸、胸痛。

3. 三尖瓣疾病

（1）三尖瓣狭窄：疲劳、水肿、呼吸困难。

（2）三尖瓣关闭不全：在没有肺动脉高压的情况下，大多数患者对三尖瓣关闭不全有良好的耐受性。

如果患者患有肺动脉高压合并三尖瓣反流：心排血量下降，右侧心力衰竭症状就会出现。在这种情况下，患者可出现虚弱、疲劳、颈静脉搏动感、肝大、疼痛、腹胀和明显水肿。

三、辅助检查

1. X 线胸片　显示心脏扩大、肺部淤血、胸腔积液等表现。

2. 心电图　可以有心房纤颤等各种心律失常的表现，心房和心室肥大的表现。

3. 彩色血流和频谱多普勒超声心动图　是诊断和评价心脏瓣膜病的重要方法，可以定性心脏瓣膜病变的性质，如风湿性二尖瓣狭窄、老年退行性主动脉瓣狭窄、先天性主动脉瓣二瓣化畸形等，可以定量测定瓣膜狭窄或关闭不全的程度、各房室的大小、心室壁的厚度、左心室的收缩功能、肺动脉压力等。对指导手术、介入和药物治疗有重要价值。

四、治疗

1.内科治疗　对于出现钠水潴留等心力衰竭表现者应用利尿药，对于出现快速心房纤颤者应用地高辛、β受体阻滞药、非二氢吡啶类钙拮抗药等控制心率，对于有血栓危险和并发症者应用华法林等抗凝治疗。同时强调避免劳累和情绪激动、适当限制钠水摄入、预防感染等诱发心力衰竭的因素。

2.外科手术　人工心脏瓣膜置换或瓣膜成形等手术治疗是心脏瓣膜病的根治方法，对于已经出现心力衰竭症状的心脏瓣膜病患者，应积极评价手术的适应证和禁忌证，争取手术治疗的机会。

3.介入治疗　主要是对狭窄瓣膜的球囊扩张术，对于重度单纯二尖瓣狭窄、主动脉瓣狭窄和先天性肺动脉瓣狭窄者，若瓣膜钙化不明显，可以选择经皮瓣球囊扩张术，可以达到扩大瓣口面积、减轻瓣膜狭窄、改善血流动力学和临床症状的目的。

五、护理

（一）护理评估

1.评估患者的风湿性心脏病史、风湿热史、过敏史、家庭史、先天性心脏病史。

2.评估患者近期是否有感染的发生。

3.评估患者有无呼吸困难、心绞痛、晕厥、咯血、咳嗽、二尖瓣面容或心力衰竭的体征等。

（二）护理要点

1.一般护理

（1）休息与活动：适量活动，出现不适即停止。左心房有附壁血栓、风湿活动期绝对卧床。

（2）合理饮食：高热、高蛋白质、高维生素、易消化饮食，心力衰竭时应低盐饮食。

（3）心理护理：解释病情，消除紧张，给予心理支持，遵医嘱应用镇静药。

2.病情观察　有无风湿活动、心力衰竭、生命体征、并发症。

3.对症护理　风湿活动时发热、关节痛。

4.用药护理　抗生素、抗风湿药、洋地黄、利尿药、抗心律失常药、抗凝药。

5.其他　术前准备，术后护理。

（三）护理措施

1.心理护理　心脏瓣膜疾病大多数为慢性疾病，病情反复发作，使患者及其家属承受沉重的经济负担和心理压力，因而易产生恐惧、焦虑、消极等不良情绪。护理人员应多关心患者，与患者多交流、解释，鼓励患者树立信心，战胜疾病。

2.症状护理　做好皮肤护理，多汗者应及时更衣，防止受凉，预防呼吸道感染。体温过高者应给予物理降温或遵医嘱给予药物降温。

3.减轻心脏负荷护理　患者应保证充足的睡眠，避免过度劳累，限制探视；有心力衰竭者，必须卧床休息，限制钠盐的摄入，饮食应少食多餐；出现呼吸困难时，给予半坐卧位；必要时给予氧气吸入；监测体重变化；避免便秘。

4. 用药护理　应指导患者遵医嘱长期服药，告知患者服药注意事项。服用水杨酸制剂（如阿司匹林）时，为减少对胃黏膜的刺激，应告知患者饭后服用，并注意是否有上腹疼痛、食欲缺乏、黑便等不良反应发生。服用洋地黄及利尿药时，定时监测心率、心律、电解质变化，注意有无心律失常、胃肠道反应、神经系统的不良反应。

5. 评估栓塞风险　遵医嘱使用抗凝药物，注意栓塞表现。

6. 感染预防护理　避免上呼吸道感染，发生上呼吸道感染时应及时治疗。积极预防和治疗风湿热。

7. 饮食护理　应以少食多餐为原则。多摄取清淡、高蛋白质、高维生素、易消化食物，可进适量蔬菜、水果等纤维食物，保持排便通畅。限制脂肪摄入，少食腌制品和罐头食品。鼓励患者多饮水，预防发热导致脱水。若患者有充血性心力衰竭的征象，应限制钠的摄入，限制水分。

六、健康教育

1. 在各种病因的心脏瓣膜病中，风湿性心脏病是可以预防的，主要是预防和及时治疗链球菌引起的上呼吸道感染，以预防风湿热的发生。

2. 心脏瓣膜病患者应确保充分休息、定期复诊、谨遵医嘱。

3. 预防心脏瓣膜病的关键在于改善生活方式、及时治疗链球菌感染。

4. 患者应注意自身原发病的管理，按医嘱规范用药、定期检查。患者及其家属应密切关注病情变化，如有异常及时就诊。

5. 日常生活管理、确保饮食均衡。

6. 彻底戒烟酒，避免二手烟吸入。

7. 确保充分休息，在医师指导下进行运动。

8. 在日常生活中注意防寒保暖，防止受凉、受湿，保持室内空气流通、温暖、阳光充足，尽可能改善潮湿、寒冷的居住环境。

9. 鼓励患者坚持适度的体育锻炼，但应避免过度劳累。

10. 积极防治急性扁桃体炎、咽喉炎等溶血性链球菌感染，以防风湿热复发。

11. 育龄期妇女应指导避孕方法，如已妊娠者应劝其终止妊娠。

12. 如出现发热、呼吸困难、稍微用力即感胸痛等症状时应立即就诊。

（董　静）

第十一节　慢性感染性心内膜炎

慢性感染性心内膜炎（IE）是指由细菌、真菌和其他微生物（如病毒、立克次体、衣原体、螺旋体等）直接感染而产生心瓣膜或心室壁内膜的炎症，有别于由于风湿热、类风湿、系统性红斑狼疮等所致的非感染性心内膜炎。瓣膜为最常受累部位，但感染可发生在室间隔缺损部位、腱索和心壁内膜。而动静脉瘘、动脉瘘（如动脉导管未闭）或主动脉狭窄处的感染虽属于动脉内膜炎，但临床与病理均类似于感染性心内膜炎。

一、病因

1. *病原体侵入血流* 引起菌血症、败血症或脓毒血症，并侵袭心内膜。

2. *心瓣膜异常* 有利于病原微生物的寄居繁殖。

3. *防御机制的抑制* 肿瘤患者使用细胞毒性药物和器官移植。

患者用免疫抑制药。临床经过与病原微生物有关，病原微生物包括各种细菌、真菌等。传统分为急性和亚急性两类，其临床经过及病理变化均有所不同。①急性感染性心内膜炎是由于被累心内膜常有溃疡形成，故又称为溃疡性心内膜炎。此类心内膜炎起病急剧，多由毒力较强的化脓菌引起，其中大多为金黄色葡萄球菌，其次为化脓链球菌。通常病原菌先在机体某局部引起化脓性炎症（如化脓性骨髓炎、痈、产褥热等），当机体抵抗力降低时（如肿瘤、心脏手术、免疫抑制等）病原菌则侵入血流，引起败血症并侵犯心内膜。此型心内膜炎多发生在本来正常的心内膜上，多单独侵犯主动脉瓣或侵犯二尖瓣。②亚急性感染性心内膜炎主要发生于器质性心脏病，首先为心脏瓣膜病，其次为先天性血管病。

二、临床表现

（一）疾病分类及表现

根据病程、有无全身中毒症状和其他临床表现，常将感染性心内膜炎分为急性和亚急性，但两者有相当大的重叠性。

1. *急性感染性心内膜炎* 多发生于正常的心脏。病原菌通常是高毒力的细菌，如金黄色葡萄球菌或真菌。起病往往突然，伴高热、寒战，全身毒血症症状明显，常是全身严重感染的一部分，病程多急骤凶险，易掩盖急性感染性心内膜炎的临床症状。

2. *亚急性感染性心内膜炎* 多数起病缓慢，有全身不适、疲倦、低热及体重减轻等非特异性症状。少数以并发症形式起病，如栓塞、不能解释的卒中、心瓣膜病的进行性加重、顽固性心力衰竭、肾小球肾炎和手术后出现心瓣膜杂音等。

3. *病史* 部分患者发病前有龋齿、扁桃体炎、静脉插管、介入治疗或心内手术史。

（二）常见症状特征

1. *感染症状* 发热是心内膜炎最常见的症状。几乎所有的患者都有过不同程度的发热、热型不规则、热程较长，个别患者无发热。此外，患者有疲乏、盗汗、食欲缺乏、体重减轻、关节痛、皮肤苍白等表现，病情进展较慢。

2. *心脏体征* 80%～85%的患者可闻及心脏杂音，可由基础心脏病和（或）心内膜炎导致瓣膜损害所致。原有的心脏杂音可因心脏瓣膜的赘生物而发生改变，出现粗糙响亮、呈海鸥鸣样或音乐样的杂音。原无心脏杂音者可出现音乐样杂音，约50%患儿由于心瓣膜病变、中毒性心肌炎等导致充血性心力衰竭，出现心音低钝、奔马律等。

3. *栓塞症状* 视栓塞部位的不同而出现不同的临床表现，一般发生于病程后期，但约33%的患者为首发症状。皮肤栓塞可见散在的小瘀点，指（趾）屈面可有隆起的紫红色小结节，略有触痛，即 Osler 结节；内脏栓塞可致脾大、腹痛、血尿、便血，有时脾大很显著；肺栓塞可有胸痛、咳嗽、咯血和肺部啰音；脑动脉栓塞则有头痛、呕吐、偏瘫、失语、抽搐，甚至昏迷等。病程久者可见杵状指（趾），但无发绀。

同时具有以上三方面症状的典型患者不多，尤其 2 岁以下患儿往往以全身感染症状为主，仅少数患儿有栓塞症状和（或）心脏杂音。

三、辅助检查

1.血液检查　血常规检查，为进行性贫血，多为正细胞性贫血与白细胞计数增多、中性粒细胞升高。红细胞沉降率增快、C 反应蛋白阳性。当合并免疫复合物介导的肾小球肾炎、严重心力衰竭或缺氧造成红细胞计数增多症时，血清球蛋白常增多，甚至清蛋白、球蛋白比例倒置。免疫球蛋白升高、γ- 球蛋白升高、循环免疫复合物增高及类风湿因子阳性。

2.血培养　血细菌培养阳性是确诊感染性心内膜炎的重要依据，凡原因未明的发热体温持续在 1 周以上，且原有心脏病者，均应积极反复多次进行血培养，以提高阳性率，若血培养阳性，尚应做药物敏感试验。

3.尿液检查　常有显微镜下血尿和轻度蛋白尿。肉眼血尿提示肾梗死。红细胞管型和大量蛋白尿提示弥漫性肾小球肾炎。

4.心电图　由于心肌可以同时存在多种病理改变，因此可能出现致命的室性心律失常。心房纤颤提示房室瓣反流。完全房室传导阻滞、右束支传导阻滞、左前或左后分支传导阻滞均有报道，提示心肌化脓灶或炎性反应加重。

5.超声心动图　超声心动图检查能够检出直径大于 2mm 的赘生物，因此对诊断感染性心内膜炎很有帮助。此外，在治疗过程中超声心动图还可动态观察赘生物大小、形态、活动和瓣膜功能状态，了解瓣膜损害程度，对决定是否做换瓣手术具有参考价值。该检查还可发现原有的心脏病。

6.CT 检查　对怀疑有颅内病变者应及时做 CT，了解病变的部位范围。

四、治疗

（一）抗生素的应用

抗生素的应用是治疗心内膜炎最重要的措施。选择抗生素要根据致病菌培养结果或对抗生素的敏感性。疗程亦要足够长，力求治愈，一般为 4 ～ 6 周。对临床高度怀疑本病，而血培养反复阴性者，可凭经验按肠球菌及金黄色葡萄球菌感染，选用大剂量青霉素和氨基糖苷类药物治疗 2 周，同时做血培养和血清学检查，除外真菌、支原体、立克次体引起的感染。若无效，改用其他抗生素，如万古霉素和头孢菌素。感染心内膜炎复发时，应再治疗，且疗程宜适当延长。

（二）手术治疗

下述情况需考虑手术治疗。

1.瓣膜穿孔、破裂、腱索离断，发生难治性急性心力衰竭。

2.人工瓣膜置换术后感染，内科治疗不能控制。

3. 并发细菌性动脉瘤破裂或四肢大动脉栓塞。

4. 先天性心脏病发生感染性心内膜炎, 经系统治疗, 仍不能控制时, 手术应在加强支持疗法和抗生素控制下尽早进行。

五、护理

(一) 护理评估

评估患者的体温是否降至正常, 监测血培养及血常规结果, 评估有无心力衰竭的表现。

(二) 护理要点

1. 饮食护理 要给予高热量、高蛋白质、高维生素、易消化的半流食或软食。

2. 发热护理 高热患者应卧床休息, 给予物理降温补充水分, 必要时注意补充电解质, 记录出入量。

3. 正确采集血标本 对于本病的诊断、治疗十分重要。

4. 病情观察 严密观察体温、心率、血压等生命体征的变化; 观察心脏杂音的变化; 注意观察脏器动脉栓塞有关症状。

5. 用药护理 在注意观察用药效果和可能出现的毒副反应。

(三) 护理措施

1. 心理护理 由于患者病情重, 住院治疗时间长, 医疗费用高, 往往会出现情绪浮躁、不愿意接受治疗等情况。因此, 护理人员应耐心与患者交流, 说明检查目的和注意事项, 使患者安心住院, 积极配合。鼓励患者说出内心感受, 缓解心理压力, 避免患者因心理因素而加重痛苦。关心患者, 帮助患者树立战胜疾病的信心。

2. 体温护理 指导患者及其家属准确测量体温, 每 4 小时测量 1 次并记录, 严密观察体温变化。若体温 ≥ 38℃, 则应立即采取物理降温, 在头部和大动脉处放置冰袋或擦浴。体温 > 39℃ 时, 应用药物降温。餐后 30min 内、出汗、饮用热水时, 不测量体温。注意补充水分及电解质, 寒战时应注意保暖, 防止受凉。配合医师选择血培养采血的最好时机, 采血时间宜选在寒战或体温正在升高时和应用抗生素之前, 可以提高血培养阳性率。

3. 饮食护理 指导患者进食高热量、高蛋白质、易消化的食物, 如鸡蛋、酸奶、肉类等, 可少食多餐。对伴有心力衰竭的患者则应限制钠盐和水分的摄入, 但要注意维持水、电解质和酸碱平衡, 特别是血钾的调节。还要戒烟、戒酒, 避免饮用咖啡、浓茶等刺激性饮料。

4. 用药护理 抗生素治疗时严格按照时间点用药, 以确保维持有效的血药浓度。用药过程中, 注意观察药物疗效及不良反应。若突发心力衰竭, 患者采取端坐位、下肢下垂, 遵医嘱给予扩血管、强心、利尿药物。注意保护静脉, 可使用静脉留置针, 以减少穿刺次数。

5. 并发症护理 当患者出现偏瘫、失语、感觉障碍考虑为脑栓塞; 出现腰痛、蛋白尿、血尿考虑为肾栓塞; 出现肢体剧痛、局部皮肤温度下降、动脉搏动消失考虑为外周动脉栓塞; 出现突然剧烈胸痛、呼吸困难、发绀、咯血等表现考虑为肺栓塞。患者一旦出现栓塞表现, 应立即与医师沟通进行紧急救治。

六、健康教育

1. 远离可诱发感染的环境，注意保暖，预防感冒。
2. 遵医嘱坚持服药，定期复诊。
3. 注意饮食规律，均衡营养，适度活动，合理休息，以增强机体的抵抗力。
4. 保持口腔和皮肤清洁。
5. 注意有无呼吸困难、少尿等心力衰竭表现，有无局部疼痛等栓塞征象。

（王　茜）

第十二节　慢性心包炎

心包炎症持续 3 个月以上称为慢性心包炎（chronic pericarditis），多由急性心包炎转变而来。急性心包炎以后，多数患者只有轻微的瘢痕形成和疏松的或局部的粘连，心包无明显的增厚，不影响心脏的功能，称为慢性心包炎。少数患者由于形成坚厚的瘢痕组织，心包失去伸缩性，明显地影响心脏的收缩和舒张功能，称为缩窄性心包炎，包括典型的慢性缩窄性心包炎和在心包渗液的同时已发生心包缩窄的亚急性渗液性缩窄性心包炎。后者在临床上既有心包堵塞又有心包缩窄的表现，并最终演变为典型的慢性缩窄性心包炎。

一、病因

继发于急性心包炎，有时临床上可观察到急性转变为缩窄性的发展过程。但多数病例急性阶段症状不明显，待缩窄性心包炎的表现明显时往往已失去原有疾病的病理特征。病因以结核性心包炎占多数，其次为非特异性心包炎，少数为化脓性心包炎和创伤性心包炎。

二、临床表现

慢性心包炎可分为两型。

1. **慢性非缩窄性心包炎**　引起的原因：结核病、尿毒症及胶原病，真菌亦可引起。由于炎症及瘢痕形成过程破坏了心包的吸收能力，而且富含蛋白质的渗出液由于其渗透压升高而使积液产生增多。然而，由于积液生成缓慢，心包壁能逐渐适应，不致妨碍心脏活动。因此，临床症状不太明显。

2. **慢性缩窄性心包炎**　由于渗出物机化和瘢痕形成（有时还伴有钙化）而导致心包压力持续性升高，妨碍心脏的舒张期充盈。此型心包炎多见于男性，在已知原因的病例中，多为结核性心包炎，其他感染性或外伤性心包炎较少见。

临床表现：劳累后呼吸困难常为缩窄性心包炎的最早期症状，是由于心排血量相对固定，在活动时不能相应增加所致。后期可因大量的胸腔积液、腹水将膈抬高和肺部充血，以致休息时也发生呼吸困难，甚至出现端坐呼吸。大量腹水和肿大的肝脏压迫腹内脏器，产生腹部膨胀感。此外，有乏力、食欲缺乏、眩晕、衰弱、心悸、咳嗽、上腹疼痛、水肿等。

三、辅助检查

1. 血常规及生化检查　无特征性改变，可有轻度贫血。

2. 胸腔积液、腹水检查　通常为漏出液。静脉压显著增高，且在吸气时进一步上升。循环时间延长。

3. 心电图检查　QRS 波低电压、T 波平坦或倒置。

4. X 线检查　心包钙化是曾患过急性心包炎的最可靠的 X 线征象，有 50% 患者存在心包钙化，心包常呈不完整的环状。50% 以上患者心影轻度扩大，其余患者心影大小正常。

5. CT 和 MRI 检查　MRI 可分辨心包增厚，以及有无缩窄存在。

6. 超声心动图检查　是目前用于诊断的最主要的无创伤手段。心脏超声可见心包增厚、粘连、反射增强，心房增大而心室不大，室壁舒张受限，室间隔舒张期呈矛盾运动，以及下腔静脉和肝静脉增宽等表现。

7. 心导管检查　可以明确诊断。缩窄性心包炎，右心导管检查的主要特点为"肺微血管"压、肺动脉舒张压、右心室舒张末期压、右心房平均压和腔静脉压均显著增高和趋向于相等，心排血量减低。

四、治疗

患者应及早施行心包剥离术。术前应改善患者一般情况，严格休息，低盐饮食，使用利尿药或抽除胸腔积液、腹水，必要时给予少量多次输血。有心力衰竭或心房纤颤的患者，可适当应用洋地黄类药物。少数轻微颈静脉扩张和周围水肿的患者，经饮食控制和利尿药就可长期存活。减慢心搏的药物应避免使用，如 β 受体阻滞药和钙离子拮抗药，因为多数的心动过速是一种代偿机制。

病程过久，心肌常有萎缩和纤维变性，会影响手术的效果。因此，只要临床表现为心脏进行性受压，用单纯心包渗液不能解释或在进行心包腔注气术时发现壁层心包显著增厚或 MRI 显示心包增厚和缩窄，如心包感染已基本控制，就应及早争取手术。结核性心包炎患者应在结核活动已静止后考虑手术，以免过早手术造成结核的播散。有心包缩窄的患者右心房多伴有血栓，可能会部分影响三尖瓣的功能，所以手术时注意去除血栓。慢性渗出性心包炎如果已知相关病因则对症处理即可。对心功能正常者，医师可以观察随访。如果有心力衰竭症状，应进行相应治疗，有明确感染者要进行心包引流术。

五、护理

（一）护理评估

1. 评估患者的发病情况。

2. 评估患者是否有呼吸困难，出现的时间及程度；是否有声嘶、干咳或吞咽困难；是否有上腹部闷胀不适、下肢水肿、奇脉等。

3. 心理社会评估：心包炎患者大多数存在原发疾病，而且原发疾病病情凶险（如化脓性感染）、预后较差（如肿瘤）、病程长、治疗费用高，给患者家属带来沉重的经济负担，并由此产生一系列的心理和社会问题。

（二）护理要点

1.疼痛　心前区疼痛，与心包纤维蛋白性炎症有关。

2.气体交换受损　与肺淤血及肺组织受压有关。

3.心排血量减少　与大量心包积液妨碍心室舒张充盈有关。

4.体温过高　与感染有关。

5.活动无耐力　与心排血量不足有关。

6.体液过多　与体循环淤血有关。

7.焦虑　与住院影响工作、生活及病情重有关。

8.潜在并发症　心脏压塞。

（三）护理措施

1.一般护理

（1）患者应卧床休息，取半卧位，认真做好一级护理。

（2）饮食给予高热量、高蛋白质、高维生素饮食。

（3）高热时及时做好降温处理，及时更换患者衣裤，定时测量体温并做好记录。

（4）遵医嘱给予吸氧。

（5）保持排便通畅。心理护理。

2.病情观察

（1）急性心包炎患者主要表现为心前区尖锐的剧痛或沉重的闷痛。可放射至左肩，疼痛可随呼吸或咳嗽加剧。应十分重视患者的主诉并及时给予处理。

（2）呼吸困难为急性心包性渗液时最突出症状，为慢性缩窄性心包炎最主要症状。护理人员应密切观察患者呼吸频率及节律，及时与医师联系。

（3）当患者出现心脏压塞征象时可出现静脉压升高，动脉压降低，严重者可出现休克。

（4）由于渗液积聚还可出现体循环淤血征，如肝 - 颈回流征阳性、胸腔积液、腹水，面部及下肢水肿。常有奇脉，并注意有无心律失常发生。

3.对症护理　心包积液护理人员应积极做好心包穿刺术准备并做好患者解释工作，协助医师进行心包穿刺及做好术后护理。

六、健康教育

1.调整日常生活与工作量，有规律地进行活动和锻炼，避免劳累。

2.保持情绪稳定，避免情绪激动和紧张。

3.保持排便通畅，避免用力排便，多食水果及高纤维素食物。

4.避免寒冷刺激，注意保暖。

（冯　聪）

第十三节　心律失常

心律失常（arrhythmia）是指由于心脏激动的起源或传导异常所致的心律或心率改变，是临床最常见的心血管表现之一。心律失常患者的临床症状轻重不一，轻者可无任何不适，偶于体格检查时被发现，严重的可以危及患者生命。

一、病因

心律失常的主要病因可分为遗传性和后天获得性，其中后天获得性包括生理性因素（如运动、情绪变化等）和病理性因素（如心血管疾病、全身性原因），心脏以外的器官发生结构或功能改变时亦可诱发心律失常。

（一）基本病因

引发心律失常的遗传性因素多为基因突变。对于无器质性心脏病的患者，反复发生恶性心律失常甚至猝死可应用基因检测技术进行风险评估，指导治疗方案。

引发心律失常的后天获得性因素包括生理性因素和病理性因素。

1. 常见生理性因素　因运动、情绪变化等引起快速型心律失常或因睡眠等发生缓慢型心律失常等。

2. 常见病理性因素

（1）心血管疾病：冠心病、高血压性心脏病、风湿性心脏病、瓣膜病、心肌病、心肌炎和先天性心脏病等。

（2）全身性原因：药物毒性作用、酸碱和电解质平衡紊乱、神经与体液调节功能失调等其他心外器官功能或结构改变（包括甲状腺功能亢进、脑卒中等）。

（二）诱因

胸部手术（尤其是心脏手术）、麻醉过程、心导管检查各种心脏介入性治疗等可诱发心律失常。

日常生活中也存在着很多诱发心律失常的因素，如大量饮酒或饮咖啡和浓茶、情绪激动、大量运动等，均可导致正常人发生快速性心律失常。

1. 根据心律失常的发生机制分类

（1）激动起源异常

①窦性心律失常：窦性心动过速、窦性心动过缓、窦性停搏、窦房传导阻滞、病态窦房结综合征。

②异位心律：主动性异位心律、期前收缩（房性、交界性、室性），心动过速（房性、交界性、室性），扑动或颤动（房性、室性）。

被动性异位心律：逸搏（房性、交界性、室性），逸搏心律（房性、交界性、室性）。

（2）激动传导异常

①传导阻滞：窦房传导阻滞，房内传导阻滞，房室传导阻滞，室内传导阻滞（束支或分支传导阻滞）。

②传导途径异常：预激综合征。

2. 根据心律失常原因分类

(1) 生理性因素：如运动、情绪激动、进食、体位变化、睡眠、吸烟、饮酒或咖啡、冷热刺激等。

(2) 病理性因素

①心血管疾病：包括各种功能性或器质性心血管疾病。

②内分泌疾病：如甲状腺功能亢进症或减退症、垂体功能减退症、嗜铬细胞瘤等。

③代谢异常：如发热、低血糖、恶病质等。

④药物影响：如洋地黄类、拟交感或副交感神经药物、交感或副交感神经阻滞药、抗心律失常药物、扩张血管药物、抗精神病药物等。

⑤毒物或药物中毒：如重金属（铅、汞）中毒、食物中毒、多柔比星中毒等。

⑥电解质紊乱：如低血钾、高血钾、低血镁等。

⑦物理因素：如电击、淹溺、冷冻、中暑等。

⑧其他：麻醉、手术或心导管检查。

二、临床表现

心悸、胸闷、头晕、低血压、出汗。

1. **冠状动脉供血不足的表现**　各种心律失常均可引起冠状动脉血流量降低，虽然可以引起冠状动脉血流量降低，但较少引起心肌缺血。然而，对有冠心病患者，各种心律失常都可以诱发或加重心肌缺血，主要表现为心绞痛、气短、周围血管衰竭、急性心力衰竭、急性心肌梗死等。

2. **脑动脉供血不足的表现**　不同的心律失常对脑血流量的影响也不同。脑血管正常者，血流动力学的障碍不致造成严重后果，倘若脑血管发生病变时，则足以导致脑供血不足，其表现为头晕、乏力、视物模糊、暂时性全盲，甚至失语、瘫痪、抽搐、昏迷等一过性或脑损害表现。

3. **肾动脉供血不足的表现**　心律失常发生后，肾血流量也发生不同的减少，临床表现有少尿、蛋白尿、氮质血症等。

4. **肠系膜动脉供血不足的表现**　快速心律失常时，血流量降低，肠系膜动脉痉挛，可产生胃肠道缺血的临床表现，如腹胀、腹痛、腹泻，甚至发生出血、溃疡或麻痹。

5. **心功能不全的表现**　主要为咳嗽、呼吸困难、倦怠、乏力等。

三、辅助检查

体格检查、心电图、24h 动态心电图、希氏束电图及电生理检查、心脏 MRI。

四、治疗

病因治疗包括纠正心脏病理改变、调整异常病理生理功能（如冠状动脉动态狭窄、泵功能不全、自主神经张力改变等），以及去除导致心律失常发作的其他诱因（如电解质失调、药物不良副作用等）。

药物治疗缓慢心律失常一般选用增强心肌自律性和（或）加速传导的药物，如拟交感神经药（异丙肾上腺素等）、迷走神经抑制药物（阿托品）或碱化剂（克分子乳酸钠或碳酸氢钠）。治疗快速心律失常则选用减慢传导和延长不应期的药物，如迷走神经兴奋剂（新斯的明、洋地黄制剂）、拟交感神经药间接兴奋迷走神经（甲氧明、苯福林）或抗心律失常药物。

心律失常的常见的手术治疗包括导管消融和外科手术。

五、护理

（一）护理评估

1. 询问患者既往有无器质性心脏病，有无类似发作病史。

2. 评估患者血压、心率、心律、神志等，评估心律失常发生的时间、频率和类型，了解使用抗心律失常药物效果。

3. 评估心律失常发作时有无伴随症状。注意严重的心律失常可引发心搏骤停。

4. 评估患者对疾病的认知程度和心理状态。

（二）护理要点

1. 注重休息，轻者可做适当活动，严重者需绝对卧床静养，室内光线一般不宜过强。

2. 保持环境清静，禁止喧哗、嘈杂，尤其对严重心律失常的患者更应注重。嘈杂声音的刺激可以加重病情。

3. 避免喜怒忧思等精神刺激，要善于做患者的思想工作，使之配合治疗，以利于康复。

4. 护理人员不能慌张、忙乱，应保持沉着，给患者以安慰。

5. 护理人员操作宜轻稳，避免触动患者的卧床而引起患者情绪波动，加重病情。

6. 患者的衣服不要太紧，尤其呼吸困难时，应将纽扣松开。

7. 喘息不能平卧患者，应用被褥垫高背部或采用半卧位。

8. 有水肿患者，饮食宜低盐或无盐，控制摄入水量，记录出入量，测腹围，隔日测体重。

9. 经常注重观察患者，密切注重患者的症状、血压、心率。

10. 如服用洋地黄制剂，服药前应测脉搏，若脉搏在超过 160 次／分或低于 60 次／分，均需报告医师。

11. 心功能不全患者，输液速度不宜快，以免加重心功能不全。

12. 如发现患者呼吸困难、唇色发绀、出汗、肢冷等情况，应先予吸氧，同时报告医师，及时处理。

（三）护理措施

1. 用药护理　遵医嘱准确给予抗心律失常药物并观察疗效。

2. 心电监护　对严重心律失常患者进行心电监护，护士应熟悉监护仪的性能、使用方法，要注意有无引起猝死的危险征兆，一旦发现立即报告医师，做出紧急处理。

3. 阿 - 斯综合征抢救的护理配合

（1）立即叩击心前区及进行人工呼吸，通知医师，备齐各种抢救药物及物品。

（2）建立静脉通道，遵医嘱按时正确给药。

（3）心室颤动时积极配合医师做电击除颤或安装人工心脏起搏器。

4. 心搏骤停抢救的护理配合

（1）同阿 - 斯综合征抢救配合法。

（2）保证给氧，保持呼吸道通畅，必要时配合医师行气管插管及应用呼吸机辅助呼吸，并做好护理。

（3）建立静脉通道，准确、迅速、及时的遵医嘱给药。

（4）脑缺氧时间较长者，头部可置冰袋或冰帽。

（5）监测 24h 出入量，必要时留置导尿。注意保暖，防止并发症。

（6）严密观察病情变化及时填写特护记录。

六、健康教育

1. 劳逸结合、生活有规律，保证充足的休息与睡眠。

2. 戒烟、戒浓茶、咖啡、可乐等刺激性饮料。

3. 有晕厥病史、避免从事驾驶、高空作业等危险工作。

4. 保持排便通畅，心动过缓患者避免排便时屏气。

5. 教会患者自测脉搏的方法。

6. 定期门诊复查心电图及早发现病情变化。

（刘亚青）

第十四节　慢 性 胃 炎

慢性胃炎系指不同病因引起的各种慢性胃黏膜炎性病变，是一种常见病，其发病率在各种胃病中居首位。自纤维内镜广泛应用以来，对本病认识有明显提高。常见慢性浅表性胃炎、慢性糜烂性胃炎和慢性萎缩性胃炎。后者黏膜肠上皮化生，常累及贲门，伴有 G 细胞丧失和胃泌素分泌减少，也可累及胃体，伴有泌酸腺的丧失，导致胃酸，胃蛋白酶和内源性因子的减少。

一、病因

1. **幽门螺杆菌感染、病毒或其毒素**　多见于急性胃炎之后，胃黏膜病变经久不愈而发展为慢性浅表性胃炎。主要指幽门螺杆菌感染。

2. **刺激性物质**　长期饮烈性酒、浓茶、浓咖啡等刺激性物质，可破坏胃黏膜保护屏障而发生胃炎。

3. **药物**　有些药物（如保泰松、吲哚美辛、辛可芬及水杨酸盐、洋地黄等）可引起慢性胃黏膜损害。

4. **胆汁反流**　胆汁中含有的胆盐可破坏胃黏膜屏障，使胃液中的氢离子反弥散进入胃黏膜而引起炎症。

5. X 线照射　深度 X 线照射胃部，可引起胃黏膜损害，产生胃炎。

6. 环境变化　如环境改变、气候变化，人若不能在短时间内适应，就可引起支配胃的神经功能紊乱，便胃液分泌和胃的运动不协调，产生胃炎。

7. 其他　口腔、咽部的慢性感染。长期精神紧张，生活不规律。如尿毒症、溃疡性结肠炎等均可引起慢性胃炎。

二、临床表现

慢性胃炎缺乏特异性症状，症状的轻重与胃黏膜的病变程度并非一致。大多数患者常无症状或有程度不同的消化不良症状，如上腹隐痛、食欲缺乏、餐后饱胀、反酸等。慢性萎缩性胃炎患者可有贫血、消瘦、舌炎、腹泻等，个别伴黏膜糜烂患者上腹痛较明显，并可有出血，如呕血、黑便。症状常反复发作，无规律性腹痛，疼痛经常出现于进食过程中或餐后，多数位于上腹部、脐周，部分患者部位不固定，轻者间歇性隐痛或钝痛、严重者为剧烈绞痛。

三、辅助检查

1. 胃液分析　测定基础胃液分泌量（BAO）及组胺试验或五肽胃泌素后测定最大泌酸量（MAO）和高峰泌酸量（PAO）以判断胃泌酸功能，有助于慢性萎缩性胃炎的诊断及指导临床治疗。慢性浅表性胃炎胃酸多正常，广泛而严重的慢性萎缩胃炎胃酸降低。

2. 血清学检测　慢性萎缩性胃炎血清胃泌素常中度升高，这是因胃酸缺乏不能抑制 G 细胞分泌之故。若病变严重，不但胃酸和胃蛋白酶原分泌减少，内因子分泌也减少，因而影响维生素 B_{12} 也下降；血清 PCA 常呈阳性（75% 以上）。

3. 胃肠 X 线钡剂检查　随着消化内镜技术的发展，目前胃炎诊断很少应用上消化道造影。用气钡双重造影显示胃黏膜细微结构时，萎缩性胃炎可出现胃黏膜皱襞相对平坦、减少。

4. 胃镜和活组织检查　胃镜和病理活检是诊断慢性胃炎的主要方法。浅表性胃炎常以胃窦部最为明显，多为弥漫性胃黏膜表面黏液增多，有灰白色或黄白色渗出物，病变处黏膜红白相间或花斑状，似麻疹样改变，有时有糜烂。慢性萎缩性胃炎的黏膜多呈苍白或灰白色，亦可呈红白相间，白区凹陷，皱襞变细或平坦，由于黏膜变薄可透见呈紫蓝色的黏膜下血管；病变可弥漫或主要在胃窦部，如伴有增生性改变者，黏膜表面颗粒状或结节状。

活检标本做病理学检查，判断慢性浅表性胃炎、慢性萎缩性胃炎，肠上皮化生、异型增生。可行病理活检组织快速尿素酶试验。

四、治疗

大部分慢性浅表性胃炎可逆转，少部分可转为慢性萎缩性胃炎。慢性萎缩胃炎随年龄增长逐渐加重，但轻症亦可逆转。因此，对慢性胃炎治疗应及早从慢性浅表性胃炎开始，对慢性萎缩性胃炎也应坚持治疗。

1. 消除病因　祛除各种可能致病的因素，如避免进食对胃黏膜有强刺激的饮食及药品，戒烟、忌酒。注意饮食卫生，防止暴饮暴食。积极治疗口、鼻、咽部的慢性疾痛。加强锻炼提高身体素质。

2. **药物治疗** 疼痛发作时可用阿托品、普鲁本辛、颠茄合剂等。胃酸增高可用 PPI 质子泵抑制药，如雷贝拉唑、兰索拉唑、奥美拉唑等；症状较轻者可用 H_2 受体阻滞药，如西咪替丁、雷尼替丁、氢氧化铝胺等。胃酸缺乏或无酸者可给予 1% 稀盐酸或胃蛋白酶合剂，伴有消化不良者可加用胰酶片、多酶片等助消化药。胃黏膜活检发现幽门螺杆菌者加服抗生素治疗。胆汁反流明显者可用甲氧氯普胺和多潘立酮以增强胃窦部蠕动，减少胆汁反流。铝碳酸镁片、考来烯胺、硫糖铝可与胆汁酸结合、减轻症状。

五、护理

（一）护理要点

1. 避免坚硬、粗糙、纤维素过多和不易消化的食物，亦须避免过酸、过辣、香味过浓、过咸和过热的食物。食物应营养丰富而又易于消化。

2. 养成低盐饮食习惯。

3. 进食时应细嚼慢咽，食物和唾液充分混合。

4. 进食要定量和少食多餐。

5. 安排有规律的生活作息时间，避免晚起或过度劳累。

6. 避免在情绪紧张、愤怒、抑郁、过分疲劳时勉强进食。

7. 如突然出现大量呕血或黑便，且有冷汗和脉速、血压波动，应立即送医院诊治。

（二）护理措施

1. **心理护理** 向患者耐心讲解胃炎发生的原因、治疗及预防知识，安慰患者，消除患者紧张、焦虑等不良情绪，使患者树立战胜疾病的信心，积极配合治疗。

2. **疼痛护理** 急性发作时应卧床休息，可通过深呼吸等方法转移注意力，以缓解疼痛。也可用热水袋热敷胃部或用针灸的方法缓解疼痛。遵医嘱给予药物。

3. **一般护理**

（1）密切观察患者病情，定时测量血压，观察患者面色。

（2）有呕吐的患者要及时漱口，清除口腔内残留的呕吐物，保持口腔清洁，防止感染。

（3）保证患者床单的干燥、清洁，及时更换床单，保持患者皮肤和衣被的清洁干燥。

4. **饮食护理**

（1）伴急性大出血或呕吐频繁时，遵医嘱禁食、禁水，给予静脉补液。

（2）病情好转后，给予易消化、无刺激的少渣半流饮食；恢复期改为少渣软食，给予高蛋白质、高热量、富含维生素的食物。

（3）慢性胃炎患者应少食多餐，进食时应细嚼慢咽，以使食物充分和胃液相混合，减轻胃的负担。

（4）忌生冷、辛辣刺激饮食，禁用含乙醇的饮料、产气饮料，避免胃肠道胀气。

六、健康教育

1. 保持精神愉快：精神抑郁或过度紧张和疲劳，容易造成幽门括约肌功能紊乱，胆汁反流而发生慢性胃炎。

2. 戒烟、忌酒：烟草中的有害成分能促使胃酸分泌增加，对胃黏膜产生有害的刺激作用，过量吸烟会引起胆汁反流。过量饮酒或长期饮用烈性酒能使胃黏膜充血、水肿，甚至糜烂，慢性胃炎发生率明显增高。应戒烟、忌酒。

3. 慎用、忌用对胃黏膜有损伤的药物：长期滥用此类药物会使胃黏膜受到损伤，从而引起慢性胃炎及溃疡。

4. 积极治疗口咽部感染灶。勿将痰液、鼻涕等带菌分泌物吞咽入胃导致慢性胃炎。

5. 注意饮食：过酸、过辣等刺激性食物，以及生冷不易消化的食物应尽量避免，饮食时要细嚼慢咽，使食物充分与唾液混合，有利于消化和减少胃部的刺激。饮食宜按时定量、营养丰富，多吃富含维生素 A、维生素 B、维生素 C 的食物。忌饮浓茶、浓咖啡等。

6. 慎用、忌用对胃黏膜有损伤的药物，如阿司匹林、双氯芬酸钠等。

7. 急性发作时应注意休息，平时可进行适当活动，避免长期过度劳累。

8. 保持良好心理状态和充足的睡眠，避免不良情绪的刺激。

（邱素红）

第十五节　消化性溃疡

消化性溃疡主要指发生于胃和十二指肠的慢性溃疡，是一多发病、常见病。溃疡的形成有各种因素，其中酸性胃液对黏膜的消化作用是溃疡形成的基本因素，因此得名。酸性胃液接触的任何部位，如食管下段、胃肠吻合术后吻合口、空肠，以及具有异位胃黏膜的 Meckel 憩室，绝大多数的溃疡发生于十二指肠和胃，故又称胃、十二指肠溃疡。

一、病因

近年来的实验与临床研究表明，胃酸分泌过多、幽门螺杆菌（Hp）感染和胃黏膜保护作用减弱等因素是引起消化性溃疡的主要环节。胃排空延缓和胆汁反流、胃肠肽的作用、遗传因素、药物因素、环境因素和精神因素等，都和消化性溃疡的发生有关。

二、临床表现

（一）消化性溃疡疼痛特点

1. 长期性　由于溃疡发生后可自行愈合，但每于愈合后又好复发，故常有上腹疼痛长期反复发作的特点。整个病程 6～7 年，有的可长达一二十年，甚至更长。

2. 周期性　上腹疼痛呈反复周期性发作，为此种溃疡的特征之一，尤以十二指肠溃疡更为突出。中上腹疼痛发作可持续几数日、数周或更长，继以较长时间的缓解。全年都可发作，但以春、秋季节发作者多见。

3. **节律性**　溃疡疼痛与饮食之间的关系具有明显的相关性和节律性。在一日中，3:00至早餐的一段时间，胃酸分泌最低，故在此时间内很少发生疼痛。十二指肠溃疡的疼痛常在两餐之间发生，持续不减直至下一餐进食或服制酸药物后缓解。一部分十二指肠溃疡患者，由于夜间的胃酸较高，尤其在睡前曾进餐者，可发生半夜疼痛。胃溃疡疼痛的发生较不规则，常在餐后 1h 内发生，经 1～2h 逐渐缓解，直至下一餐进食后再复出现上述节律。

4. **疼痛部位**　十二指肠溃疡的疼痛多出现于中上腹部或在脐上方或在脐上方偏右处；胃溃疡疼痛的位置也多在中上腹，但稍偏高处或在剑突下和剑突下偏左处。疼痛范围约数厘米直径大小。因为空腔内脏的疼痛在体表上的定位一般不十分确切，所以疼痛的部位也不一定准确反映溃疡所在解剖位置。

5. **疼痛性质**　多呈钝痛、灼痛或饥饿样痛，一般较轻而能耐受，持续性剧痛提示溃疡穿透或穿孔。

6. **影响因素**　疼痛常因精神刺激、过度疲劳、饮食不慎、药物影响、气候变化等因素诱发或加重；可因休息、进食、服制酸药、以手按压疼痛部位、呕吐等方法而减轻或缓解。

（二）消化性溃疡其他症状与体征

1. **其他症状**　本病除中上腹疼痛外，尚可有唾液分泌增多、胃烧灼感、反胃、嗳酸、嗳气、恶心、呕吐等其他胃肠道症状。食欲多保持正常，但偶可因食后疼痛发作而惧食，以致体重减轻。全身症状可有失眠等神经官能症的表现或有缓脉、多汗等自主神经紊乱的症状。

2. **体征**　溃疡发作期，中上腹部可有局限性压痛，程度不重，其压痛部位多与溃疡的位置基本相符。

三、辅助检查

1. **内镜检查**　不论选用纤维胃镜或电子胃镜，均作为确诊消化性溃疡的主要方法。在内镜直视下，消化性溃疡通常呈圆形、椭圆形或线形，边缘锐利，基本光滑，为灰白色或灰黄色苔膜所覆盖，周围黏膜充血、水肿，略隆起。

2. **X 线钡剂检查**　消化性溃疡的主要 X 线显示是壁龛或龛影，指钡剂悬液填充溃疡的凹陷部分所造成。在正面观，龛影呈圆形或椭圆形，边缘整齐。因溃疡周围的炎性水肿而形成环形透亮区。

3. **Hp 感染的检测**　Hp 感染的检测方法大致分为四类：①直接从胃黏膜组织中检查 Hp，包括细菌培养、组织涂片或切片染色镜检细菌；②用尿素酶试验、呼吸试验、胃液尿素氮检测等方法测定胃内尿素酶的活性；③血清学检查抗 Hp 抗体；④应用多聚酶链反应（PCR）技术测定 Hp-DNA。细菌培养是诊断 Hp 感染最可靠的方法。

4. **胃液分析**　正常男性和女性的 BAO 平均分别为 2.5mmol/h 和 1.3mmol/h(0～6mmol/h)，男性和女性十二指肠溃疡患者的 BAO 平均分别为 5.0mmol/h 和 3.0mmol/h。当 BAO > 10mmol/h，常提示胃泌素瘤的可能。五肽胃泌素按 6μg/kg 注射后，十二指肠溃疡患者的 MAO 常超过 40mmol/h。由于各种胃病的胃液分析结果，胃酸幅度与正常人有重叠，对溃疡病的诊断仅作参考。

四、治疗

（一）生活

消化性溃疡属于典型的心身疾病范畴，心理 - 社会因素对发病起着重要作用，因此乐观的情绪、规律的生活、避免过度紧张与劳累，无论在本病的发作期或缓解期均很重要。当溃疡活动期，症状较重时，卧床休息数日乃至 1 ～ 2 周。

（二）饮食

在 H_2 受体拮抗药问世以前，饮食疗法曾经是消化性溃疡的唯一或主要的治疗手段。1901 年，Lenhartz 指出少食多餐对患者有利。其后，Sippy 饮食疗法问世，并一直被在临床上沿用达数十年之久。Sippy 饮食主要由牛奶、鸡蛋、奶油组成，以后还包括了一些"软"的非刺激性食物，其原理在于这些食物能够持久地稀释和中和胃酸。

对消化性溃疡患者的饮食持下列观点。

1. 细嚼慢咽，避免急食，咀嚼可增加唾液分泌，后者能稀释和中和胃酸，并可能具有提高黏膜屏障作用。

2. 有规律的定时进食，以维持正常消化活动的节律。

3. 在急性活动期，以少食多餐为宜，每日进餐 4 ～ 5 次，但症状得到控制后，应鼓励较快恢复为平时的一日 3 餐。

4. 饮食宜注意营养，但无须规定特殊食谱。

5. 餐间避免零食，睡前不宜进食。

6. 在急性活动期，应戒烟酒，并避免咖啡、浓茶、浓肉汤和辣椒、酸醋等刺激性调味品或辛辣的饮料，以及损伤胃黏膜的药物。

7. 饮食不过饱，以防止胃窦部的过度扩张而增加胃泌素的分泌。

（三）镇静

对少数伴有焦虑、紧张、失眠等症状的患者，可短期使用一些镇静药或催眠药。

（四）避免应用致溃疡药物

应劝阻患者停用诱发或引起溃疡病加重或并发出血的有关药物，包括水杨酸盐及非甾体抗炎药（NSAID）、肾上腺皮质激素、利血平等。如果因风湿病或类风湿病必须用上述药物，应当尽量采用肠溶剂型或小剂量间断应用。同时进行充分的抗酸治疗和加强黏膜保护剂。

五、护理

（一）护理评估

1. 评估患者的年龄、既往史、现病史、家族史及自理能力。

2. 评估患者对疾病的认识，了解患者心理 - 精神社会状况。

3. 评估患者的生活作息、饮食习惯、疼痛发作的过程、有无规律、疼痛的部位及性质。

4. 评估患者的全身状况及腹部体征。

5. 观察患者是否伴有恶心、呕吐、嗳气、反酸等其他消化道症状。

6. 观察患者有无呕血、黑便、频繁呕吐的症状。

（二）护理要点

1. 急性穿孔　补充血容量、应用抗生素、严密观察病情、做好急诊手术准备。

2. 合并出血　经输血补液、止血，出血仍继续，应行急诊手术。

3. 合并幽门梗阻　术前 3d 每晚用 300 ～ 500ml 温生理盐水洗胃。

4. 迷走神经切断术　术前测定胃酸，对比手术前后，了解手术效果。

（三）护理措施

1. 缓解躯体不适　观察其腹痛的部位、性质、与服药的关系，呕吐物及粪便颜色、性状等做出相应处理并及时通知医师。

2. 心理护理　本病的发生和心理因素有很大关系，因此对溃疡病的心理护理很重要。护士要向患者介绍本病的规律及治疗效果，增强其信心。

3. 摄取合理营养　有效的饮食能促进溃疡愈合。

（1）选择营养丰富、易消化食物。

（2）忌刺激性食物，温度适宜，过冷、过热的食物也会刺激胃黏膜。

（3）进餐规律，少食多餐，定时进餐，充分咀嚼。

（4）生活规律，注意劳逸结合，疾病活动期或有并发症时需绝对卧床休息。

（5）观察、预防和处理并发症：消化性溃疡的并发症有消化道出血、溃疡穿孔、幽门梗阻、癌变。

六、健康教育

（一）饮食指导

1. 溃疡活动期要少食多餐，避免餐间零食和术前进食，以免胃扩张增加胃酸分泌。

2. 症状得到控制后要恢复正常的饮食规律。

3. 进餐时要细嚼慢咽，可增加唾液的分泌，中和胃酸。

4. 饮食宜清淡、易消化，以面食为主，可中和胃酸促进溃疡愈合。

5. 两餐之间可饮适量脱脂牛奶，但不宜多饮。

6. 避免食用生、冷、硬、粗的蔬菜和水果，如葱头、韭菜等。

（二）用药指导

告知患者如何服药及用药注意事项和不良反应。

（三）心理指导

1. 鼓励患者保持乐观的情绪，正确对待心理冲突，学会正确的宣泄方式，如唱歌、倾诉、写字等。

2. 要学会自我调节，避免焦虑、紧张等不良情绪，如紧张时可采取静默法（仰卧位或平卧位、闭目）。

（四）健康指导

1. 告知患者一定按溃疡病的疗程服药，以防复发。

2. 保持乐观情绪、生活要规律、注意劳逸结合。

3. 平时饮食要规律、避免暴饮暴食。

4. 避免摄入生、冷、硬、刺激性强的食物，如生葱、生蒜等。

5. 遵医嘱复诊，若有腹痛加剧、呕血、黑便时，立即就医。

（赵　明）

第十六节　肠　结　核

肠结核是结核分枝杆菌（TMB）引起的肠道慢性特异性感染。主要由人型结核分枝杆菌引起。少数地区有因饮用未经消毒的带菌牛奶或乳制品而发生牛型结核分枝杆菌肠结核。本病一般见于中青年人，女性稍多于男性。

一、病因

90% 以上肠结核由人型结核杆菌引起。此外，饮用未经严格消毒的乳制品可因牛型结核杆菌而致病，肠结核感染可经口、血行播散和邻近器官结核的波及所致。结核病的发病是人体和结核菌相互作用的结果，经上述途径获得感染仅是致病的条件，只有当入侵的结核菌数量较多，毒力较大，并有人体免疫功能异常、肠功能紊乱引起局部抵抗力削弱时，才会发病。

二、临床表现

1. *腹痛*　多位于右下腹，因肠结核好发于回盲部。常有上腹或脐周疼痛，系回盲部病变引起的牵涉痛，但此时体格检查仍可发现压痛点位于右下腹。疼痛多为隐痛或钝痛。有时进餐可诱发腹痛伴便意，排便后即有不同程度缓解，并发肠梗阻时有腹绞痛，常位于右下腹或脐周，伴有腹胀、肠鸣音亢进、肠型与蠕动波。

2. *腹泻与便秘*　腹泻是溃疡型肠结核的主要临床表现之一。排便次数因病变严重程度和范围不同而异，一般每日 2～4 次，重者每日达 10 余次。不伴有里急后重。粪便呈糊样，一般不含黏液或脓血，重者含少量黏液、脓液，但血便少见。有时患者会出现腹泻与便秘交替，这与病变引起的胃肠功能紊乱有关。增生型肠结核多以便秘为主要表现。

3. *腹部包块*　常位于右下腹，一般比较固定，中等质地，伴有轻度或中度压痛。腹部包块主要见于增生型肠结核，也可见于溃疡型肠结核合并有局限性腹膜炎，病变肠段和周围组织粘连或同时有肠系膜淋巴结结核。

4. *全身症状*　多见于溃疡型肠结核，表现为不同热型的长期发热，伴有盗汗。患者倦怠、消瘦、贫血，随病程发展而出现维生素缺乏等营养不良的表现。可同时有肠外结核，特别是活动性肺结核的临床表现。增生型肠结核病程较长，全身情况一般较好，无发热或有时低热，多不伴有肠外结核表现。

5. *其他*　无肠穿孔、肠梗阻或伴有腹膜结核等疾病时，只表现为右下腹、脐周有压痛。

三、辅助检查

1. *血液检查*　溃疡型肠结核可有中度贫血，无并发症时白细胞计数一般正常。红细胞沉降率多明显增快，可作为估计结核病活动程度的指标之一。

2. 粪便检查　溃疡型肠结核的粪便多为糊样，一般无肉眼黏液和脓血，但显微镜下可见少量脓细胞与红细胞。粪便浓缩找结核杆菌，阳性者有助于诊断，但仅在痰液检查阴性才有意义。

3. 结核菌素（PPD）试验　皮试阴性或血 PPD 抗体阳性有助于诊断，但阴性不能排除该病。

4. X 线检查　X 线胃肠钡剂造影对肠结核的诊断具有重要价值。在并发肠梗阻时，钡剂检查要慎重，以免加重肠梗阻，必要时可用稀释钡剂做检查。除进行钡剂检查外，宜常规加钡剂灌肠检查或结肠镜检查以寻找可能同时存在的结肠病变。在溃疡型肠结核，钡剂于病变肠段呈现激惹征象，排空很快，充盈不佳，而在病变的上、下肠段，则钡剂充盈良好，称为 X 线钡影跳跃征象。病变肠段如能充盈，则显示黏膜皱襞粗乱、肠壁边缘不规则，有时呈锯齿状。也可见肠腔变窄、肠段缩短变形、回肠盲肠正常角度消失。

5. CT 检查　可见肠壁环形增厚，少数见盲肠内侧偏心性增厚。该检查敏感性不如肠道 X 线造影。

6. 结肠镜检查　结肠镜可以对全结肠和回肠末段进行直接观察，如能发现病变，对本病诊断有重要价值。病变主要在回盲部，内镜下见病变肠黏膜充血、水肿、溃疡形成、大小及形态各异的炎症息肉、肠腔变窄等。活检如能找到干酪样坏死性肉芽肿或结核分枝杆菌具确诊意义。

7. 其他　抗结核抗体测定及混合淋巴细胞培养＋干扰素测定（T-Spot）。T-Spot 检测具有较高的敏感性及特异性。

四、治疗

肠结核的治疗目的是消除症状、改善全身情况、促使病灶愈合及防治并发症。强调早期治疗，因为肠结核早期病变是可逆的。

1. 休息与营养　加强患者的抵抗力是治疗的基础。

2. 抗结核药物　是本病治疗的关键。药物的选择、用法、疗程同肺结核。

3. 对症治疗　腹痛可用抗胆碱能药物。摄入不足或腹泻严重者应注意纠正水、电解质与酸碱平衡紊乱。对不完全性肠梗阻患者，需进行胃肠减压。

4. 手术治疗　适应证包括完全性肠梗阻、急性肠穿孔或慢性肠穿孔瘘管形成经内科治疗而未能闭合、肠道大量出血经积极抢救不能有效止血、诊断困难需开腹探查。

五、护理

（一）护理评估

1. 既往身体状况、有无结核病史及结核病接触史。

2. 有无腹痛，腹痛与排便的关系，有无腹泻与便秘相交替。

3. 评估实验室检查、内镜检查及结核菌素试验等。

4. 评估患者的生活方式、饮食习惯、认知程度、经济情况，是否存在焦虑及恐惧心理。

5. 评估患者有无发热、腹部症状和体征。

（二）护理要点

1. *疼痛护理*　与患者多交流，分散其注意力；根据医嘱给予患者解痉、镇痛药物。

2. *腹泻护理*　全身症状明显时患者应卧床休息，饮食以少渣、易消化食物为主，避免生冷、多纤维素、刺激性食物。注意保护肛周皮肤，排便后用温水清洗肛周，保持清洁、干燥。

3. *便秘护理*　注意指导患者饮食、活动，必要时药物治疗。

4. *用药护理*　向患者讲解药物的作用、不良反应、服用时的注意事项。

5. *营养指导*　向患者解释营养对治疗肠结核的重要性。由于结核病是一种慢性消耗性疾病，且肠结核的最常见症状就是腹泻，只有保证营养的供给，提高机体抵抗力，才能促进痊愈。

（三）护理措施

1. 与患者多交流，分散其注意力，教会患者相应的心理防卫机制，以提高疼痛阈值，使疼痛感减轻。

2. 严密观察腹痛特点，正确评估病情进展状况。

3. 采用按摩、针灸等方法缓解疼痛。

4. 根据医嘱给予患者解痉、镇痛药物，向患者解释药物作用和可能出现的不良反应，如阿托品可松弛肠道平滑肌缓解腹痛，但由于同时抑制唾液腺分泌，可出现口渴现象，应嘱患者多饮水，以解除不适。对肠梗阻所致疼痛加重者，应行胃肠减压，并严格禁食、禁水。

5. 如患者疼痛突然加重、压痛明显或出现血便等，应及时报告医师并积极配合采取抢救措施。

6. 应注重患者的心理护理，通过解释、鼓励来提高患者对配合检查和治疗的认识，稳定患者的情绪。

六、健康教育

1. 向患者及其家属解释有关病因，配合医师积极治疗，定期复查。

2. 指导患者加强身体的锻炼，合理营养，生活规律，劳逸结合，保持良好心态，以增强抵抗力。

3. 指导患者注意个人卫生，提倡分餐制，牛奶应煮沸后再饮用。

4. 对肠结核患者的粪便要消毒处理，防止病原体传播。

5. 引发腹泻时要做好肛周护理，以免频繁刺激引起肛周皮肤糜烂。

（傅美东）

第十七节　慢性肠炎

慢性肠炎泛指肠道的慢性炎性疾病，其病因可为细菌、真菌、病毒、原虫等微生物感染，亦可为变态反应等原因所致。临床表现为长期慢性或反复发作的腹痛、腹泻及消化不良等症，重者可有黏液便或水样便。

一、病因

病变多由急性肠炎延治或误治诱致，胃肠黏膜充血、水肿、渗出、逐渐加重，其表面有片状黄色渗出物，呈弥漫性分布；黏膜皱襞层糜烂面加深或出血量大；表层上皮细胞坏死脱落更加严重，因黏膜血管损伤严重伴出血，更明显者可见血浆外渗，黏膜下层有出血、水肿甚至穿孔或发现肠黏膜紊乱、肠痉挛、肠曲缩短、胃肠或肠曲之间瘘管、结肠袋形成加深或消失、充盈缺损等，有时可伴发肠憩肉或直肠、结肠恶性病变。

根据临床腹泻量、次数增多、粪便稀薄，甚至水样便、伴有肠鸣，但无里急后重、营养障碍，结合有反复发作史或有慢性肠炎的病因存在，诊断一般不难。

二、临床表现

1. 消化道症状　常呈现间断性腹部隐痛、腹胀、腹痛、腹泻。遇冷、进油腻食物或遇情绪波动或劳累后尤著。排便次数增加，日排数次或数十余次，肛门下坠，排便不爽。慢性肠炎急性发作时，可见高热、腹部绞痛、恶心、呕吐、排便急迫如水样或黏冻血便。

2. 全身症状　呈慢性消耗症状，面色不华，精神萎靡，少气懒言，四肢乏力，喜温、畏寒。如在急性炎症期，除发热外，可见失水、酸中毒或休克出血表现。

3. 体征方面　长期腹部不适或少腹部隐隐作痛，体格检查以腹部、脐周或小腹部为轻度压痛、肠鸣音亢进。

三、辅助检查

（一）外周血检查
血常规中可见白细胞、红细胞计数升高，红细胞沉降率增快。
（二）便常规或培养
多见异常，可见到少量白细胞和红细胞或少量脓细胞。如细菌感染，可发现致病菌。
诊断依据如下。
1. 发作时，出现腹泻、腹痛等。病久则呈现慢性营养不良。体格检查可有腹部压痛。
2. 便常规可见白细胞、红细胞和少量脓细胞。便培养可找到致病菌。
3. X线钡剂检查和结肠镜检查可排除其他特异性肠道炎症。

四、治疗

（一）非药物治疗
适当休息，进食易消化的食物，禁食油煎和刺激性食物。
（二）药物治疗
1. 消炎镇痛　细菌感染，除选用对致病菌培养有效抗生素外，可选用黄连素、元胡止痛片、胃肠灵，每日 3 次。病情出现发热、脱水、休克可适当选用抗生素，必要时输液、输血或吸氧。

2. 溃疡性结肠炎、腹泻、便秘反复发作人群可口服金双歧　金双歧所含肠道益生菌活力组合通过修复肠道生物屏障、调节肠道免疫功能、抑制肠内致病菌生长，促进肠道生理功能恢复正常，有效减轻腹痛、腹胀、腹鸣、粪便不成形等慢性肠炎症状。

3. 解痉镇痛　阿托品，肌内注射；普鲁本辛，每日 3 次。

4. 中药调理　肠胃速康方，其具杀病菌，排浊气，排毒素，清肠道，复正气之功效，有效全面改善肠道微循环，恢复肠功能，增强免疫力，提升抗病能力。

5. 其他　精神性腹泻者，可服眠安宁。

五、护理

（一）护理评估

1. 既往身体状况、有无肠道病史。

2. 有无腹痛，腹痛与排便的关系，有无腹泻与便秘相交替。

3. 评估实验室检查、内镜检查等。

4. 评估患者的生活方式、饮食习惯、认知程度及经济情况，是否存在焦虑及恐惧心理。

5. 评估患者的腹部症状和体征。

（二）护理要点

1. 注意休息，加强补液治疗。

2. 注重饮食卫生，禁食辛辣刺激或变质的食物，避免对肠道刺激。

3. 遵医嘱定期复查，监测腹泻频次及腹痛、腹胀程度。

4. 做好保暖措施，以免因受凉加重肠炎症状。

（三）护理措施

1. 低脂肪、多纤维素。含脂肪太多的食物，除不易消化外，其滑肠作用常会使腹泻症状加重，因此患者不应吃油炸、油煎、生冷及多纤维素食物，可选择容易消化的细挂面、烩面片、馄饨、嫩菜叶、鱼、虾、蛋及豆类制品等，以使肠道得到休息。

2. 慢性肠炎患者如伴有脱水现象时，可喝淡盐温水、菜汤、米汤、果汁、米粥等，以补充水、盐和维生素。

3. 排气、肠鸣过强时，应少吃蔗糖及易产气发酵的食物，如土豆、红薯、白萝卜、南瓜、牛奶、黄豆等。

4. 慢性肠炎患者多身体虚弱、抵抗力差，因而更应注意饮食卫生，不吃生冷、坚硬及变质食物，不饮酒，不吃辛辣刺激性强的食物。

5. 苹果含有鞣酸及果酸成分，有收敛止泻作用，慢性肠炎患者可经常食用。

六、健康教育

1. 注意劳逸结合，不可太过劳累；暴发型、急性发作和严重慢性型患者，应卧床休息。

2. 注意衣着，保持冷暖相适；适当进行体育锻炼以增强体质。

3. 一般应进食软、易消化、富有营养和足够热量的食物。宜少食多餐，补充多种维生素。勿食生、冷、油腻及多纤维素的食物。

4. 注意食品卫生，避免肠道感染诱发或加重疾病。忌烟酒、辛辣食品、牛奶和乳制品。

5. 平时要保持心情舒畅，避免精神刺激，解除各种精神压力。

6. 注意家庭卫生、装纱窗、灭苍蝇、灭蟑螂，以及环境清洁。

7. 避免带患儿到公共场所。患儿的食器注意安全及清洁。

8. 隔离患者要小心处理其排泄物。

（王莉荔）

第十八节　慢性肝炎

慢性肝炎是一类疾病的统称，病因不同，其临床特点、治疗方法、预后结局可能有所不同，但也有共同的特征：①肝功能反复波动，迁延不愈；②肝组织均有不同程度的坏死和纤维结缔组织增生，呈现慢性纤维化；③病情发展的最终阶段均为肝硬化；④均需要保肝和抗纤维化治疗。

一、病因

慢性乙型肝炎、慢性丙型肝炎、自身免疫性肝炎、慢性酒精性肝病、药物性肝病（又称药物性肝损害）。

依据病情轻重，可以将慢性肝炎分为轻、中、重度和慢性重型肝炎。

二、临床表现

1. 慢性肝炎轻、中度　典型慢性肝炎的早期症状轻微且缺乏特异性，呈波动性间歇性，甚至多年没有任何症状。最常见的是容易疲劳和胃部不适，容易被忽略，也容易被误认为是胃病；临床上经常见到隐匿性肝硬化患者，在出现肝硬化之前，没有感觉到明显不适，也没有进行常规的体格检查，在不知不觉中逐步发展成为肝硬化；偶有患者出现恶心、腹胀、黄疸、尿色深，但依据症状不能判断出慢性肝炎的严重程度。

2. 慢性肝炎重度及慢性重型肝炎　当患者尿色进行性加深，皮肤、巩膜黄染进行性加深，乏力、食欲缺乏越来越明显时，提示病情恶化，尤其需要警惕慢性重型肝炎的发生，慢性重型肝炎是肝衰竭的表现，可表现为高度乏力、高度腹胀、高度黄疸、高度食欲缺乏，可出现低蛋白血症、腹水、胸腔积液、腹腔感染、凝血功能下降、上消化道出血、肝性脑病等，临床上病死率较高，需要积极救治。

三、辅助检查

1. 肝功能　包括血清 ALT、AST、总胆红素、直接胆红素、间接胆红素、白蛋白、球蛋白、胆碱酯酶、碱性磷酸酶、转肽酶等，了解肝脏损伤程度。

2. 凝血酶原时间（PT）及 PTA　　PT 是反映肝脏凝血因子合成功能的重要指标，PTA 是 PT 测定值的常用表示方法，对判断疾病进展及预后有较大价值，近期内 PTA 进行性降至 40% 以下为肝衰竭的重要诊断标准之一，< 20% 者提示预后不良。亦有采用国际标准化比值（INR）来表示此项指标者，INR 值升高与 PTA 值下降意义相同。

3. 肝炎病毒学指标　　乙肝五项、丙肝抗体，了解有无肝炎病毒感染。

4. 肿瘤标志　　如甲胎蛋白（AFP）、CA19-9、AFU 等，以早期发现肝癌。

5. 影像学　　包括腹部肝胆脾彩超，了解肝脏有无慢性损伤、早期筛查肝癌。必要时行腹部增强 CT 或磁共振，以了解肝脏慢性损伤程度。

6. 肝脏瞬时弹性波扫描（Fibroscan）　　是一种无创检查，可用于慢性肝炎患者肝脏纤维化程度评估。慢性肝炎患者评估肝脏纤维化程度对于确定治疗方案非常重要。

7. 肝组织活检　　仍然是评估患者肝脏损害程度的金标准，包括炎症分级与纤维化分期两个方面。

四、治疗

1. 保肝治疗　　药物种类比较多，包括甘草酸类制剂、水飞蓟素类制剂、五味子类制剂等。适用于所有的慢性肝炎患者。

2. 抗纤维化治疗　　多为中成药口服制剂，也适用于所有的慢性肝炎患者。

3. 注射干扰素抗病毒治疗　　包括普通干扰素 α（2a、2b 和 1b）和聚乙二醇化干扰素 α（2a 和 2b），适用于慢性乙型肝炎以及慢性丙型肝炎患者，疗程至少 1 年。干扰素联合利巴韦林是慢性丙型肝炎的标准治疗方案，疗效取决于 HCV 基因分型、对治疗的应答快慢。治疗 4 周内出现丙型肝炎病毒低于检测线者（俗称为阴转），称为有快速应答（RVR），此人群对干扰素治疗效果最好，痊愈率达到 87%。

4. 口服核苷类似物抗病毒治疗　　这类药物只适用于治疗乙型肝炎，包括慢性乙型肝炎和乙型肝炎肝硬化。在中国大陆有四种药物：拉米夫定（lamivudine，LAM）、阿德福韦酯（adefovir dipivoxil，ADV）、替比夫定（telbivudine，LdT）、恩替卡韦（entecavir，ETV）；国际上还有第五种药物：替诺福韦（tenofovir disoproxil fumarate，TDF），用于治疗对以上四种药物耐药的患者。核苷类似物，优点是抗病毒疗效好、副作用小且服用方便，每日 1 片，在临床上得到广泛的应用，延长了肝硬化患者的生存期并明显改善了肝硬化患者的生活质量；缺点是需要长期服用且有耐药的风险。作为治疗慢性乙型肝炎的特殊药品，必须在医师的指导下应用，需要定期复查乙型肝炎病毒定量。若随意服药、停药，会促进乙型肝炎病毒耐药的发生及导致病情加重，甚至导致死亡。

5. 免疫抑制药　　自身免疫性肝炎在保肝药物难以控制的肝功能反复时，行肝脏穿刺若提示肝内炎症活动明显，则需要使用糖皮质激素或合并使用另一种免疫抑制药硫唑嘌呤，可促进恢复。

6. 预防肿瘤的发生　　慢性肝炎病史长，发生肝癌的概率增加，补充微量元素硒有助于增强抗癌能力；此外，注射胸腺肽提高免疫功能，也有利于增强预防肿瘤的能力。

7. 祛除病因　　禁酒，停止服用损伤肝脏的药物，对于酒精性肝病、药物性肝病患者尤其重要。对于其他原因导致的慢性肝炎也有重要意义。

五、护理

（一）护理评估

1. 评估患者既往身体状况、有无疾病史及家族史。

2. 评估患者吸烟、饮酒程度。

3. 评估患者血标本结果、实验室检查等。

4. 评估患者生活方式、饮食习惯等。

（二）护理要点

1. 对疾病知识的指导。

2. 活动与休息指导。指导患者睡眠应充足，生活起居有规律。

3. 用药指导及病情监测。

4. 指导患者家属理解并关心患者，做好心理护理。

（三）护理措施

1. 心理护理：慢性肝炎病程长，患者常有消极悲观情绪，应给予支持，使其保持愉快的心理。

2. 休息和合理营养，戒烟、酒及辛辣食物。

3. 对具有传染性的，告知患者日常的隔离知识。

4. 该病的治疗周期长，做好坚持治疗对疾病预后重要性的解释。

5. 进行抗病毒治疗的患者，向其解释注意事项。

六、健康教育

1. 患者在饮食方面要注意清淡、有营养，不要吃辛辣、油腻食物，这类食物容易导致患者消化不良，消化功能减弱，不利于肝脏健康。

2. 患者要注意不吸烟、不饮酒，因为烟中含有多种有毒物质，能损害肝功能，抑制肝细胞再生和修复，因此肝病患者必须戒烟。酒精要在肝脏内代谢，酒精干扰、破坏肝脏功能，所以直接损害肝细胞，使肝细胞坏死。

3. 患者一定不要随意用药，任何的药物对于肝脏都是有损害的，所以肝病患者一定要在医师的正确指导下合理用药。

4. 患者应该保持良好的情绪，过于悲观压抑的情绪不利于肝功能的恢复，所以一定要保持规律的生活，劳逸结合，养成良好的生活习惯，坚持必要的体育锻炼；肝功能异常、营养失调会导致患者疲乏无力，因此多休息是治疗关键。

5. 慢性肝炎虽然治疗的疗程比较长，但是经过治疗恢复的效果是不错的，所以患者一定要增强对抗疾病的信心，坚持治疗，这样有助于及早恢复；另外，保持良好愉快的心情，才能更快、更好的恢复肝功能。慢性肝炎患者经过细心全面的护理，对于治疗有着非常重要的作用。

（宁　菲）

第十九节　慢性胰腺炎

慢性胰腺炎（chronic pancreatitis，CP）发病率逐年增加，是各种病因引起胰腺组织和功能不可逆改变的慢性炎性疾病。基本病理特征包括胰腺实质慢性炎症损害和间质纤维化、胰腺实质钙化、胰管扩张及胰管结石等改变。临床主要表现为反复发作的上腹部疼痛，以及胰腺内、外分泌功能不全。在国内，CP 发病率有逐年增高的趋势，但尚缺乏确切的流行病学资料。

一、病因

CP 致病因素较多，酗酒是主要因素，其他病因包括胆道疾病、高脂血症、高钙血症、自身免疫性疾病、胰腺先天性异常、胰腺外伤或手术、急性胰腺炎导致胰管狭窄等。遗传性胰腺炎中阳离子胰蛋白酶原（*PRSS1*）基因突变多见，散发性胰腺炎中丝氨酸蛋白酶抑制药 Kazal Ⅰ型（*SPINK1*）基因和囊性纤维化跨膜传导调节因子（*CFTR*）基因为常见突变基因。吸烟可显著增加 CP 发病的危险性。其他致病因素不明确者称为特发性 CP。

1. **梗阻**　最常见的梗阻原因是胆结石。引起 Vater 壶腹部阻塞的原因有胆结石通过或嵌顿于 Vater 壶腹、胆道蛔虫、十二指肠乳头水肿、壶腹部括约肌痉挛、壶腹部狭窄等。胆胰共同通路的梗阻，导致胆汁反流进入胰管，造成胆汁诱发的胰实质损伤。单纯胰管梗阻也足以引起胰腺损害。

2. **过量饮酒**　过量饮酒与急性胰腺炎的发病有密切关系。

3. **暴饮暴食**　尤其过食高蛋白质、高脂肪食物，加之饮酒，可刺激胰液的过量分泌，在伴有胰管部分梗阻时，可发生急性胰腺炎。

4. **高脂血症**　也是急性胰腺炎的一个病因。高脂血症可继发于肾炎、去势治疗及应用外源性雌激素，以及遗传性高脂血症（Ⅰ型、Ⅴ型）。

5. **高钙血症**　常发生于甲状旁腺功能亢进症的患者。钙能诱导胰蛋白酶原激活，使胰腺自身破坏。高钙可产生胰管结石造成胰管梗阻。高钙还可刺激胰液分泌增多，经腹膜吸收入血液，使血淀粉酶和脂肪酶升高。大量胰酶入血可导致肝、肾、心、脑等器官的损害，引起多器官功能不全综合征。

二、临床表现

1. **腹痛**　是主要临床症状。腹痛剧烈，起始于中上腹，也可偏重于右上腹或左上腹，放射至背部。累及全胰则呈腰带状向腰背部放射痛。饮酒诱发的胰腺炎常在醉酒后 12～48h 发病，出现腹痛。胆源性胰腺炎常在饱餐之后出现腹痛。

2. **恶心、呕吐常与腹痛伴发**　呕吐剧烈而频繁。呕吐物为胃十二指肠内容物，偶可伴咖啡样内容物。

3. **腹胀**　早期为反射性肠麻痹，严重时可由腹膜后蜂窝织炎刺激所致。邻近胰腺的上段小肠和横结肠麻痹扩张。腹胀以上腹为主,腹水时腹胀更明显,患者排便、排气停止,肠鸣音减弱或消失。

4. 腹膜炎体征　水肿性胰腺炎时,压痛只限于上腹部,常无明显肌紧张。出血坏死性胰腺炎压痛明显,并有肌紧张和反跳痛,范围较广或延及全腹。

5. 其他　初期常呈中度发热,约 38℃。合并胆管炎者可伴寒战、高热。胰腺坏死伴感染时,高热为主要症状之一。黄疸可见于胆源性胰腺炎或由于胆总管被水肿的胰头压迫所致。

三、辅助检查

(一)实验室检查

1. 胰酶测定　血清淀粉酶测定是最广泛应用的诊断方法。血清淀粉酶增高在发病后 24h 内可被测出。血清淀粉酶明显升高 > 500U/dl (正常值 40 ～ 180U/dl,Somogyi 法),其后 7d 内逐渐降至正常。尿淀粉酶测定也是诊断本病的一项敏感指标。尿淀粉酶升高稍迟,但持续时间比血清淀粉酶长。尿淀粉酶明显升高(正常值 80 ～ 300U/dl,Somogyi 法)具有诊断意义。淀粉酶的测值越高,诊断的正确率也越高。但淀粉酶值的高低,与病变的轻重程度并不一定成正比。血清脂肪酶明显升高(正常值 23 ～ 300U/L)是诊断急性胰腺炎较客观的指标。

2. 其他项目　包括白细胞计数增高、高血糖、肝功能异常、低血钙、血气分析及 DIC 指标异常等。

(二)放射影像学

腹部 B 超可帮助诊断。B 超扫描能发现胰腺水肿和胰周液体的积聚,还可探查胆囊结石、胆管结石,但受局部充气肠祥的遮盖,限制了它的应用。

四、治疗

(一)治疗原则

祛除病因,控制症状,纠正改善胰腺内、外分泌功能不全及防治并发症。

(二)非手术治疗

1. 一般治疗　戒烟戒酒,调整饮食结构,避免高脂肪饮食,可补充脂溶性维生素及微量元素,营养不良者可给予肠内或肠外营养支持。

2. 胰腺外分泌功能不全治疗　患者出现脂肪泻、体重下降及营养不良表现时,需要补充外源性胰酶制剂,改善消化吸收功能障碍。首选含高活性脂肪酶的微粒胰酶胶囊,建议进餐时服用,正餐给予 3 万～ 4 万 U 脂肪酶的胰酶,辅餐给予 1 万～ 2 万 U 脂肪酶的胰酶。效果不佳可增加剂量或联合服用质子泵抑制药。

3. 胰腺内分泌功能不全治疗　根据糖尿病进展程度及并发症情况,一般首选二甲双胍控制血糖,必要时加用促胰岛素分泌药物,对于症状性高血糖、口服降糖药物疗效不佳者选择胰岛素治疗。CP 合并糖尿病患者对胰岛素敏感,需特别注意预防低血糖发作。

4. 疼痛治疗　非镇痛药物(包括胰酶制剂、抗氧化剂等)对缓解疼痛可有一定效果。

疼痛治疗主要依靠选择合适的镇痛药物，初始宜选择非甾体抗炎药物，效果不佳可选择弱阿片类药物，仍不能缓解，甚至加重时选用强阿片类镇痛药物。内镜治疗或 CT、内镜超声引导下腹腔神经丛阻滞可疑 CP 可以短期缓解疼痛。如存在胰头肿块、胰管梗阻等因素，应选择手术治疗。

5. 其他治疗　自身免疫性胰腺炎是一种特殊类型的 CP，首选糖皮质激素治疗。治疗期间通过监测血清 IgG4 及影像学复查评估疗效。

五、护理

（一）护理评估

1. 询问患者既往有无胆道疾病、胰管阻塞、十二指肠邻近部位病变，有无大量饮酒和暴饮暴食等诱因。

2. 评估患者有无腹痛、腹胀、恶心、呕吐、发热、血（尿）淀粉酶增高等特点。

3. 评估患者对疾病的认知程度及心理状态。

（二）护理要点

1. 缓解或解除疼痛，遵医嘱给予镇痛药，禁用吗啡。

2. 嘱患者禁食，并给予胃肠减压。

3. 遵医嘱予以补液、电解质，保持体液平衡。

（三）护理措施

1. 急性发作期和重症者应卧床休息，避免精神和身体过度疲劳。

2. 给予心理支持，讲解有关疾病知识，消除患者紧张恐惧心理，使其积极配合治疗护理。

3. 发病早期禁食，尽量少饮水；病情好转后逐渐进食免油的清淡流食；病情稳定，血（尿）淀粉酶恢复正常后给予蛋白质丰富饮食。

4. 严禁饮酒，不宜高脂肪饮食，避免暴饮暴食，养成饮食清淡和进餐规律的习惯。

5. 密切观察体温、呼吸、脉搏、血压和尿量，评估腹痛、腹胀程度和范围，注意水、电解质平衡，早期给予营养支持。

6. 减轻腹痛和腹胀，及时给予解痉镇痛药。腹胀和呕吐严重者给予胃肠减压。

7. 遵医嘱使用抗生素、抑制胰酶活性等，观察其疗效和副作用。

8. 对于出血坏死性胰腺炎伴腹腔内大量渗液者或伴急性肾衰竭者做好腹膜透析准备。

六、健康教育

1. 根据患者的实际病情，及时使用解痉镇痛类的药物，有效减轻慢性胰腺炎对患者所造成的严重痛苦。

2. 饮食不当是促使慢性胰腺炎出现的重要病因之一，因此患者必须要对个人的饮食引起足够的重视，遵循少食多餐、适时、适量的饮食原则，远离各种不良的饮食行为习惯，禁食各种会导致胰腺受到异样刺激的不健康食物。

3. 适度的运动。慢性胰腺炎的治疗周期比较漫长，因此患者应该在专业医师的指导下适当开展运动，但是运动的时候一定要注意循序渐进，而且要通过长期坚持运动的方式来提高自己的身体素质。

4. 保持情绪的稳定。慢性胰腺炎会影响到患者的心理健康，长期被负面心理所困扰的患者极容易出现精神问题，因此做好心理的护理工作对于慢性胰腺炎患者来说十分重要。

5. 预防和治疗胆道疾病。积极治疗者可缓解症状，但不易根治。晚期患者多死于并发症，极少数人可演变为胰腺癌。

（刘红燕）

第二十节　慢性胆囊炎

慢性胆囊炎是由急性或亚急性胆囊炎反复发作或长期存在的胆囊结石所致胆囊功能异常，约 25% 的患者存在细菌感染，其发病基础是胆囊管或胆总管梗阻。根据胆囊内是否存在结石，分为结石性胆囊炎与非结石性胆囊炎。非结石性胆囊炎是由细菌、病毒感染或胆盐与胰酶引起的慢性胆囊炎。

一、病因

1. 慢性结石性胆囊炎与急性胆囊炎一样，胆囊结石可引起急性胆囊炎反复小发作，即慢性胆囊炎与急性胆囊炎是同一疾病不同阶段。

2. 慢性非结石性胆囊炎在尸检或手术时发现，占所有胆囊病变的 2% ～ 10%。

3. 伴有结石的慢性萎缩性胆囊炎又称瓷瓶样胆囊，结石引起的炎症刺激，导致胆囊壁钙化而形成，钙化可局限于黏膜、肌层或两者皆有，多见于 65 岁以上的女性患者。

4. 黄色肉芽肿样胆囊炎少见，系由胆汁脂质进入胆囊腔的结缔组织致炎性反应而成。

二、临床表现

慢性胆囊炎无特异的症状和体征，临床表现有以下几种类型。

1. 慢性胆囊炎急性发作型　患者有胆囊炎病史，急性发作时与急性胆囊炎一致。

2. 隐痛性胆囊炎　长期有右上腹隐痛。餐后上腹饱胀、嗳气。

3. 无症状型　只在手术或尸检时被发现。

三、辅助检查

收集十二指肠引流液进行胆汁检查，可发现胆汁内有脓细胞、胆固醇结晶、胆红素钙沉淀、寄生虫卵等，胆汁培养可发现致病菌。

1. B 超检查　最有诊断价值，可显示胆囊大小、囊壁厚度、囊内结石和胆囊收缩情况。

2. 腹部 X 线片　可显示阳性结石，胆囊钙化及胆囊膨胀的征象；胆囊造影可显示结石，胆囊大小、形状，胆囊收缩和浓缩等征象。

3.口服及静脉胆管造影 除可显示结石、胆囊大小、胆囊钙化、胆囊膨胀的征象外，还可观察胆总管形态、胆总管内结石、蛔虫、肿瘤等征象，对本病有诊断价值。

四、治疗

以非手术治疗为主。对于症状轻、不影响正常生活的患者，可选用非手术治疗，低脂肪饮食，长期口服利胆药物（如消炎利胆片、熊胆胶囊、利胆素等），腹痛时可用颠茄类解痉药物对症治疗，必要时给予抗感染治疗。症状重或反复发作胆绞痛、伴有胆囊结石者，可选择手术治疗。

五、护理

（一）护理评估

1.询问患者既往有无胆道疾病、胰管阻塞、十二指肠邻近部位病变，有无大量饮酒和暴饮暴食等诱因。

2.评估患者有无腹痛、腹胀等症状。

3.评估患者对疾病的认知程度及心理状态。

（二）护理要点

1.减轻或控制疼痛：根据疼痛的程度和性质，采取非药物或药物的方法。

2.维持体液平衡。

3.并发症的预防及护理。

（三）护理措施

1.减轻或控制疼痛

（1）卧床休息：协助患者采取舒适体位，指导其进行有节律的深呼吸，达到放松和减轻疼痛的目的。

（2）合理饮食：病情较轻且决定采取非手术治疗的急性胆囊炎患者，指导其清淡饮食，忌油腻食物；病情严重且拟急诊手术的患者给予禁食和胃肠减压，以减轻腹胀和腹痛。

（3）药物镇痛：对诊断明确的剧烈疼痛者，可遵医嘱通过口服、注射等方式给予消炎利胆、解痉或镇痛药，以缓解疼痛。

（4）控制感染：遵医嘱及时合理应用抗生素。通过控制胆囊炎症，减轻胆囊肿胀和胆囊压力达到减轻疼痛的效果。

2.维持体液平衡 在患者禁食期间，根据医嘱经静脉补充足够的水、电解质和维生素等，以维持水、电解质及酸碱平衡。

3.并发症的预防及护理

（1）加强观察：严密监测患者生命体征及腹痛程度、性质和腹部体征变化。若腹痛进行性加重且范围扩大，出现压痛、反跳痛、肌紧张等，同时伴有寒战、高热的症状，提示胆囊穿孔或病情加重。

（2）减轻胆囊内压力：遵医嘱应用敏感抗生素，以有效控制感染，减轻炎性渗出，达到减少胆囊内压力、预防胆囊穿孔的目的。

（3）及时处理胆囊穿孔：一旦发生胆囊穿孔，应及时报告医师，并配合做好紧急手术的准备。

六、健康教育

1. 注意饮食习惯，忌食高胆固醇、高脂肪食物。
2. 遵医嘱坚持按时服用利胆药物。
3. 生活起居要有规律，不要过度劳累，心情要舒畅。
4. 带工形管出院者，指导患者学会自我护理，定期复查。
5. 出院后 6、12 个月返院复查 1 次，以后每年复查 1 次。
6. 凡再次出现腹痛、黄疸、消化不良等情况，要立即到医院就诊，以免延误病情。

（宋　扬）

第二十一节　慢性肾炎

慢性肾小球肾炎简称为慢性肾炎，系指蛋白尿、血尿、高血压、水肿为基本临床表现，起病方式各有不同，病情迁延，病变缓慢进展，可有不同程度肾功能减退，最终将发展为慢性肾衰竭的一组肾小球病。由于本组疾病的病理类型及病期不同，主要临床表现各不相同，疾病表现呈多样化。

一、病因

慢性肾炎是一组多病因的慢性肾小球病变为主的肾小球疾病，但多数患者病因不明，与链球菌感染并无明确关系，据统计仅 15% ～ 20% 从急性肾小球肾炎转变而致，但由于急性肾小球肾炎亚临床型不易被诊断，故实际上百分比可能要高些。此外，大部分慢性肾炎患者无急性肾炎病史，故目前较多学者认为慢性肾小球肾炎与急性肾炎之间无肯定的关联，它可能是由于各种细菌、病毒或原虫等感染通过免疫机制、炎症介质因子及非免疫机制等引起本病。

二、临床表现

根据临床表现不同，将其分为以下五个亚型。

1. 普通型　较为常见。病程迁延，病情相对稳定，多表现为轻度至中度的水肿、高血压和肾功能损害。尿蛋白（＋ ～ ＋＋＋），镜下血尿和管型尿等。病理改变以 IgA 肾病、非 IgA 系膜增生性肾炎、局灶系膜增生性较常见，也见于局灶节段性肾小球硬化和（早期）膜增生性肾炎等。

2. 肾病性大量蛋白尿　除具有普通型的表现外，部分患者可表现肾病性大量蛋白尿，病理分型以微小病变型肾病、膜性肾病、膜增生性肾炎、局灶性肾小球硬化等为多见。

3. 高血压型　除上述普通型表现外，以持续性中等度血压增高为主要表现，特别是舒张压持续增高，常伴有眼底视网膜动脉细窄、纡曲，以及动、静脉交叉压迫现象，少数可有絮状渗出物和（或）出血。病理以局灶节段肾小球硬化和弥漫性增生为多见或晚期不能定型或多有肾小球硬化表现。

4. **混合型** 临床上既有肾病型表现又有高血压型表现，同时多伴有不同程度肾功能减退征象。病理改变可为局灶节段肾小球硬化和晚期弥漫性增生性肾小球肾炎等。

5. **急性发作型** 在病情相对稳定或持续进展过程中，由于细菌或病毒等感染或过劳等因素，经较短的潜伏期（1～5d），而出现类似急性肾炎的临床表现，经治疗和休息后可恢复至原先稳定水平或病情恶化，逐渐发生尿毒症；反复发作多次后，肾功能急剧减退出现尿毒症一系列临床表现。病理改变为弥漫性增生、肾小球硬化基础上出现新月体和（或）明显间质性肾炎。

三、辅助检查

1. **尿液检查** 尿异常是慢性肾炎的基本标志。蛋白尿是诊断慢性肾炎的主要依据，尿蛋白一般在 1～3g/d，尿沉渣可见颗粒管型和透明管型。多数患者可有镜下血尿、少数患者可有间发性肉眼血尿。

2. **肾功能检查** 多数慢性肾炎患者可有不同程度的肾小球滤过率（GFR）降低，早期表现为肌酐清除率下降，其后血肌酐升高。可伴不同程度的肾小管功能减退，如远端肾小管尿浓缩功能减退和（或）近端肾小管重吸收功能下降。

四、治疗

慢性肾小球肾炎早期应针对其病理类型给予相应的治疗，抑制免疫介导炎症、抑制细胞增生、减轻肾脏硬化。应以防止或延缓肾功能进行性恶化、改善或缓解临床症状及防治合并症为主要目的。可采用下列综合治疗措施。

（一）积极控制高血压

防止肾功能减退或使已经受损的肾功能有所改善，防止心血管合并症，并改善远期预后。

1. **治疗原则** 力争达到目标值，如尿蛋白＜1g/d，血压应该控制在 130/80mmHg 以下；如蛋白尿≥1g/d，无心脑血管合并症，血压应控制在 125/75mmHg 以下。降压不能过低过快，保持降压平稳。一种药物小剂量开始调整，必要时联合用药，直至血压控制满意。优选具有肾保护作用、能延缓肾功能恶化的降压药物。

2. **治疗方法**

（1）非药物治疗：限制饮食钠的摄入，伴高血压患者应限钠，钠摄入量控制在 80～100mmol；降压药物应该在限制钠饮食的基础上进行；调整饮食蛋白质与含钾食物的摄入；戒烟、限制饮酒；减肥；适当锻炼等。

（2）药物治疗：常用的降压药物有血管紧张素转化酶抑制药（ACEI）、血管紧张素Ⅱ受体拮抗药（ARB）、长效钙通道阻滞药（CCB）、利尿药、β受体阻滞药等。由于 ACEI 与 ARB 除具有降低血压作用外，还有减少尿蛋白和延缓肾功能恶化的肾保护作用，应优先选择。肾功能不全患者应用 ACEI 或 ARB 要防止高血钾和血肌酐升高，血肌酐＞264μmol/L（3mg/dl）时务必在严密观察下谨慎使用，尤其注意监测肾功能和防止高血钾。少数患者应用 ACEI 有持续性干咳的不良反应，可以换用 ARB 类。

（二）减少尿蛋白

延缓肾功能的减退，蛋白尿与肾脏功能减退密切相关，因此应该严格控制。ACEI 与 ARB 具有降低尿蛋白作用，其用药剂量常需要高于其降压所需剂量。但应预防低血压的发生。

（三）限制食物中蛋白及磷的摄入

低蛋白与低磷饮食可以减轻肾小球高压、高灌注与高滤过状态，延缓肾小球硬化。肾功能不全氮质血症患者应限制蛋白质及磷的入量，采用优质低蛋白饮食或加用必需氨基酸或 α- 酮酸。

（四）避免加重肾损害的因素

感染、低血容量、脱水、劳累、水电解质和酸碱平衡紊乱、妊娠及应用肾毒性药物（如氨基糖苷类抗生素、非甾体抗炎药、造影剂等），均可能损伤肾脏，应避免使用或慎用。

（五）糖皮质激素和细胞毒药物

由于慢性肾炎是包括多种疾病在内的临床综合征，其病因、病理类型及其程度、临床表现和肾功能等差异较大，故是否应用糖皮质激素和细胞毒药物应根据病因及病理类型确定。

（六）其他

抗血小板聚集药、抗凝药、他汀类调脂药、中药也可以使用。

五、护理

（一）护理评估

1. 了解患者既往有无引发慢性肾炎的病因，如急性肾炎。

2. 评估患者慢性肾炎的基本表现，如蛋白尿、血尿、高血压、水肿等。早期是否有疲倦、乏力、腰部疼痛、食欲缺乏及实验检查轻度尿异常。

3. 了解患者对疾病的认识和心理状态。

（二）护理要点

1. 注意休息，避免过于劳累。防止受凉感冒或上呼吸道感染。

2. 有扁桃体炎、中耳炎、鼻窦炎、龋齿时应及时诊治。注意个人卫生，保持皮肤清洁，防止皮肤感染。这些都是可能导致本病复发或活动的诱因。

3. 水肿明显、大量蛋白尿而肾功能正常者，可适量补充蛋白质饮食。无水肿及低蛋白血症时，每日蛋白质摄入量应限制在 0.6g/kg 体重（每瓶牛奶约含 6g 蛋白质，每只蛋约含 6g 蛋白质，每 50g 米饭约含 4g 植物蛋白质）。

4. 有水肿、高血压和心功能不全者，应进低盐饮食，摄盐应少于 5g/d，约一粒蚕豆大小。

5. 避免服用含非那西丁一类的解热镇痛药及其他对肾功能有损害的药物，如卡那霉素、庆大霉素等。

6. 经常检查尿液，如尿中红细胞每高倍视野超过 10 个，要卧床休息。

（三）护理措施

1. 一般护理

（1）患者应限制体力活动，注意休息，避免劳累，协助生活护理。减轻肾脏负担。

（2）肾功能不全有氮质血症患者应限制蛋白及磷的摄入。水肿、高血压明显者宜低盐饮食，高度水肿限制水分摄入。

（3）遵医嘱积极控制高血压，注意评估病情变化，如血压、尿量、水肿，及时发现药物副作用。

（4）做好皮肤护理，宜衣着宽松，避免局部长时间受压及拖、拉等动作，保持皮肤的完整性。

（5）做好心理护理，消除患者紧张、焦虑、抑郁等情绪。积极配合治疗。

2. 病情观察

（1）意识形态、呼吸频率、节律、呼吸音、心率。

（2）自理能力和需要，有焦虑状态等异常心理变化。

六、健康宣教

1. 指导患者注意生活规律，避免过劳，防止受凉，注意个人卫生，预防感染，以免复发。

2. 按医嘱坚持用药，不得自行停药或减量，避免应用对肾脏有损害药物，如链霉素、庆大霉素和卡那霉素等。

3. 女性患者不宜妊娠。

4. 用药护理：指导患者遵照医嘱坚持长期用药，以延缓或阻止肾功能恶化；使用降压药时不宜降压过快、过低。肾功能不全的患者在使用 ACEI 时要注意监测有无高血钾出现。用抗血小板聚集药时观察有无出血倾向，监测出血、凝血时间等。

（戎　清）

第二十二节　慢性肾衰竭

慢性肾衰竭（CRF）是指各种原因造成慢性进行性肾实质损害，致使肾脏明显萎缩，不能维持基本功能，临床出现以代谢产物潴留，水、电解质、酸碱平衡失调，全身各系统受累为主要表现的临床综合征。

一、病因

主要病因有原发性肾小球肾炎、慢性肾盂肾炎、高血压肾小动脉硬化、糖尿病肾病、继发性肾小球肾炎、肾小管间质病变、遗传性肾脏疾病、长期服用解热镇痛药及接触重金属等。

1. 应力争明确慢性肾衰竭的病因，应搞清楚肾脏损害是以肾小球损害为主，还是以肾间质小管病变为主或以肾血管病变为主，以便根据临床特点进行有针对性治疗。

2.应查明促使慢性肾衰竭肾功能进行性恶化的可逆性因素，如感染、药物性肾损害、代谢性酸中毒、脱水、心力衰竭、血压降低过快和过低等。

3.应注意寻找加剧慢性肾衰竭肾功能进行性恶化减退的某些因素，如高血压、高血脂、高凝状态、高蛋白质饮食摄入、大量蛋白尿等。

二、临床表现

（一）消化系统（是最早、最常见症状）

1.厌食，食欲缺乏常较早出现。

2.恶心、呕吐、腹胀。

3.舌、口腔溃疡。

4.口腔有氨臭味。

5.上消化道出血。

（二）血液系统

1.贫血　是尿毒症患者必有的症状。贫血程度与尿毒症（肾功能）程度相平行，促红细胞生成素（EPO）减少为主要原因。

2.出血倾向　可表现为皮肤黏膜出血等，与血小板破坏增多、出血时间延长等有关，可能是毒素引起的，透析治疗可纠正。

3.白细胞异常　白细胞减少，趋化、吞噬和杀菌能力减弱，易发生感染，透析治疗后可改善。

（三）心血管系统（是肾衰竭最常见的死因）

1.高血压　大部分患者（80%以上）有不同程度高血压，可引起动脉硬化、左心室肥大、心力衰竭。

2.心力衰竭　常出现心肌病的表现，由水钠潴留、高血压、尿毒症性心肌病等所致。

3.心包炎　尿毒症性或透析治疗不充分所致，多为血性，一般为晚期表现。

4.动脉粥样硬化和血管钙化　进展迅速，血液透析治疗患者更甚，冠状动脉、脑动脉、全身周围动脉均可发生，主要是由高脂血症和高血压所致。

（四）神经、肌肉系统

1.早期疲乏、失眠、注意力不集中等。

2.晚期周围神经病变，感觉神经较运动神经显著。

3.透析失衡综合征与透析治疗相关，常发生在初次透析治疗的患者。尿素氮降低过快，细胞内外渗透压失衡，引起颅内压增加和脑水肿所致，表现恶心、呕吐、头痛，严重者出现惊厥。

（五）肾性骨病

是指尿毒症时骨骼改变的总称。低钙血症、高磷血症、活性维生素 D 缺乏等可诱发继发性甲状旁腺功能亢进；上述多种因素又导致肾性骨营养不良（即肾性骨病），包括纤维囊性骨炎（高周转性骨病）、骨软化症（低周转性骨病）、骨生成不良及混合性骨病。肾性骨病临床上可表现为可引起自发性骨折；有症状者少见，如骨酸痛、行走不便等。

（六）呼吸系统

酸中毒时呼吸深而长；尿毒症性支气管炎、肺炎（蝴蝶翼）、胸膜炎等。

（七）皮肤症状

皮肤瘙痒、尿素霜沉积、尿毒症面容，透析治疗不能改善。

（八）内分泌功能失调

1. 肾脏本身内分泌功能紊乱　如 1，25（OH）$_2$、维生素 D_3、红细胞生成素不足和肾内肾素 - 血管紧张素 II 过多。

2. 外周内分泌腺功能紊乱　大多数患者均有继发性甲状旁腺功能亢进（血 PTH 升高）、胰岛素受体障碍、胰高血糖素升高等。约 25% 患者有轻度甲状腺素水平降低。部分患者可有性腺功能减退，表现为性腺成熟障碍或萎缩、性欲低下、闭经、不育等，可能与血清性激素水平异常等因素有关。

（九）并发严重感染

易合并感染，以肺部感染多见。感染时发热没有正常人明显。

三、辅助检查

（一）常用的实验室检查

包括尿常规、肾功能、24h 尿蛋白定量、血糖、血尿酸、血脂，以及血电解质等、动脉血液气体分析、肾脏影像学检查等。

检查肾小球滤过功能的主要方法：检测血清肌酐（Scr）、肌酐清除率（Ccr）、放射性核素法测 GFR 等。我国 Ccr 正常值为（90±10）ml/min。对不同人群，Scr、Ccr 值可能有显著差别，临床医师需正确判断。

（二）影像学检查

一般只需做 B 超检查，以除外结石、肾结核、肾囊性疾病等。某些特殊情况下，可能需做放射性核素肾图、静脉肾盂造影、肾脏 CT 和磁共振（MRI）检查等。肾图检查对急、慢性肾衰竭的鉴别诊断有帮助。如果肾图结果表现为双肾血管段、分泌段、排泄功能均很差，则一般提示有 CRF 存在；如果肾图表现为双肾血管段较好，排泄功能很差，呈"梗阻型"（抛物线状），则一般提示可能有急性肾衰竭存在。

四、治疗

（一）饮食治疗

1. 给予优质低蛋白饮食 0.6g/（kg·d）、富含维生素饮食，如鸡蛋、牛奶和瘦肉等优质蛋白质。患者必须摄入足量热量，一般为 30 ～ 35kcal/（kg·d）。必要时主食可采用去植物蛋白的麦淀粉。

2. 低蛋白饮食加必需氨基酸或 α- 酮酸治疗，应用 α- 酮酸治疗时注意复查血钙浓度，高钙血症时慎用。无严重高血压及明显水肿、尿量 > 1000ml/d 的患者，食盐 2 ～ 4g/d。

（二）药物治疗

CRF 药物治疗的目的：缓解 CRF 症状，减轻或消除患者痛苦，提高生活质量；延缓

CRF 病程的进展，防止其进行性加重；防治并发症，提高生存率。

1. 纠正酸中毒和水、电解质紊乱

(1) 纠正代谢性中毒：代谢性酸中毒的处理，主要为口服碳酸氢钠（$NaHCO_3$）。中、重度患者必要时可静脉输入，在 72h 或更长时间后基本纠正酸中毒。对有明显心力衰竭的患者，要防止 $NaHCO_3$ 输入总量过多，输入速度宜慢，以免使心脏负荷加重甚至心力衰竭加重。

(2) 水钠紊乱的防治：适当限制钠摄入量，一般 NaCl 不超过 6 ～ 8g/d。明显水肿、高血压患者，钠摄入量一般为 2 ～ 3g/d（NaCl：5 ～ 7g/d），个别严重患者可限制为 1 ～ 2g/d（NaCl：2.5 ～ 5g）。也可根据需要应用袢利尿药（呋塞米、布美他尼等），噻嗪类利尿药及贮钾利尿药对 CRF 病（Scr > 220μmol/L）疗效甚差，不宜应用。对急性心力衰竭严重肺水肿患者，需及时给予单纯超滤、持续性血液滤过（如连续性静脉 - 静脉血液滤过）。

对慢性肾衰竭患者轻、中度低钠血症，一般不必积极处理，而应分析其不同原因，只对真性缺钠患者谨慎地进行补充钠盐。对严重缺钠的低钠血症患者，也应有步骤地逐渐纠正低钠状态。

(3) 高钾血症的防治：肾衰竭患者易发生高钾血症，尤其是血清钾水平 > 5.5mmol/L 时，则应更严格地限制钾摄入。在限制钾摄入的同时，还应注意及时纠正酸中毒，并适当应用利尿药（呋塞米、布美他尼等），增加尿钾排出，以有效防止高钾血症发生。

对已有高钾血症的患者，除限制钾摄入外，还应采取以下措施：①积极纠正酸中毒，必要时（血钾 > 6mmol/L）可静脉滴注碳酸氢钠。②给予袢利尿药，最好静脉或肌内注射呋塞米或布美他尼。③应用葡萄糖 - 胰岛素溶液输入。④口服降钾树脂，以聚苯乙烯磺酸钙更为适用，因为离子交换过程中只释放出钙，不释放出钠，不致增加钠负荷。⑤对严重高钾血症（血钾 > 6.5mmol/L）且伴有少尿、利尿效果欠佳患者，应及时给予血液透析治疗。

2. 高血压的治疗　对高血压进行及时、合理的治疗，不仅是为了控制高血压的某些症状，而且是为了积极主动地保护靶器官（心、肾、脑等）。血管紧张素转化酶抑制药（ACEI）、血管紧张素 II 受体拮抗药（ARB）、钙通道阻滞药、袢利尿药、β 受体阻滞药、血管扩张药等均可应用，以 ACEI、ARB、钙通道阻滞药的应用较为广泛。透析前 CRF 患者的血压应 < 130/80mmHg，维持透析患者血压一般不超过 140/90mmHg 即可。

(三) 贫血的治疗和红细胞生成刺激剂（ESA）的应用

当血红蛋白(Hb) < 110g/L 或血细胞比容(Hct) < 33% 时，应检查贫血原因。如有缺铁，应予补铁治疗，必要时可应用 ESA 治疗，包括人类重组红细胞生成素（rHuEPO）、达依泊丁等，直至 Hb 上升至 110 ～ 120g/L。

(四) 低钙血症、高磷血症和肾性骨病的治疗

当 GFR < 50ml/min 后，即应适当限制磷摄入量(< 1000mg/d)。当 GFR < 30ml/min 时，在限制磷摄入的同时，需应用磷结合剂口服，以碳酸钙、枸橼酸钙较好。对明显高磷血症（血清磷 > 7mg/dl）或血清 Ca、P 乘积 > 65（mg^2/dl^2）者，则应暂停应用钙剂，以防转移性钙化的加重。此时可考虑短期服用氢氧化铝制剂或司维拉姆，待 Ca、P 乘积 < 65（mg^2/dl^2）时，再服用钙剂。

对明显低钙血症患者，可口服 1，25（OH）$_2$D$_3$（钙三醇）；连服 2 ～ 4 周后，如血钙水平和症状无改善，可增加用量。治疗中均需要监测血 Ca、P、PTH 浓度，使透析前 CRF 患者血 IPTH 保持在 35 ～ 110pg/ml；使透析患者血钙磷乘积 < 55mg^2/dl^2（4.52mmol^2/L^2），血 PTH 保持在 150 ～ 300pg/ml。

（五）防治感染

平时应注意防止上呼吸道感染，预防各种病原体的感染。抗生素的选择和应用原则，与一般感染相同，唯剂量要调整。在疗效相近的情况下，应选用肾毒性最小的药物。

（六）高脂血症的治疗

透析前 CRF 患者与一般高血脂患者治疗原则相同，应积极治疗。但对维持透析患者，高脂血症的标准宜放宽，如血胆固醇水平保持在 250 ～ 300mg/dl，血三酰甘油水平保持在 150 ～ 200mg/dl 为好。

（七）口服吸附疗法和导泻疗法

口服吸附疗法（口服氧化淀粉或活性炭制剂）、导泻疗法（口服大黄制剂）、结肠透析等，均可利用胃肠道途径增加尿毒症毒素的排出。上述疗法主要应用于透析前 CRF 患者，对减轻患者氮质血症起到一定辅助作用。

（八）尿毒症期的替代治疗

当 CRF 患者 GFR 6 ～ 10ml/min（血肌酐 > 707μmol/L）并有明显尿毒症临床表现，经治疗不能缓解时，则应让患者做好思想准备，进行透析治疗。糖尿病肾病可适当提前安排透析治疗（GFR 10 ～ 15ml/min）。

1. 透析治疗

（1）血液透析：应预先给患者做动静脉内瘘（位置一般在前臂），内瘘成熟至少需要 4 周，最好等候 8 ～ 12 周后再开始穿刺。血液透析治疗一般每周 3 次，每次 4 ～ 6h。在开始血液透析 6 周内，尿毒症症状逐渐好转。如能坚持合理的透析治疗，大多数血液透析患者的生活质量显著改善，不少患者能存活 15 ～ 20 年及以上。

（2）腹膜透析：持续性不卧床腹膜透析疗法（CAPD）应用腹膜的滤过与透析作用，持续地对尿毒症毒素进行清除，设备简单，操作方便，安全有效。将医用硅胶管长期置入腹腔内，应用此管将透析液输入腹腔，每次 1.5 ～ 2L，6h 交换 1 次，每日交换 4 次。CAPD 对尿毒症的疗效与血液透析相似，但在残存肾功能与心血管的保护方面优于血透，且费用也相对较低。CAPD 的装置和操作近年已有显著改进，腹膜炎等并发症已大为减少。CAPD 尤其适用于老年人、有心血管合并症的患者、糖尿病患者、小儿患者或做动静脉内瘘有困难患者。

2. 肾移植　患者通常应先做一个时期透析治疗，待病情稳定并符合有关条件后，则可考虑进行肾移植术。成功的肾移植可恢复正常的肾功能（包括内分泌和代谢功能），使患者几乎完全康复。移植肾可由尸体或亲属供肾（由兄弟姐妹或父母供肾），亲属肾移植的效果更好。要在 ABO 血型配型和 HLA 配型合适的基础上，选择供肾者。肾移植需长期使用免疫抑制药，以防治排斥反应，常用的药物为糖皮质激素、环孢素、硫唑嘌呤和（或）吗替麦考酚酯（MMF）等。近年肾移植的疗效显著改善，移植肾的 1 年存活率约为 85%、5 年存活率约为 60%。HLA 配型佳者，移植肾的存活时间较长。

（九）其他

1. 糖尿病肾衰竭患者随着 GFR 不断下降，必须相应调整胰岛素用量，一般应逐渐减少。

2. 高尿酸血症通常无须治疗，但如有痛风，则给予别嘌醇。

3. 皮肤瘙痒外用乳化油剂，口服抗组胺药物，控制高磷血症及强化透析或高通量透析，对部分患者有效。

五、护理

（一）护理评估

1. 病史　既往病史、症状特点、治疗经过及效果等。

2. 身体评估　生命体征、颈静脉怒张、皮肤瘙痒等。

3. 实验室检查　血尿常规、肾功能、B 超和 X 线检查。

（二）护理要点

患者营养状况改善，水肿程度减轻舒适感增加，活动耐力增强，体温逐渐降至正常。

（三）护理措施

1. 一般护理

（1）休息与活动：为了能更好保护残存的肾功能，慢性肾衰竭患者不能参加剧烈运动，以休息为主，但是也不要绝对卧床休息，可适量的运动。

（2）饮食护理：慢性肾衰竭行透析治疗患者原则上不必限制蛋白质的摄入。未行透析治疗患者应采用高热量、低蛋白饮食，并以优质动物蛋白为主。含钾食物应根据体内血钾水平调节，应避免高血钾，并避免含磷高的食物。对于无水肿和无少尿患者应补充足够水分，保证尿量在 1500ml/d 以上。无高血压和水肿患者不必严格限制钠盐，并补充足够的维生素。

（3）皮肤护理：由于体内尿素氮及毒素经汗腺由皮肤毛孔排出，会有皮肤瘙痒，大量脱屑，患者会抓挠皮肤导致破溃，同时水肿也易引发皮肤感染，应经常用温水擦浴，保持皮肤清爽，同时勤剪指甲，防止抓伤皮肤，尤应注意患者皮肤有无发生压疮。

（4）口腔护理：由于大量肌酐、尿素氮聚积于消化道内，部分由唾液腺排出，经口腔内细菌分解产生的氨刺激口腔黏膜，引起溃疡性口腔炎，应指导患者正确漱口方法，饭前饭后漱口，选用软毛牙刷及掌握正确的刷牙方法。

2. 病情观察

（1）每日测量体重。

（2）严密观察病情变化。

（3）定时测量生命体征及血清电解质，尤其注意防止高钾血症，禁食含钾高的食物及使用含钾的药物，如青霉素、螺内酯等药物。

（4）忌输库存血，因库存血含钾量较高。

（5）了解贫血进展及有无出血倾向。

3. 症状护理

（1）呕吐、腹泻频繁的患者应注意水、电解质紊乱，出现有关症状时应及时通知医师。

因呕吐服药困难患者可用生姜片擦舌面。

（2）水肿：正确记录出入液量，严格控制入液量。每日控制进水量，具体今日进水量 = 前一日尿量 +500ml，有腹水患者每日测记腹围，每日在同一时间测体重一次。

（3）抽搐：抽搐、谵妄时应保护患者，必要时加床档。

六、健康教育

1. 注意休息，避免劳累；由于钙代谢失常引起骨质疏松，要注意安全，防止骨折，因有凝血异常，要防碰伤跌伤。

2. 因免疫功能低下，贫血、营养不良等易致感染，要积极防治。

3. 定期随诊。

（翟永志）

第二十三节　前列腺增生

前列腺增生是中老年男性常见疾病之一，随全球人口老龄化发病日渐增多。良性前列腺增生的发病率随年龄增长递增，但有增生病变时不一定有临床症状。城镇发病率高于乡村，而且种族差异也影响增生程度。

一、病因

有关良性前列腺增生的发病机制研究颇多，但病因至今仍未能阐明。可能由于上皮和间质细胞增殖和细胞凋亡的平衡遭到破坏，其他相关因素包括雄激素及其与雌激素的相互作用、前列腺间质与腺上皮细胞的相互作用、生长因子、炎症细胞、神经递质及遗传因素等。目前已知良性前列腺增生必须具备有功能的睾丸及年龄增长两个条件。近年来也注意到吸烟、肥胖及酗酒、家族史、人种及地理环境对良性前列腺增生发生的关系。

二、临床表现

良性前列腺增生的早期由于代偿，症状不典型，随着下尿路梗阻加重，症状逐渐明显，临床症状包括储尿期症状、排尿期症状及排尿后症状。由于病程进展缓慢，难以确定起病时间。

（一）储尿期症状

该期的主要症状包括尿频、尿急、尿失禁及夜尿增多等。

1. 尿频、夜尿增多　尿频为早期症状，夜尿次数增加，但每次尿量不多。膀胱逼尿肌失代偿后，发生慢性尿潴留，膀胱的有效容量因而减少，排尿间隔时间更为缩短。若伴有膀胱结石或感染，则尿频愈加明显，且伴有尿痛。

2. 尿急、尿失禁　下尿路梗阻时，50% ～ 80% 的患者有尿急或急迫性尿失禁。

（二）排尿期症状

该期症状包括排尿踌躇、排尿困难及间断排尿等。

随着腺体增大，机械性梗阻加重，排尿困难加重，下尿路梗阻的程度与腺体大小不成正比。由于患者尿道阻力增加，排尿起始延缓，排尿时间延长，射程不远，尿线细而无力。尿分叉，有排尿不尽感觉。如梗阻进一步加重，患者必须增加腹压以帮助排尿。呼吸使腹压增减，出现尿流中断及淋漓。

（三）排尿后症状

该期症状包括排尿不尽、尿后滴沥等。尿不尽、残余尿增多：残余尿是膀胱逼尿肌失代偿的结果。当残余尿量很大，膀胱过度膨胀且压力很高，高于尿道阻力，尿自行从尿道溢出，称充溢性尿失禁。有的患者平时残余尿不多，但在受凉、饮酒、憋尿，服用药物或有其他原因引起交感神经兴奋时，可突然发生急性尿潴留。患者尿潴留的症状可时好时坏。部分患者可以是急性尿潴留为首发症状。

（四）其他症状

1. **血尿**　前列腺黏膜上毛细血管充血及小血管扩张并受到增大腺体的牵拉或与膀胱摩擦，当膀胱收缩时可以引起镜下或肉眼血尿，是老年男性常见的血尿原因之一。膀胱镜检查、金属导尿管导尿、急性尿潴留导尿时膀胱突然减压，均易引起严重血尿。

2. **泌尿系感染**　尿潴留常导致泌尿系感染，可出现尿急、尿频、排尿困难等症状，且伴有尿痛。当继发上尿路感染时，会出现发热、腰痛及全身中毒症状。平时患者虽无尿路感染症状，但尿中可有较多白细胞或尿培养有细菌生长，术前应治疗。

3. **膀胱结石**　下尿路梗阻，特别在有残余尿时，尿液在膀胱内停留时间延长，可逐渐形成结石。伴发膀胱结石时，可出现尿线中断，排尿末疼痛，改变体位后方可排尿等表现。

4. **肾功能损害**　多由于输尿管反流，肾积水导致肾功能破坏，患者就诊时的主诉常为食欲缺乏、贫血、血压升高或嗜睡和意识迟钝。因此，对男性老年人出现不明原因的肾功能不全症状，应首先排除良性前列腺增生。

5. **长期下尿路梗阻**　可出现因膀胱憩室充盈所致的下腹部包块或肾积水引起的上腹部包块。长期依靠增加腹压帮助排尿可引起疝、痔和脱肛。

三、辅助检查

1. **外生殖器检查**　除外尿道外口狭窄或其他可能影响排尿的疾病，如包茎、阴茎肿瘤等。

2. **直肠指检**　直肠指检为简单而重要的诊断方法，需要在膀胱排空后进行。应注意前列腺的界线、大小、质地。

3. **局部神经系统检查（包括运动和感觉）**　肛周和会阴外周神经系统的检查可提示是否存在神经源性疾病导致的神经源性膀胱功能障碍。

4. **尿常规**　以确定下尿路症状（lower urinary tract symptoms，LUTS）患者是否有血尿、蛋白尿、脓尿及糖尿等。

5. **B 超检查**　观察前列腺的大小、形态及结构，有无异常回声、突入膀胱的程度，以及残余尿量。

6. 残余尿测定 由于膀胱逼尿肌可通过代偿的方式克服增加的尿道阻力，将膀胱内尿液排空，因此良性前列腺增生早期无残余尿也不能排除下尿路梗阻的存在。一般认为残余尿量达 50 ～ 60ml 即提示膀胱逼尿肌处于早期失代偿状态。

四、治疗

良性前列腺增生的危害性在于引起下尿路梗阻后所产生的病理生理改变。其病理个体差异性很大，而且也不都呈进行性发展。一部分病变至一定程度即不再发展，所以即便出现轻度梗阻症状也并非均需手术治疗。

（一）观察等待

对症状轻微，IPSS 评分 7 分以下可观察，无须治疗。

（二）药物治疗

1. 5α - 还原酶抑制药 适用于治疗前列腺体积增大同时伴中、重度下尿路症状的 BPH 患者。

2. α_1 受体阻滞药 适用于有中、重度下尿路症状的 BPH 患者。目前认为此类药物可以改善尿路动力性梗阻，使阻力下降以改善症状，常用药有高特灵等。此类药的常见副作用包括头晕、头痛、乏力、困倦、直立性低血压、异常射精等。

3. 其他 包括 M 受体拮抗药、植物制剂、中药等。M 受体拮抗药通过阻断膀胱 M 受体，缓解逼尿肌过度收缩，降低膀胱敏感性，从而改善 BPH 患者的贮尿期症状。

观察药物疗效应长期随访，定期行尿流动力学检查，以免延误手术时机。

（三）手术治疗

手术仍为良性前列腺增生的重要治疗方法，适用于具有中、重度 LUTS 并已明显影响生活质量的良性前列腺增生患者。经典的外科手术方法有经尿道前列腺电切术、经尿道前列腺切开术、开放性前列腺摘除术。目前 TURP 仍是良性前列腺增生治疗的"金标准"。

手术适应证：①有下尿路梗阻症状，尿流动力学检查已明显改变或残余尿在 60ml 以上；②不稳定膀胱症状严重；③已引起上尿路梗阻及肾功能损害；④多次发作急性尿潴留、尿路感染、肉眼血尿；⑤并发膀胱结石；⑥合并腹股沟疝、严重的痔疮或脱肛，临床判断不解除下尿路梗阻难以达到治疗效果。对有长期尿路梗阻、肾功能已有明显损害，严重尿路感染或已发生急性尿潴留的患者，应先留置导尿管解除梗阻，待感染得到控制，肾功能恢复后再行手术。如插入导尿管困难或插管时间长已引起尿道炎时，可改行耻骨上膀胱穿刺造口。应严格掌握急诊前列腺切除手术的适应证。

（四）微创治疗

1. 经尿道前列腺电汽化术（TUVP） 适用于凝血功能较差的和前列腺体积较小的良性前列腺增生患者，是 TUIP 或 TURP 的另外一种选择。

2. 经尿道前列腺等离子双极电切术（TUPKP）和经尿道等离子前列腺剜除术（TUKEP） 是使用等离子双极电切系统，并以与单极 TURP 相似的手术方式行经尿道前列腺切除手术。TUPKP 的主要优点包括术中、术后出血少，降低输血率和缩短术后导尿和住院时间；TUKEP 将前列腺于包膜内切除，更加符合前列腺解剖结构，具有切除前列腺增生组织更完整、术后复发率低、术中出血少等特点。

3. 微波治疗　适用于药物治疗无效（或不愿意长期服药）而又不愿意接受手术的患者，以及伴反复尿潴留而又不能接受外科手术的高危患者。系利用微波对生物组织的热凝固原理以达到治疗目的。微波放射极的放置可通过直肠超声波定位或经尿道镜直视下定位。后者可准确地避开尿道外括约肌，减少尿失禁的并发症。

4. 激光治疗　激光手术的共同特点是术中出血相对较少，尤其适于高危因素的患者，如高龄、贫血、重要脏器功能减退等。利用激光热效应凝固汽化或切除前列腺组织，方法类似经尿道腔内操作。

（五）其他

1. 经尿道针刺消融术（transurethral needle ablation，TUNA）　是一种简单安全的治疗方法，适用于前列腺体积 < 75ml，不能接受外科手术的高危患者，对一般患者不推荐作为一线治疗方法。

2. 前列腺支架（Stents）　是通过内镜放置在前列腺部尿道的金属（或聚亚安酯）装置。以缓解良性前列腺增生所致下尿路症状。仅适用于伴反复尿潴留又不能接受外科手术的高危患者，作为导尿的一种替代治疗方法。常见并发症有支架移位、钙化、支架闭塞、感染、慢性疼痛等。

五、护理

（一）护理要点

疼痛，舒适度改变，排尿异常，潜在并发症，如感染、出血、尿失禁、肾功能不全及膀胱结石等。

（二）护理措施

1. 一般护理

（1）病情观察：术后密切监测患者的生命体征，观察体温和血白细胞的变化，及时发现感染症状。注意观察尿量及尿液颜色变化，持续膀胱冲洗，保持导尿管引流通畅以避免膀胱痉挛引起疼痛。观察切口渗出情况，及时更换敷料。

（2）疼痛护理：评估患者疼痛的部位、性质、程度及发作频率等，必要时遵医嘱给予患者镇痛药，并观察药物疗效及不良反应。

（3）功能锻炼护理：指导患者进行提肛锻炼，减轻患者的尿频及尿失禁的症状。

（4）用药护理：遵医嘱给予患者药物，密切关注患者用药前后的病情变化，注意观察尿液的颜色、性状和量，观察用药后有无异常情况发生，如有异常应及时报告医师处理。

2. 病情观察

（1）观察排尿困难、尿频、尿线变细或尿流中断、尿后滴沥的程度及其动态变化。

（2）如患者出现血尿，应注意观察是全程血尿，还是终末血尿，颜色的深浅，有无血块，是间歇性血尿还是持续性血尿。

（3）观察有无尿急、尿痛等感染症状的出现。

（4）观察肾功能各项指标的动态等，及早发现肾功能损害。

（5）观察药物的副作用，如头晕、血压下降、皮疹等。

（6）观察治疗后的效果，并及时向医师反馈。

六、健康教育

1. 嘱患者养成良好的生活习惯，戒除烟酒，进清淡及富含纤维素的食物，少进辛辣刺激性饮食。

2. 适量多饮水，饮水量2000～3000ml/d，达到自洁的作用，以预防尿路感染。对心功能不全的患者需要限制摄入量。

3. 保持积极、乐观的心态，适当参加体育锻炼，避免久坐，注意劳逸结合，提高机体的抵抗能力。

4. 术后1个月内避免用力排便，保持排便通畅，必要时口服缓泻药。

5. 嘱患者一定要做到有尿就排，不可憋尿。因为憋尿会造成膀胱过度充盈，使膀胱逼尿肌收缩力减弱，从而发生排尿困难，易诱发急性尿潴留。

（王　静）

第二十四节　泌尿系统肿瘤

泌尿系统肿瘤发生于泌尿系统任意部位的肿瘤，包括肾、肾盂、输尿管、膀胱、尿道肿瘤。其中肾盂以下为有管道的脏器，腔内均覆盖尿路上皮，所接触的内环境都是尿，致癌物质常通过尿液使尿路上皮发生肿瘤，所以肾盂、输尿管、膀胱、尿道的尿路上皮肿瘤均有其共性，并可能多器官发病。由于尿液在膀胱内停留时间最长，所以引起的膀胱癌也最为常见。泌尿系统肿瘤常在40岁以后发生，男性比女性多1倍左右。肾母细胞瘤和膀胱横纹肌肉瘤是婴幼儿疾病，男女发病率无差别。在泌尿系统肿瘤中，中国肾盂癌的发病率高于欧美国家。

一、病因

1. 化学物质：苯胺染料以及生成合成橡胶的化学试剂均是很强的致癌物。

2. 病毒感染。

3. 血吸虫卵长期对膀胱壁的刺激。

4. 吸烟。

5. 色氨酸和烟酸代谢异常所产生的内源性芳香胺，亦可导致膀胱癌。

6. 其他：如结石、炎症、息肉、白斑等。

二、临床表现

血尿，多为无痛性全程血尿，间歇出现，偶有尿频、尿急等症状。

膀胱刺激症状，随着肿瘤的生长，其瘤体可直接压迫膀胱出口或血凝块堵塞出口而出现排尿困难及腹部胀痛，盆腔广泛浸润时可出现腰骶部疼痛，下肢水肿及严重贫血等症状。

三、辅助检查

（一）肾肿瘤

肾癌的诊断依靠 B 超、CT、MRI 和排泄性泌尿系统造影，必要时可行动脉造影。

（二）膀胱肿瘤

1. 尿液中找癌细胞　取晨起第一次自然排出的全部尿液送检，镜下找脱落癌细胞。必须注意，取膀胱内完全排空的全部尿液，要及时送检这样诊断率高。

2. 膀胱区 B 超检查　了解膀胱腔内肿块或溃疡部位大小，以及向膀胱壁内浸润的深度。

3. 膀胱镜检查　是重要的检查手段，通过膀胱镜可以观察到肿瘤位置、大小、范围，另可钳取瘤组织明确诊断，采取有效的治疗手段。

四、治疗

泌尿系统肿瘤适合手术、放化疗、中药传统治疗方法，除了传统治疗方法，治疗恶性泌尿系统肿瘤可选择 cls（肿瘤生物免疫细胞疗法）细胞免疫治疗。

cls 细胞免疫治疗是恶性泌尿系统瘤的有效治疗措施之一。cls 细胞免疫治疗可应用于各个阶段肿瘤患者的治疗，特别是晚期肿瘤患者，此时已失去放疗机会或体质较差、无法耐受大剂量放疗或放疗不敏感及具有耐药性，单用生物治疗能明显改善症状、提高生存质量、延长存活时间。

五、护理

（一）护理评估

了解患者血尿史、目前身体营养状况，进行护理体检及参考辅助检查资料，做出护理评估。

（二）护理要点

1. 焦虑　与对癌症预后等担心有关。

2. 营养失调和低于机体需要量　与癌症慢性消耗、出血、化疗副作用有关。

3. 潜在并发症　术后出血或感染。

（三）护理措施

1. 一般护理

（1）心理护理：膀胱癌患者容易出现焦虑、恐慌的情绪，无法接受尿流改道的事实，护理人员应与患者建立良好护患关系，积极主动地与患者及其家属沟通，要充分赢得患者的信任。详细、认真地讲解本病的相关知识，告知可能出现的一些并发症及不良反应，消除患者恐惧、焦虑甚至绝望的心理，鼓励患者以积极的态度面对疾病，积极配合治疗。

（2）饮食护理：术前给予患者高蛋白质、易消化、营养高的饮食，对于进食困难的患者，给予静脉营养支持，从而纠正贫血，改善患者的全身营养状况。行经尿道膀胱肿瘤电切术 6h 后，患者即可进食，饮食以营养丰富、粗纤维食物为主，忌食辛辣、刺激性食物。

（3）引流管护理：对各种引流管分别贴上标签，以示区别。妥善固定引流管，防止脱出。保持引流通畅，避免弯折。观察并记录引流液的性状、颜色和量的变化。

（4）化疗前后护理：若患者病情允许且有放化疗指征，术后半个月行放疗和化疗。膀胱保留术后能憋尿患者，即行膀胱灌注化学治疗。膀胱灌注前要排空尿液，以防稀释化学治疗药。灌注后嘱患者多饮水、勤排尿，将残留在膀胱内的化学治疗药排尽。

2. 病情观察

（1）术前要严密观察患者血尿的情况，术后密切监测患者的生命体征。

（2）持续心电监护，观察并记录患者的脉搏、心率、血压等变化。

（3）保证患者输血、输液的通畅。观察切口渗出情况，及时更换敷料。

（4）定时监测患者血白细胞、体温等变化，观察是否发生感染。

（5）观察各种引流液的颜色、性状和量，若短期内引流出大量鲜红色液体，应及时通知医师进行处理。

六、健康教育

1. 加强营养、多饮水，防止尿路感染和结石形成。

2. 皮肤造口者避免穿紧身衣裤，注意个人清洁，采用淋浴方式，注意保护好造口。禁用消毒剂或强碱性肥皂清洗造口周围，以免损伤皮肤。

3. 指导患者及其家属要定时清洗和更换造口袋。

4. 告之患者在身体恢复后，造口者也可重返工作岗位，但要避免重体力活，防止形成疝。

5. 可参加一些较轻的体育锻炼，如散步、打太极拳等，避免剧烈运动。

6. 遵医嘱定期门诊复查。

（戎　清）

第二十五节　慢性贫血

慢性感染、炎症及肿瘤性疾病所伴有的贫血通常称为慢性贫血（ACD），是临床最常见的综合征之一。本病以介导免疫或炎性反应的细胞因子（如肿瘤坏死因子、白细胞介素 -1 及干扰素等）产生增多为特征。ACD 演变的全过程均与细胞因子有关，包括红细胞寿命缩短、对促红细胞生成素（EPO）的反应迟缓、红细胞系集落生成受损、网状内皮系统储存铁障碍。

一、病因

1. 慢性感染　肺脓肿、肺结核、亚急性感染性心内膜炎、骨髓炎、慢性尿路感染、盆腔炎、脑膜炎、慢性深部真菌病及艾滋病等。

2. 慢性非感染性炎性疾病　结缔组织病，如类风湿关节炎、系统性红斑狼疮、风湿热、血管炎等，以及严重外伤、烧伤等。

3. 恶性肿瘤　癌症、淋巴瘤、白血病、骨髓瘤等。

二、临床表现

1. 神经系统　头痛、眩晕、精神萎靡、晕厥、失眠、多梦、耳鸣、眼花、记忆力减退、注意力不集中等。

2. 皮肤黏膜　苍白（有效血容量重新分布，保证重要脏器供血）。

3. 检查部位　睑结膜、牙龈、舌面、甲床。

4. 呼吸系统　轻度贫血时，平静时呼吸次数正常，活动后呼吸加快加深。重度贫血时，平静时也可有气短，甚至端坐呼吸。

5. 循环系统　急性失血时机体对低血容量的反应，自觉心悸、心率加快。非失血性贫血时心脏对组织缺氧的反应。

6. 轻度贫血　安静状态无明显表现，活动后心悸及心率加快等。

7. 中重度贫血　无论何种状态均出现心悸和心率加快，且贫血越重，症状越明显，严重时可致贫血性心脏病，还可有心律失常，甚至心功能不全。

8. 消化系统　贫血本身可影响消化系统，出现结构甚至功能改变，如消化腺分泌减少甚至腺体萎缩，致消化功能下降、消化不良，表现为腹胀、食欲缺乏等。

9. 泌尿系统　肾性贫血可有相应的肾脏病表现。

10. 内分泌系统　长期贫血影响甲状腺、性腺、肾上腺、胰腺等功能，改变红细胞生成素和胃肠激素的分泌。治疗贫血的某些药物本身就是外源激素，长期应用，对内源性激素的生成及其靶效应发生影响。

11. 生殖系统　长期贫血会影响性腺分泌，弱化男性特征等。

12. 免疫系统　继发于免疫系统疾病的贫血，均有原发免疫系统疾病的临床表现；贫血也可引起免疫系统的改变，致免疫功能下降。

三、辅助检查

世界卫生组织（WHO）的标准是 HGB 低于 130g/L（男性）和 120g/L（女性）。国内目前尚无 60 岁以上老年人贫血的统一标准，鉴于老年人的红细胞计数和血红蛋白浓度在男女之间差别不大，目前认为白仓提出的 RBC $< 3.5 \times 10^{12}$/L、HGB < 110g/L、HCT < 0.35 作为老年人贫血的标准较为合适。

四、治疗

内分泌腺功能减退，在补足缺少的激素之后，贫血即可纠正，若伴有叶酸或维生素 B_{12} 及铁剂缺乏，给予补充即有效。除了慢性肾衰竭并发贫血比较严重以外，以暂时纠正贫血。肾病性贫血患者可用红细胞生成素（EPO）治疗，效果显著，疗效与剂量及用药时间相关。EPO 对其他慢性病贫血，但贫血纠正速率较非老年患者慢，维持剂量较大。不良反应主要为血压升高，起始剂量可按每次 100U/kg，每周 3 次，疗程不短于 8 周。治疗期间应根据疗效及不良反应及时调整剂量，密切观察血压并给予相应处理。由于老年人易发生缺铁，应及时防治铁缺乏，以保证疗效。有报道表明，EPO 尚具有免疫调节功能，能提高患者 IgG、IgA。EPO 治疗后的患者，生活质量改善，上呼吸道感染的发生率降低。

五、护理

（一）护理要点

1. 严重时要卧床休息，限制活动，避免突然改变体位后发生晕厥，注意安全。

2. 贫血伴心悸、气促时应给予吸氧。

3. 给予高热量、高蛋白质、高维生素类食物（如瘦肉、猪肝、豆类、新鲜蔬菜等），注意色、香、味烹调，促进食欲。

4. 观察贫血症状，如面色、睑结膜、口唇、甲床苍白程度，注意有无头晕眼花、耳鸣、困倦等中枢缺氧症状，注意有无心悸、气促、心前区疼痛等贫血性心脏病的症状。

5. 输血时护理认真做好查对工作，严密观察输血反应，给重度贫血者输血时速度宜缓慢，以免诱发心力衰竭。

（二）护理措施

1. 一般护理

（1）依据贫血患者的具体状况给予休息和活动。贫血症状明显、重度贫血或贫血发生迅速者应绝对卧床休息；中度贫血或慢性贫血应限制活动，多卧床休息；轻度贫血应限制剧烈活动，适当休息，活动量以不感到疲劳为原则。

（2）饮食按照贫血患者饮食原则，结合贫血的原因补充缺乏物质和调整饮食结构。如对于营养不良性贫血，给予富含铁、叶酸或维生素 B_{12} 的饮食；口腔炎、舌炎患者进温热软食。重型再障患者有出血倾向，宜给予无渣半流食；高热或消化道出血时，应给予无渣半流食或流食；消化道出血严重时，应禁食。

（3）遵医嘱正确给予治疗贫血药物，及时评价药物疗效及注意其副作用。口服铁剂时，应饭后服用，以减少对胃肠道不良反应，禁与茶同服，影响吸收；口服铁剂为溶液时，应用吸管服用，以免牙齿染色；肌内注射铁剂时，应深部肌内注射；再生障碍性贫血患者应用抗淋巴细胞球蛋白和抗胸腺细胞球蛋白时，应严格掌握输液速度，注意药物反应；长期应用雄激素可能出现皮肤痤疮、毛发增多、女性声音变粗、停经和男性化表现。肌内注射丙酸睾酮，可造成疼痛和硬块，应分层注射并更换注射部位，对硬块行局部湿热敷。

（4）对于有出血倾向患者，应尽量减少有创治疗，避免咳嗽和便秘，预防出血。

（5）做好口腔和皮肤护理，预防感染。

（6）做好心理护理。对于病情重、进展迅速及预后不良者，多给予支持、安慰和鼓励，增强患者战胜疾病的信心。

2. 病情观察　注意贫血进展速度，熟悉各组织缺氧症状并采取必要的措施，观察出血倾向，注意有无发热。

六、健康教育

1. 避免接触有毒、有害化学物质及放射性物质，警惕家用染发剂、杀虫剂毒性对人体的损害，避免应用某些抑制骨髓造血功能的药物，如氯霉素、保泰松等。

2. 对患者加强疾病知识教育，预防感染和出血，坚持治疗，不擅自停药，定期复诊。

3. 适当锻炼，增强体质，稳定病情，促进治疗。

（李　鹏）

第二十六节　慢性粒细胞白血病

慢性粒细胞白血病是一种影响血液及骨髓的恶性肿瘤，特点是产生大量不成熟的白细胞，不成熟的白细胞在骨髓内聚集，抑制骨髓的正常造血；能够通过血液在全身扩散，导致患者出现贫血、容易出血、感染及器官浸润等。

一、病因

慢性粒细胞白血病的病因仍未明确，但认为费城染色体与其密切相关，有 90% ～ 95% 的患者出现费城染色体。

二、临床表现

1. 慢性期　有乏力、低热、多汗或盗汗、体重减轻等非特异性表现，脾大最为突出，50% 患者有肝大，部分患者有胸骨中下段压痛。

2. 加速期　有发热、虚弱、体重下降，迅速脾大，胸骨和骨骼疼痛，逐渐出现贫血和出血。

3. 急变期　为慢性粒细胞白血病的终末期，临床表现与急性白血病类似，一般在数月内死亡。

三、辅助检查

1. 血象　白细胞计数明显增高，分类有大量中性粒细胞，原始细胞一般为 1% ～ 3%，不超过 10%；血红蛋白和血小板计数减少。

2. 骨髓象　是确诊慢性粒细胞白血病的主要依据。骨髓增生明显活跃至极度活跃，以粒细胞为主，原始细胞小于 10%。

3. 其他　染色体检查和血液生化检查均有助于诊断。

四、治疗

1. 化学治疗　羟基脲为当前首选化疗药物。

2. α 干扰素　为无造血干细胞移植条件的慢性粒细胞白血病患者的首选治疗方法。

3. 其他　骨髓移植。

五、护理

1. 一般护理

（1）保持安静、舒适的环境，卧床休息，取左侧卧位以减轻腹部胀痛，防止脾破裂。

指导患者少食多餐、饮水，以减轻食后腹部饱胀感。

（2）用药护理，化疗期间按医嘱准确给药，记录 24h 出入液量，注意观察有无血尿或腰痛发生，以早期发现化疗副反应。鼓励患者多饮水，保证每日尿量在 1500ml 以上。遵医嘱给予别嘌醇口服，以抑制尿酸的形成、减轻化疗副反应。

（3）贫血、出血、感染的护理。

2. 病情观察

（1）每日测量患者脾的大小、质地，检查有无压痛，并做好记录。

（2）一旦突然发生脾区剧痛，要密切观察生命体征，及时发现有无休克等脾破裂征象。

（3）发现不明原因的高热、贫血、出血加重、脾脏进行性肿大等慢性粒细胞白血病急变表现，要及时报告医师，并配合处理。

六、健康教育

1. 向患者介绍慢性粒细胞白血病的有关知识，说明同种异基因骨髓移植是迄今治愈慢性粒细胞白血病最有效的方法。

2. 指导患者合理饮食，保持乐观情绪，适当进行身体锻炼。保持良好的卫生习惯，季节变化时及时增减衣服，防止上呼吸道感染。

3. 告知患者出院后遵医嘱继续服药治疗、定期门诊复查。如有不明原因的高热、脾迅速肿大、脾区疼痛等，应及时就诊。

（宋晓莉）

第二十七节　慢性淋巴细胞白血病

慢性淋巴细胞白血病（CLL）是一种原发于造血组织的恶性肿瘤。肿瘤细胞为单克隆的 B 淋巴细胞，形态类似正常成熟的小淋巴细胞，蓄积于血液、骨髓及淋巴组织中。

一、病因

病因尚未完全明确，环境因素在慢性淋巴细胞白血病的发病中并不占主要地位，长期接触低频电磁场可能和该病的发病有关。亚洲国家以及西方国家中亚裔人群比欧美人群的发病率低，慢性淋巴细胞白血病患者直系家属中患该病的危险性比一般人群高 3 倍，男性比女性易患，说明遗传因素在该病的发病中占有一定的地位。

二、临床表现

早期常无症状，常因发现无痛性淋巴结大或不明原因的淋巴细胞绝对值升高而就诊。患者有轻度乏力、易疲劳等非特异性表现，一旦进入进展期，除全身淋巴结和脾大外，可表现为体重减轻、反复感染、出血和贫血症状。由于易感人群的年龄较大，患者常由于慢性肺部疾病、脑血管病变、心血管疾病等其他潜在的慢性疾病而导致病情恶化。

1. 淋巴结肿大　80% 的患者有无痛性淋巴结肿大，可为全身性，轻至中度肿大，偶有明显肿大,与皮肤不粘连,常累及颈部、锁骨上、腋下及腹股沟等处。

2. 肝脾大 50%的患者有轻至中度脾大,伴腹部饱胀感,晚期可达盆腔,可发生脾梗死或脾破裂,肝大少见。

3. 贫血和出血 病情进展时可出现贫血或血小板计数减少,多数情况下是由于白细胞细胞骨髓浸润或产生自身抗体所致,偶见因脾大引起脾亢。

4. 结外浸润 淋巴细胞可浸润至皮肤、结膜、肺、胸膜、胃肠道、骨骼、神经系统、肾脏等。

5. 并发症 免疫缺陷及免疫紊乱表现,如条件致病性病原体感染、自身免疫性疾病和继发肿瘤。

三、辅助检查

1. 血象 白细胞计数持续增多≥10×10^9/L,淋巴细胞比例≥50%,单克隆淋巴细胞绝对值≥5×10^9/L。肿瘤细胞骨髓浸润、治疗后骨髓抑制、免疫破坏或营养元素缺乏等情况下可出现贫血或血小板减少。

2. 骨髓象 骨髓增生活跃,为肿瘤细胞所占据,占40%以上,形态与外周血基本一致,红、粒及巨核细胞系生成受抑。骨髓活检有助于判断骨髓受累的程度。

3. 淋巴结活检 淋巴结病理可见典型的小淋巴细胞弥漫性浸润,细胞形态与血液中的淋巴细胞一致。

4. 染色体检查 约50%的患者有染色体数目及结构异常,多为12、14、13号染色体异常。

5. 免疫学检查 利用流式细胞仪可以检测细胞表面分化抗原、膜表面免疫球蛋白和κ、λ轻链,以确定细胞是否是克隆性增殖并提供进一步分型。

四、治疗

低危患者淋巴细胞轻度增多($< 30 \times 10^9$/L,Hb > 120g/L,血小板计数$> 100 \times 10^9$/L),骨髓非弥漫性浸润者生存期长,病情稳定者可以定期观察、对症治疗为主。当患者出现发热、体重明显下降、乏力、贫血、血小板计数降低、巨脾或脾区疼痛、淋巴结肿大且伴有局部症状、淋巴细胞倍增时间< 6 个月、出现幼淋变时,应积极治疗。

1. 化学治疗 包括苯丁酸氮芥、氟达拉滨、糖皮质激素等。

2. 免疫治疗 如干扰素、抗 CD20 单克隆抗体、抗 CD52 抗体等,造血干细胞移植。

3. 其他 放射治疗。

五、护理

1. 一般护理

(1)休息:慢性淋巴细胞白血病患者常有活动无耐力现象,需卧床休息,但一般不需要绝对卧床。长期卧床的患者应经常更换体位、预防压疮。

(2)预防感染:感染是导致慢性淋巴细胞白血病患者死亡的重要原因之一。慢性淋巴细胞白血病患者免疫功能减低，化疗药物对骨髓抑制常致成熟中性粒细胞减少或缺乏，使免疫功能进一步下降。粒细胞减少或缺乏和免疫功能下降是发生感染的危险因素。粒细胞减少持续时间越久，感染的威胁越大。预防感染可采取以下措施。

①保护性隔离：慢性淋巴细胞白血病患者应与其他病种患者分室居住。以免交叉感染。粒细胞及免疫功能明显低下者，应住单人病室，有条件者住超净单人病室、空气层流室或单人无菌层流床。普通病室或单人病室需定期进行紫外光照射、戊二醛熏蒸。限制探视者的人数及次数，工作人员及探视者在接触患者之前要认真洗手。

②注意个人卫生：保持口腔清洁，进食前后用温开水或口泰液漱口。宜用软毛牙刷，以免损伤口腔黏膜引起出血和继发感染。如有黏膜真菌感染可用氟康唑或依曲康唑涂擦患处。勤换衣裤，每日沐浴有利于汗液排泄，减少发生毛囊炎和皮肤疖肿。保持排便通畅，便后用温水或盐水清洁肛门，以防止肛周脓肿形成。

③观察感染的早期表现：每日检查口腔及咽喉部，有无牙龈肿胀，咽红、吞咽疼痛感，皮肤有无破损、红肿，外阴、肛周有无异常改变等，发现感染先兆时，及时处理。对合并感染者可针对病原选用 2～3 种有效抗生素口服。肌内注射或静脉滴注。

④严格执行无菌操作技术进行任何穿刺前，必须严格消毒。各种管道或切口敷料应定时更换，以免细菌生长。

（3）出血护理，出血是慢性淋巴细胞白血病患者死亡的又一主要原因，所以发现患者出血的时候要及时护理。

（4）生活护理

①保持乐观愉快的情绪：长期出现精神紧张、焦虑、烦躁、悲观等情绪，会使大脑皮质兴奋和抑制过程的平衡失调，所以需要保持愉快的心情。

②生活节制：注意休息、劳逸结合，生活有序，保持乐观、积极、向上的生活态度对预防疾病有很大的帮助。做到茶饭有规律、生活起居有常、不过度劳累、心境开朗，养成良好的生活习惯。

③合理膳食：可多摄入一些高纤维素，以及新鲜的蔬菜和水果，营养均衡，包括蛋白质、糖、脂肪、维生素、微量元素和膳食纤维等必需的营养素，荤素搭配，食物品种多元化，充分发挥食物间营养物质的互补作用，对预防此病也很有帮助。

2. 病情观察　定时测量体温、脉搏、呼吸、血压等，注意观察有无皮肤损害、咽痛、咳嗽、发热等现象，以便及时通知医师，做出处理。

3. 症状护理　白血病患者本身代谢率高，加之化疗引起严重的不良反应，因此在化疗期间宜卧床休息，鼓励患者多进高蛋白质、高热量、高维生素易消化的清淡饮食。嘱患者多饮水，以预防尿酸性肾病的发生。由于化疗引起患者抵抗力低下，因此化疗期间须预防感染。保持病室整洁，每日用紫外线消毒室内空气；减少探视，避免交叉感染的发生；定期洗澡换衣，保持皮肤清洁干燥；预防口腔感染，每日用抗生素漱口，如甲硝唑、庆大霉素等。如有真菌感染，可加用制霉菌素；排便后用 1∶5000 高锰酸钾溶液坐浴或清洗外阴，防止肛周感染；女性患者月经期间应每日清洗会阴部；注射部位需严格消毒。

六、健康教育

1. **高蛋白质**　慢性粒细胞性白血病是血细胞发生了病理改变所致，这类患者机体内蛋白质的消耗量远大于正常人，只有补充量多质优的蛋白质，才能维持各组织器官的功能。蛋白质另一功能是构成抗体，具有保护机体免受细菌和病毒的侵害，提高机体抵抗力的作用。所以，白血病患者应摄入高蛋白质饮食，特别是多选用一些质量好、消化与吸收率高的植物性蛋白和豆类蛋白质，如豆腐、豆腐脑、豆腐干、腐竹、豆浆等。以补充身体对蛋白质的需要。

2. **多摄入含铁质丰富的食物**　白血病的主要表现之一是贫血，所以在药物治疗的同时，鼓励患者经常食用一些富含铁的食物，如豌豆、黑豆、绿色蔬菜、大枣、红糖、黑木耳、芝麻酱、蛋黄等。

3. **少食多餐、容易消化**　白血病患者，尤其在治疗过程中，消化系统往往会出现诸多反应，如恶心、呕吐、腹胀、腹泻等症状，此时可采取少食多餐的进食方法或在三餐之外增加一些体积小、热量高、营养丰富的食品，如糕点、巧克力、面包、猕猴桃、鲜蔬汁等。有消化系统不良反应的患者要多摄入碱性食物，以减轻消化道的不适。

4. **根据病情对症调理饮食**　患者如有食欲缺乏、消化不良时，可供给半流食或软食，如二米粥、蛋羹、酸奶、豆腐脑、小笼包等，同时可佐以山楂、萝卜等食物。

（殷　鹏）

第二十八节　慢性淋巴瘤

淋巴瘤是起源于淋巴造血系统的恶性肿瘤，主要表现为无痛性淋巴结肿大，肝脾大，全身各组织器官均可受累，伴发热、盗汗、消瘦、瘙痒等全身症状。

根据瘤细胞分为非霍奇金淋巴瘤（NHL）和霍奇金淋巴瘤（HL）两类。病理学特征在霍奇金淋巴瘤为瘤组织内含有淋巴细胞、嗜酸性粒细胞、浆细胞和特异性的里 - 斯（Reed-Steinberg）细胞，HL 按照病理类型分为结节性富含淋巴细胞型和经典型，后者包括淋巴细胞为主型、结节硬化型、混合细胞型和淋巴细胞消减型。NHL 发病率远高于 HL，是具有很强异质性的一组独立疾病的总和，病理上主要是分化程度不同的淋巴细胞、组织细胞或网状细胞，根据 NHL 的自然病程，可以归为三大临床类型，即高度侵袭性、侵袭性和惰性淋巴瘤。根据不同的淋巴细胞起源，可以分为 B 细胞、T 细胞和 NK 细胞淋巴瘤。

一、病因

病因不清。一般认为，可能和基因突变，以及病毒及其他病原体感染、放射线、化学药物，合并自身免疫病等有关。

二、临床表现

恶性淋巴瘤是具有相当异质性的一大类肿瘤，虽然好发于淋巴结，但是由于淋巴系统的分布特点，使得淋巴瘤属于全身性疾病，几乎可以侵犯到全身任何组织和器官。因此，恶性淋巴瘤的临床表现既具有一定的共同特点，同时按照不同的病理类型、受侵部位和范围又存在着很大的差异。

（一）局部表现

包括浅表及深部淋巴结肿大，多为无痛性、表面光滑、活动，扪之质韧、饱满、均匀，早期活动，孤立或散在于颈部、腋下、腹股沟等处，晚期则互相融合，与皮肤粘连，不活动或形成溃疡；咽淋巴环病变口咽、舌根、扁桃体和鼻咽部的黏膜和黏膜下具有丰富的淋巴组织，组成咽淋巴环，又称韦氏环，是恶性淋巴瘤的好发部位；鼻腔病变原发鼻腔的淋巴瘤绝大多数为 NHL，主要的病理类型包括鼻腔 NK/T 细胞淋巴瘤和弥漫大 B 细胞淋巴瘤；胸部病变纵隔淋巴结是恶性淋巴瘤的好发部位，多见于 HL 和 NHL 中的原发纵隔的弥漫大 B 细胞淋巴瘤和前体 T 细胞型淋巴瘤。胸部 X 线片上有圆形或类圆形或分叶状阴影，病变进展可压迫支气管致肺不张，有时肿瘤中央坏死形成空洞。有的肺部病变表现为弥漫性间质性改变，此时临床症状明显，常有咳嗽、咳痰、气短、呼吸困难，继发感染可有发热；恶性淋巴瘤可侵犯心肌和心包，表现为心包积液，淋巴瘤侵犯心肌表现为心肌病变，可有心律失常，心电图异常等表现；腹部表现脾是 HL 最常见的膈下受侵部位。胃肠道则是 NHL 最常见的结外病变部位。肠系膜、腹膜后及髂窝淋巴结等亦是淋巴瘤常见侵犯部位；皮肤表现恶性淋巴瘤可原发或继发皮肤侵犯，多见于 NHL；骨髓恶性淋巴瘤的骨髓侵犯表现为骨髓受侵或合并白血病，多属疾病晚期表现之一，绝大多数为 NHL；神经系统表现：如进行性多灶性脑白质病、亚急性坏死性脊髓病、感觉或运动性周围神经病变，以及多发性肌病等其他表现。恶性淋巴瘤还可以原发或继发于脑、硬脊膜外、睾丸、卵巢、阴道、宫颈、乳腺、甲状腺、肾上腺、眼眶球后组织、喉、骨骼及肌肉软组织等，临床表现复杂多样，应注意鉴别。

（二）全身表现

1. **全身症状** 恶性淋巴瘤在发现淋巴结肿大之前或同时可出现发热、瘙痒、盗汗及消瘦等全身症状。

2. **免疫、血液系统表现** 恶性淋巴瘤诊断时 10% ～ 20% 的患者可有贫血，部分患者可有白细胞计数、血小板计数增多，红细胞沉降率增快，个别患者可有类白血病反应，中性粒细胞明显增多。乳酸脱氢酶的升高与肿瘤负荷有关。部分患者，尤其晚期患者表现为免疫功能异常，在 B 细胞 NHL 中，部分患者的血清中可以检测到多少不等的单克隆免疫球蛋白。

3. **皮肤病变** 恶性淋巴瘤患者可有一系列非特异性皮肤表现，皮肤损害呈多形性，红斑、水疱、糜烂等；晚期恶性淋巴瘤患者免疫状况低下，皮肤感染常经久破溃、渗液，形成全身性散在的皮肤增厚、脱屑。

三、辅助检查

1. **血常规及血涂片** 血常规一般正常，可合并慢性病贫血；HL 可以出现 PLT 增多、WBC 增多、嗜酸性粒细胞增多；侵袭性 NHL 侵犯骨髓可出现贫血、WBC 及 PLT 减少，外周血可出现淋巴瘤细胞。

2. **骨髓涂片及活检**　HL 罕见骨髓受累。NHL 侵犯骨髓，骨髓涂片可见淋巴瘤细胞，细胞体积较大，染色质丰富，灰蓝色，形态明显异常，可见"拖尾现象"；淋巴瘤细胞 ≥ 20% 为淋巴瘤白血病；骨髓活检可见淋巴瘤细胞聚集浸润。部分患者骨髓涂片可见噬血细胞增多及噬血现象，多见于 T 细胞 NHL。

3. **血生化**　LDH 增高与肿瘤负荷有关，为预后不良的指标。HL 可有 ESR 增快，ALP 增高。

4. **脑脊液检查**　中高度侵袭性 NHL 临床Ⅲ/Ⅳ期患者可能出现中枢神经系统受累或有中枢神经系统症状者，需行脑脊液检查，表现为脑脊液压力增高，生化蛋白量增加，常规细胞数量增多，单核为主，病理检查或流式细胞术检查可发现淋巴瘤细胞。

5. **组织病理检查**　HL 的基本病理形态学改变是在以多种炎症细胞的混合增生背景中见到诊断性的 R-S 细胞及其变异型细胞。免疫组化特征：经典型 $CD15^+$、$CD30^+$、$CD25^+$；结节淋巴细胞为主型 $CD19^+$、$CD20^+$、EMA^+、$CD15^-$、$CD30^-$。NHL 淋巴结或组织病理见正常淋巴结或组织结构破坏，肿瘤细胞散在或弥漫浸润，根据不同的病理类型有各自独特的病理表现和免疫表型。

6. **其他**　TCR 或 IgH 基因重排可阳性。

四、治疗

淋巴瘤具有高度异质性，治疗效果差别很大，不同病理类型和分期的淋巴瘤无论从治疗强度和预后上都存在很大差别。淋巴瘤的治疗方法主要由以下几种，但具体患者还应根据患者实际情况具体分析。

1. **放射治疗**　某些类型的淋巴瘤早期可以单纯放射治疗。放射治疗还可用于放射治疗后巩固治疗及移植时辅助治疗。

2. **化学药物治疗**　淋巴瘤化学药物治疗多采用联合化学药物治疗，可以结合靶向治疗药物和生物制剂。近年来，淋巴瘤的化学药物治疗方案得到了很大改进，很多类型淋巴瘤患者的生存期都得到了很大提高。

3. **骨髓移植**　对 60 岁以下患者，能耐受大剂量化学药物治疗的中高危患者，可考虑进行自体造血干细胞移植。部分复发或骨髓侵犯的年轻患者还可考虑异基因造血干细胞移植。

4. **手术治疗**　仅限于活组织检查或并发症处理；合并脾功能亢进而无禁忌证，有切脾指征者可以切脾，以提高血象，为以后化学药物治疗创造有利条件。

五、护理

（一）护理评估

1. 病情评估

（1）生命体征。

（2）淋巴结肿大的部位、程度、有无压迫症状。

（3）发热、盗汗、乏力、消瘦、皮肤瘙痒或皮下结节等症状。

2. 其他　心理状况，自理能力。

（二）护理要点

1. 按血液科患者一般护理常规执行。

2. 按上述评估中所列各项观察病情。

3. 患者在放射治疗和化学药物治疗期间应注意休息和预防呼吸道感染。

4. 高热患者按高热患者护理指南执行。

5. 因受肿大的淋巴结压迫而出现呼吸困难和发绀患者，应给予氧气吸入。

6. 按医嘱给予高蛋白质，高热量、高维生素、易消化无刺激的饮食，并补充足量水分。

7. 按医嘱给予化学药物治疗。对输注化学药物治疗药物的静脉应给予保护，药液不可外渗，并加强对静脉炎的防治，对化学药物治疗引起的全身不良反应，按医嘱给予对症处理。

8. 对放射治疗者，应做好局部皮肤护理防止破损，出现不良反应时按医嘱给予对症处理。

9. 加强与患者的沟通，帮助减轻对疾病和治疗的心理压力，增强信心。

10. 保持口腔皮肤的清洁，进食后漱口，定期洗澡，更换内衣。保持排便通畅，每日便后坐浴。

（三）护理措施

1. 一般护理

（1）密切观察有无深部淋巴结肿大引起的压迫症状。

（2）对于患者脱发、皮肤变黑情况，护士可以组织同病种患者组成小组，大家可以互通信息，相互支持。

2. 病情观察

（1）观察患者活动受限的程度、有无感染的症状和体征。

（2）肿大淋巴结的部位、大小、活动度。

（3）观察有无尿量减少。

3. 症状护理

（1）感染的护理。

（2）纵隔淋巴结肿大的护理：遵医嘱给予氧气吸入，根据患者情况采取舒适体位，根据患者情况遵医嘱给予化疗。

（3）咽淋巴结病变的护理：鼓励患者进流食，对于严重吞咽困难的患者给予鼻饲饮食。对于鼻塞经口呼吸的患者，注意保护口腔黏膜。

六、健康教育

1. 注意个人清洁卫生，勤换内衣，适当锻炼，增强体质。

2. 教会患者自查淋巴结的方法。

3.加强营养，提高抵抗力，定期复诊。

（王慧南）

第二十九节　缺铁性贫血

当机体对铁的需求与供给失衡，导致体内储存铁耗尽（ID），继之红细胞内铁缺乏（IDE），最终引起缺铁性贫血（IDA）。IDA 是铁缺乏症（包括 ID、IDE 和 IDA）的最终阶段，表现为缺铁引起的小细胞低色素性贫血及其他异常。IDA 是最常见的贫血。其发病率在发展中国家、经济不发达地区，以及婴幼儿、育龄期妇女明显增高。上海地区人群调查显示：铁元素缺乏症的年发病率在 6 月龄至 2 岁婴幼儿 75.0%～82.5%、妊娠 3 个月以上妇女 66.7%、育龄期妇女 43.3%、10～17 岁青少年 13.2%；以上人群 IDA 患病率分别为 33.8%～45.7%、19.3%、11.4%、9.8%。患铁缺乏症主要和下列因素相关：婴幼儿辅食添加不足、青少年偏食、妇女月经量过多 / 多次妊娠 / 哺乳及某些病理因素等（如胃大部切除、慢性失血、慢性腹泻、萎缩性胃炎和钩虫感染等）。

一、病因

1.需铁量增加而铁摄入不足　多见于婴幼儿、青少年、妊娠和哺乳期妇女。婴幼儿需铁量较加，若不补充蛋类、肉类等含铁量较高的辅食，易造成缺铁。青少年偏食易缺铁。女性月经增多、妊娠或哺乳期需铁元素量增加，若不补充高铁元素食物，易造成 IDA。

2.铁吸收障碍　常见于胃大部切除术后，胃酸分泌不足且食物快速进入空肠，绕过铁的主要吸收部位（十二指肠），使铁吸收减少。此外，多种原因造成的胃肠道功能紊乱，如长期不明原因腹泻、慢性肠炎、克罗恩病等均可因铁吸收障碍而发生 IDA。

3.铁丢失过多　慢性长期铁丢失而得不到纠正则造成 IDA。如慢性胃肠道失血（包括痔疮、胃十二指肠溃疡、食管裂孔疝、消化道息肉、胃肠道肿瘤、寄生虫感染、食管 / 胃底静脉曲张破裂等）、月经量过多（宫内放置节育环、子宫肌瘤及月经失调等妇科疾病）、咯血和肺泡出血（肺含铁血黄素沉着症、肺出血 - 肾炎综合征、肺结核、支气管扩张、肺癌等）、血红蛋白尿（阵发性睡眠性血红蛋白尿、冷抗体型自身免疫性溶血、心脏人工瓣膜、行军性血红蛋白尿等）及其他（遗传性出血性毛细血管扩张症、慢性肾衰竭行血液透析治疗、多次献血等）。

二、临床表现

1.缺铁原发病表现　如妇女月经量多、消化道溃疡、肿瘤、痔疮导致的黑便、血便、腹部不适、肠道寄生虫感染导致的腹痛、粪便性状改变、肿瘤性疾病的消瘦、血红蛋白尿等。

2.贫血表现　乏力、易倦、头晕、头痛、眼花、耳鸣、心悸、气短、食欲缺乏、苍白、心率增快。

3.组织缺铁表现　精神行为异常，如烦躁、易怒、注意力不集中、异食癖；体力、耐力下降；易感染；儿童生长发育迟缓、智力低下；口腔炎、舌炎、舌乳头萎缩、口角皲裂、吞咽困难;毛发干枯、脱落;皮肤干燥、皱缩;指(趾)甲缺乏光泽、脆薄易裂,重者指(趾)甲变平,甚至凹下呈勺状(反甲)。

三、辅助检查

1. **血象** 呈小细胞低色素性贫血。平均红细胞体积(MCV)< 80fl,平均红细胞血红蛋白含量(MCH)< 26pg,平均红细胞血红蛋白浓度(MCHC)< 0.32。血片中可见红细胞体小、中心浅染区扩大。网织红细胞计数多正常或轻度增高。白细胞和血小板计数可正常或降低。

2. **骨髓象** 增生活跃或明显活跃;以红系增生为主,粒系、巨核系无明显异常;红系中以中、晚幼红细胞为主,其体积小、核染色质致密、胞质少、边缘不整齐,有血红蛋白形成不良表现("核老浆幼")。

3. **铁代谢** 骨髓涂片用亚铁氰化钾(普鲁士蓝反应)染色后,在骨髓小粒中无深蓝色的含铁血黄素颗粒,在幼红细胞内铁小粒减少或消失,铁粒幼细胞< 0.15;血清铁蛋白降低(< 12μg/L);血清铁降低(< 8.95μmol/L),总铁结合力升高(> 64.44μmol/L),转铁蛋白饱和度降低($< 15\%$)。sTfR(可溶性转铁蛋白受体)浓度超过8mg/L。

4. **红细胞内卟啉代谢** FEP(红细胞游离原卟啉)> 0.9μmol/L(全血),ZPP(锌原卟啉)> 0.96μmol/L(全血),FEP/Hb(血红蛋白)> 4.5μg/gHb。

四、治疗

1. **治疗原则** 根治病因、补足储铁。

2. **病因治疗** 婴幼儿、青少年和妊娠妇女营养不足引起的IDA,应改善饮食。月经多引起的IDA应调理月经。寄生虫感染应驱虫治疗。恶性肿瘤,应手术或放疗、化疗;上消化道溃疡,应抑酸治疗等。

3. **补铁治疗** 治疗性铁剂有无机铁和有机铁两类。无机铁以硫酸亚铁为代表,有机铁则包括右旋糖酐铁、葡萄糖酸亚铁、山梨醇铁、富马酸亚铁和多糖铁复合物等。无机铁剂的副反应较有机铁剂明显。

首选口服铁剂。如硫酸亚铁或右旋糖酐铁。餐后服用胃肠道反应小且易耐受。进食谷类、乳类和茶抑制铁剂吸收,鱼、肉类、维生素C可加强铁剂吸收。口服铁剂有效的表现先是外周血网织红细胞增多,高峰在开始服药后5～10d,2周后血红蛋白浓度上升,一般2个月左右恢复正常。铁剂治疗应在血红蛋白恢复正常后持续2～3个月,待铁蛋白正常后停药。

若口服铁剂不能耐受或胃肠道正常解剖部位发生改变而影响铁的吸收,可用铁剂肌内注射。

五、护理

(一)护理评估

1. **病史、身体评估** 应了解患者饮食习惯是否偏食,有无饭后即饮浓茶的习惯,有无溃疡病史，粪便是否发黑或长期间断痔疮出血；女患者是否有月经量多，妊娠期、哺乳期妇女应了解营养状况等。体格检查除贫血体征外，可能表现舌乳头萎缩、表面光滑，皮肤、毛发干燥，有时可见反甲。

2. 有关检查　血红蛋白减少，血清铁、血清铁蛋白明显降低，骨髓细胞外铁染色消失。

3. 心理社会资料　长期轻度贫血患者多未予以重视，部分患者记忆力差，工作效率低，常会引起自卑感。贫血加重，常引起患者焦虑心态。

（二）护理要点

1. 活动无耐力　与贫血引起全身组织缺氧有关。

2. 营养失调低于机体需要量　与体内铁不足有关。

3. 有受伤的危险　与严重贫血有关。

4. 知识缺乏　缺乏缺铁性贫血预防知识。

（三）护理措施

1. 一般护理

（1）限制活动：根据贫血程度，帮助患者制订活动计划。

饮食护理：应进食高蛋白质、高维生素、高铁元素食品，动物食品的铁更易吸收。纠正长期不吃肉食的习惯，消化不良者，要少食多餐。食用富含维生素 C 的食品，有利于铁元素吸收。另外，服药后不要即刻饮浓茶、牛奶、咖啡。提倡母乳喂养，及时添加含铁丰富的辅食，如动物的肝、肾、血、瘦肉及蛋黄、黄豆、紫菜、木耳等。对早产儿（约 2 月龄）应提早给予铁元素。

（2）药物护理

①口服铁剂的护理：应从小剂量开始，逐渐增加至全量，并在两餐之间服用，减少对胃的刺激；口服液体铁剂时，患者要使用吸管，服后漱口，避免牙齿染色；可与稀盐酸和（或）维生素 C（如各种果汁）、果糖等同服，促进铁吸收；忌与影响铁吸收的食品（如茶、咖啡、生乳、钙片、植酸盐等）同服；服用硫酸亚铁几乎都会出现的不良反应是黑便，向患者说明以消除顾虑。

②注射铁剂的护理：需深层肌内注射，可减轻疼痛。注射时应注意不要在皮肤暴露部位注射；抽取药液后，要更换针头注射；可采用 Z 形注射法，以免药液溢出。极少数患者可有局部疼痛、淋巴结肿痛，全身反应轻者表现为面红、头晕、荨麻疹，重者可发生过敏性休克，注射后 10min 至 6h 要注意观察不良反应。铁剂服用时间，至血红蛋白正常后 2 个月停药，目的是补足体内储存铁。

③疗效判断：一般补充铁剂 48h 后患者自觉症状好转，网织红细胞能最早反映其治疗效果。

2. 病情观察　观察贫血症状、体征，评估其活动耐力。

3. 其他　症状护理。

六、健康教育

1. 积极配合医师寻找和祛除病因，以彻底治愈，防止贫血复发。

2. 向患者及其家属讲解平衡膳食对避免引发缺铁性贫血的重要性，生活中应注意纠正偏食习惯。

3. 指导患者遵医嘱继续服用铁剂的方法、时间及注意事项。

（吕　娜）

第三十节　慢性淋巴细胞性甲状腺炎

慢性淋巴细胞性甲状腺炎（CLT）又称自身免疫性甲状腺炎，是一种以自身甲状腺组织为抗原的慢性自身免疫性疾病。日本九州大学 Hashimoto 首先（1912 年）在德国医学杂志上报道了 4 例，故又被命名为桥本甲状腺炎，为临床中最常见的甲状腺炎症。多见于中年女性，好发年龄为 40 ~ 50 岁。儿童中也有不少病例。

一、病因

CLT 的病因尚不清楚。由于有家族聚集现象，常在同一家族的几代人中发生，并常合并其他的自身免疫性疾病，如恶性贫血、糖尿病、肾上腺功能不全等，故认为 CLT 是环境因素和遗传因素共同作用的结果。环境因素的影响主要包括感染和膳食中过量的碘化物。近年来，较多的研究表明，易感基因在发病中起一定作用。

二、临床表现

1. 发展缓慢，病程较长，早期可无症状，当出现甲状腺肿时，病程平均达 2 ~ 4 年。

2. 常见全身乏力，许多患者没有咽喉部不适感，10% ~ 20% 患者有局部压迫感或甲状腺区的隐痛，偶尔有轻压痛。

3. 甲状腺多为双侧对称性、弥漫性肿大，峡部及锥状叶常同时增大，也可单侧性肿大。甲状腺往往随病程发展而逐渐增大，但很少压迫颈部出现呼吸和吞咽困难。触诊时，甲状腺质地坚韧，表面光滑或细沙粒状，也可呈大小不等的结节状，一般与周围组织无粘连，吞咽运动时可上下移动。

4. 颈部淋巴结一般不肿大，少数病例也可伴颈部淋巴结肿大，但质软。

三、辅助检查

（一）甲状腺功能测定
血清 T3、T4、FT3、FT4 一般正常或偏低。

（二）血清 TSH 浓度测定
血清 TSH 水平可反映患者的代谢状态，一般甲状腺功能正常者的 TSH 正常，甲状腺功能减退时则升高。但有些血清 T3、T4 正常患者的 TSH 也可升高，可能是由于甲状腺功能轻度不全而出现代偿性 TSH 升高，以维持正常甲状腺功能，我们将甲状腺激素正常，但 TSH 轻度升高的患者称为"亚临床甲状腺功能减退"。近年来关于亚临床型甲状腺功能减退的报道越来越多，诊断亚临床甲状腺功能减退的指标是 TSH 水平升高，多数不超过

20mU/L。

（三）¹³¹I 吸收率检查

可低于正常，也可高于正常，多数患者在正常水平。

（四）抗甲状腺抗体测定

抗甲状腺球蛋白抗体（TGAb）和抗甲状腺微粒体抗体（TMAb）测定有助于诊断 CLT，近年已证明 TPO（过氧化物酶）是过去认为的 TMAb 的抗原，能固定补体，有"细胞毒"作用，并证实 TPOAb 通过激活补体、抗体依赖细胞介导的细胞毒作用和致敏 T 细胞杀伤作用等机制引起甲状腺滤泡细胞的损伤。

（五）过氯酸钾排泌试验

阳性，碘释放率＞ 10%。

（六）细胞学检查

细针穿刺抽吸细胞学检查（FNAC）和组织冷冻切片组织学检查对于确诊 CLT 有决定性的作用，CLT 在镜下可呈弥漫性实质萎缩，淋巴细胞浸润及纤维化，甲状腺细胞略增大呈嗜酸性染色，即 Hurthle 细胞。

（七）B 超检查

1. 甲状腺两叶弥漫性肿大，一般为对称性，也可一侧肿大为主。峡部增厚明显。

2. 表面凹凸不平，形成结节状表面，形态僵硬，边缘变钝，探头压触有硬物感。

3. 腺体内为不均匀低回声，见可疑结节样回声，但边界不清，不能在多切面上重复，有时仅表现为局部回声减低。有的可见细线样强回声形成不规则的网格样改变。

4. 内部可有小的囊性变。

（八）彩色多普勒声像表现

早期患者甲状腺内血流较丰富，有时几乎呈火海征，甲状腺上动脉流速偏高、内径增粗，但动脉流速和阻力指数明显低于甲状腺功能亢进，且频带宽，舒张期波幅增高，又无甲状腺功能亢进症状，可相鉴别。晚期患者血流减少。

（九）甲状腺核素扫描

显示甲状腺增大但摄碘减少，分布不均，如有较大结节状可呈冷结节表现。

（十）其他检查

红细胞沉降率增快，絮状试验阳性，γ 球蛋白 IgG 升高，血 β 脂蛋白升高，淋巴细胞数增多。

四、治疗

（一）药物治疗

1. 如甲状腺功能正常，无须特殊治疗，需要随诊。

2. 甲状腺功能减低患者应行甲状腺激素替代治疗，选用甲状腺片或左旋甲状腺素，直至维持量，达到维持剂量的指标是临床症状改善，TT3、FT3、TT4、FT4、TSH 正常。

3. 桥本甲状腺功能亢进患者病程和炎性甲状腺功能亢进相同，多数不需要治疗，经历甲状腺功能亢进期、甲状腺功能正常期、甲状腺功能减退期。一过性甲状腺功能亢进给予

β 受体阻滞药对症处理即可。

4. 糖皮质激素治疗，本病一般不使用激素治疗，对一些疼痛性慢性甲状腺炎患者甲状腺疼痛、肿大明显时，可加用泼尼松，好转后逐渐减量，用药 1 ～ 2 个月。

（二）手术治疗

外科治疗仅在高度怀疑合并癌或淋巴瘤时采用。术后终身甲状腺激素替代治疗。

五、护理

1. 合理安排生活、工作，适当休息，避免疲劳，保持心情舒畅也属于桥本甲状腺炎的日常护理。

2. 甲状腺炎患者常久治成病，难以痊愈，应坚持长期服药及定期到医院复检，这是桥本甲状腺炎的护理措施之一。

3. 合理饮食对桥本甲状腺炎患者的护理非常重要。本病会出现甲状腺炎或甲状腺功能减退症状，患者应根据自身症状调整饮食。

4. 出现甲状腺功能减退症状时桥本甲状腺炎的护理中，除忌碘外，宜吃含高维生素的新鲜的蔬菜、水果，还宜吃虾、海参等食物。

5. 出现甲状腺功能亢进症状的桥本甲状腺炎护理中，宜吃得清淡，吃含高维生素的新鲜蔬菜、水果及营养丰富的瘦肉、鸡肉、鸭肉、甲鱼、淡水鱼、香菇、银耳、百合、桑葚等食物。忌食碘、辣椒、羊肉、浓茶、咖啡等湿热或具有刺激性的食物。

6. 在桥本甲状腺炎的饮食护理中以高纤维素食品为主，包括绿叶蔬菜、粗粮、水果等。如蔬菜中的芹菜、白菜、空心菜，粗粮中的黄豆、绿豆、燕麦，干果中的大枣、花生等，都含有丰富的纤维素，注意摄取高质量的蛋白质。

六、健康教育

1. 少食多餐，不能暴饮暴食。忌辛辣、烟酒。

2. 补充充足的水分，饮水 2500ml/d 左右，忌咖啡、浓茶等兴奋性饮料。

3. 适当控制高纤维素食物，尤其腹泻时。

4. 注意营养成分的合理搭配。

5. 禁食海带、海鱼、海蜇等含碘高的食物。由于碘在空气中或受热后极易挥发，故只需将碘盐放在空气中或稍加热即可使用。

6. 进食含钾、钙丰富的食物。

7. 病情减轻后适当控制饮食。

（杨　阳）

第三十一节　甲状腺功能亢进症

甲状腺功能亢进症（简称甲亢）是由于甲状腺合成释放过多的甲状腺激素，造成机体代谢亢进和交感神经兴奋，引起心悸、出汗、进食和排便次数增多和体重减少的病症。多数患者还常同时有眼球突出、眼睑水肿、视力减退等症状。

一、病因

甲亢病因包括弥漫性毒性甲状腺肿（也称 Graves 病）、炎性甲亢（亚急性甲状腺炎、无痛性甲状腺炎、产后甲状腺炎和桥本甲亢）、药物致甲亢（左甲状腺素钠和碘致甲亢）、hCG 相关性甲亢（妊娠呕吐性暂时性甲亢）和垂体 TSH 瘤甲亢。

临床上 80% 以上甲亢是 Graves 病引起的，Graves 病是甲状腺自身免疫病，患者的淋巴细胞产生了刺激甲状腺的免疫球蛋白 -TSI，临床上测定的 TSI 为促甲状腺素受体抗体：TRAb。

Graves 病的病因目前并不清楚，可能和发热、睡眠不足、精神压力大等因素有关，但临床上绝大多数患者并不能找到发病的病因。Graves 病常合并其他自身免疫病，如白癜风、脱发、1 型糖尿病等。

二、临床表现

甲状腺激素是促进新陈代谢，促进机体氧化还原反应，代谢亢进需要机体增加进食；胃肠活动增强，出现排便次数增多；虽然进食增多，但氧化反应增强，机体能量消耗增多，患者表现体重减少；产热增多表现怕热出汗，个别患者出现低热；甲状腺激素增多刺激交感神经兴奋，临床表现心悸、心动过速、失眠、情绪易激动，甚至焦虑。

甲亢患者长期没有得到合适治疗，可引起甲亢性心脏病。

三、辅助检查

体格检查发现患者的甲状腺肿大（轻度到重度肿大），老年患者甲状腺肿大常不明显，甲状腺质地软或中等，重症患者用听诊器可以听到全期的血管杂音，严重甲亢甚至用手触摸有震颤。甲亢患者的心率多数增快，安静时心率常超过 90 次 / 分，老年患者可以表现快速心房颤动。甲亢患者皮肤潮热，手细颤，不少患者还表现眼睑水肿、睑裂增宽、双眼少瞬目，球结膜充血水肿。严重患者可以表现突眼、眼球活动受限，甚至眼睑闭合不全。

一些较严重的甲亢患者表现下肢胫（胫骨）前黏液性水肿，胫骨前皮肤增粗、变厚、粗糙，呈橘皮状，汗毛增粗，类似象皮腿，治疗颇为困难。

四、治疗

甲亢治疗有三种方法、抗甲状腺药物治疗、放射碘治疗和手术治疗。

抗甲状腺药物有两种：咪唑类和硫氧嘧啶类，代表药物分别为甲巯咪唑和丙基硫氧嘧啶。

药物治疗适合甲亢孕妇、儿童、甲状腺轻度肿大的患者，治疗一般需要 1 ～ 2 年，治疗中需要根据甲状腺功能情况增减药物剂量。药物治疗有一些副作用，包括粒细胞减少、药物过敏、肝功能受损、关节疼痛和血管炎，药物治疗初期需要严密监测药物的副作用，尤其是粒细胞缺乏，需要告诫患者一旦出现发热和（或）咽痛，需要立即检查粒细胞以便明确是否出现粒细胞缺乏，一旦出现，立即停药急诊。药物治疗另一个缺点是停药后复发率高。

放射碘治疗和手术治疗都属于破坏性治疗，甲亢不容易复发。放射碘适合甲状腺中度肿大或甲亢复发的患者，根据患者甲状腺对放射碘的摄取率计算每例患者需要的放射剂量。放射碘对孕妇和哺乳妇女是绝对禁忌证。由于放射碘的作用有一个延迟作用，随着时间随诊，甲减发生率每年 3% ～ 5%。放射碘治疗不适合有甲状腺眼病的甲亢患者，因为治疗后眼病可能会加剧。

手术治疗适合那些甲状腺肿大显著或高度怀疑甲状腺恶性肿瘤的或甲状腺肿大有压迫气管引起呼吸困难者。术前需要用药物将甲状腺功能控制在正常范围，术前还需要口服复方碘溶液做术前准备。

五、护理

（一）护理评估

1. 病史、身体评估 甲亢大多起病缓慢。病史询问中应注意患者有无自觉乏力、多食、消瘦、怕热、多汗、急躁易怒及排便次数增多等异常改变。体格检查甲状腺多呈弥漫性肿大，可有震颤或血管杂音。伴有眼征者眼球突出。病情严重变化时可出现甲亢危象。

2. 实验室检查 甲状腺功能检查异常，大多患者血中可测得 TSAB。

3. 心理社会资料 作为甲亢临床症状的一部分，情绪改变几乎见于所有患者。表现为敏感、急躁易怒、焦虑，处理日常生活事件能力下降，家庭人际关系紧张。患者也可因甲亢所致眼球突出、甲状腺肿大等外形改变,产生自卑心理。部分老年患者可表现为抑郁、淡漠，重者可有自杀行为。

（二）护理措施

1. 一般护理

（1）每日有充分的休息，避免过度疲劳，患病或有心功能不全或心律失常者应卧床休息。环境要安静，室温稍低。

（2）给予高热量、高蛋白质、富含维生素和钾、钙的饮食。限制高纤维素饮食，如粗粮、蔬菜等。避免吃含碘丰富的食物，如海带、紫菜等。

（3）甲亢患者代谢高，产热多，经常出汗烦躁，需给予理解和关心，室内宜通风，室温保持在 20℃ 左右，以减少出汗。多进饮料以补充丢失的水分，但避免饮浓茶、咖啡。患者勤洗澡常换内衣，对个人卫生舒适的要求，尽量给予满足。

（4）护士接触患者应关心体贴，态度和蔼，避免刺激性语言，仔细耐心做好解释疏导工作，解除患者的焦虑紧张情绪，使患者建立信赖感，配合治疗。

2. 病情观察

（1）患者有无自觉乏力、多食、消瘦、怕热、多汗及排便次数增多等异常改变。

（2）心理社会情况：患者有无情绪改变，如敏感、急躁易怒、焦虑，家庭人际关系紧张等改变，产生自卑心理，部分老年患者可有抑郁、淡漠，重者可有自杀倾向。

（3）症状护理

①重症浸润性眼球突出的护理：注意保护角膜和球结膜，可用眼罩防止光、风、灰尘刺激。结膜水肿，眼睑不能闭合者，涂以抗生素眼膏或用生理盐水纱布湿敷，抬高床头，限制水及盐的摄入，防止眼压增高，训练眼外肌活动。

②甲亢危象的护理：要严密观察体温、脉搏、呼吸、血压、是否精神异常，是否电解质紊乱，每班详细记录病情及出入量，做好床旁交接班。

六、健康教育

1. 帮助患者了解引起甲亢危象的有关因素，尤其精神因素在发病中的重要作用，保持开朗乐观情绪。

2. 坚持在医师指导下服药，不要自行停药或怕麻烦不坚持用药，指导患者认识药物常见的副作用，一旦发生及时处理。

3. 在高代谢状态未控制前，必须给予高热量、高蛋白质、高维生素饮食，保证足够营养。

4. 向患者解释检查的目的及注意事项，消除思想顾虑以免影响检查的效果。

5. 合理安排工作、学习、生活，避免过度紧张。

6. 教会患者有关甲亢的临床表现，诊断性治疗、饮食原则和要求及眼的防护方法等知识。

7. 定期门诊随访，及时了解病情变化。

（陈　骅）

第三十二节　甲状腺功能减退症

甲状腺功能减退症（简称甲减），是由于甲状腺激素合成及分泌减少或其生理效应不足所致机体代谢降低的一种疾病。按其病因分为原发性甲减、继发性甲减及周围性甲减三类。

一、病因

病因较复杂，以原发性者多见，其次为垂体性者，其他均属少见。

二、临床表现

1. 面色苍白，眼睑和颊部虚肿，表情淡漠，全身皮肤干燥、增厚、粗糙多脱屑，非凹陷性水肿，毛发脱落，手、足掌呈姜黄色，体重增加，少数患者指甲厚而脆裂。

2. 神经精神系统:记忆力减退，智力低下，嗜睡，反应迟钝，多虑，头晕，头痛，耳鸣，耳聋，眼球震颤，共济失调，腱反射迟钝，跟腱反射松弛期时间延长，重者可出现痴呆，木僵，甚至昏睡。

3. 心血管系统:心动过缓，心排血量减少，血压低，心音低钝，心脏扩大，可并发冠心病，但一般不发生心绞痛与心力衰竭，有时可伴有心包积液和胸腔积液。重症者发生黏液性水肿性心肌病。

4. 消化系统：厌食、腹胀、便秘。重者可出现麻痹性肠梗阻。胆囊收缩减弱而胀大，50% 患者有胃酸缺乏，导致恶性贫血与缺铁性贫血。

5. 运动系统：肌肉软弱无力、疼痛、强直，可伴有关节病变，如慢性关节炎。

6. 内分泌系统：女性月经过多，久病闭经，不孕；男性阳痿，性欲减退。少数患者出现泌乳，继发性垂体增大。

7. 病情严重时，由于受寒冷、感染、手术、麻醉或镇静药应用不当等应激，可诱发黏液性水肿昏迷或称"甲减危象"。表现为低体温（体温 < 35℃），呼吸减慢，心动过缓，血压下降，四肢肌力松弛，反射减弱或消失，甚至发生昏迷、休克、心肾衰竭。

8. 呆小病：表情呆滞，发音低哑，颜面苍白，眶周水肿，两眼距增宽，鼻梁扁塌，唇厚流涎，舌大外伸，四肢粗短、鸭步。

9. 幼年型甲减：身材矮小，智力低下，性发育延迟。

三、辅助检查

（一）甲状腺功能检查
血清 TT4、TT3、FT4、FT3 低于正常值。

（二）血清 TSH 值
1. 原发性甲减症 TSH 明显升高同时伴游离 T4 下降。亚临床型甲减症血清 TT4、TT3 值可正常，而血清 TSH 轻度升高，血清 TSH 水平在 TRH 兴奋剂试验后反应比正常人高。

2. 垂体性甲减症血清 TSH 水平低或正常或高于正常，对 TRH 兴奋试验无反应。应用 TSH 后，血清 TT4 水平升高。

3. 下丘脑性甲减症血清 TSH 水平低或正常，对 TRH 兴奋试验反应良好。

4. 周围性甲减（甲状腺激素抵抗综合征）中枢性抵抗者 TSH 升高，周围组织抵抗者 TSH 低下，全身抵抗者 TSH 有不同表现。

（三）X 线检查
心脏扩大，心搏减慢，心包积液、颅骨 X 线片示蝶鞍可增大。

（四）心电图检查
示低电压，Q-T 间期延长，ST-T 异常。超声心动图示心肌增厚，心包积液。

（五）其他
血脂、肌酸磷酸激酶活性增高，葡萄糖耐量曲线低平。

四、治疗

1. 甲状腺制剂终身替代治疗　早期轻型患者以口服甲状腺片或左甲状腺素为主。检测甲状腺功能，维持 TSH 在正常值范围。

2. 对症治疗　中、晚期重型患者除口服甲状腺片或左旋甲状腺素外，需对症治疗，如给氧、输液、控制感染、控制心力衰竭等。对于甲亢患者治疗要防止过度造成甲减。

五、护理

1. 定期筛查　建议在老年人或大于 35 岁的人群中每 5 年筛查 1 次,以便发现临床甲减患者,特别是妊娠期妇女、不孕症和排卵功能异常者,以及有甲状腺疾病家族史或个人史,症状或体检提示甲状腺结节或甲减、1 型糖尿病或自身免疫功能紊乱和希望妊娠的妇女,更需要筛查。对于 TSH 轻度升高的有心血管疾病的老年人;那些 TSH ≤ 10.0mU/L 的患者;TPO-A 阴性的患者,应密切随访,一般不需要药物替代治疗。建议绝大多数甲减患者采用左甲状腺素钠(L-T4)替代治疗,特别是那些抗甲状腺自身抗体阳性(TPO-A 阳性)者。

2. 甲减的病因预防

(1) 呆小症的病因预防:地方性的呆小病,胚胎时期孕妇缺碘是发病的关键。散发性的呆小病,多由孕妇患的某些自身免疫性甲状腺疾病引起,明确病因进行预防。母体妊娠期服用抗甲状腺药物尽量避免剂量过大,用是加用小剂量甲状腺粉制剂,并避免其他致甲状腺肿的药物。

(2) 成人甲状腺功能减退的预防:及时治疗容易引起甲减的甲状腺疾病,防止手术治疗甲状腺疾病或放射性 ^{131}I 治疗甲亢引起的甲减。

3. 积极防止甲减病情恶化　早期诊断、早期及时有效的治疗,是防止甲减病情恶化的关键。早期采用中医药治疗可有效的预防并发症的发生。注意生活调理避免加重病情因素的刺激。

4. 防止甲减愈后复发　甲减患者病愈后机体尚处于调理阴阳,以"平"为期的阶段,此时的饮食、精神、锻炼、药物等综合调理,增强体质提高御病能力,是病后防止复发的重要措施。

六、健康教育

1. 饮食以多维生素、高蛋白质、高热量为主,多吃水果、新鲜蔬菜和海带等含碘丰富的食物,忌食生冷、煎炸、油腻、质硬的食物。

2. 限制磷的摄入,给予无磷或低磷饮食;避免高磷食物,如粗粮、豆类、奶类、蛋黄、莴笋、奶酪等;忌服胆固醇过高的食物,如动物内脏等;限用高脂肪类食品,如核桃仁、杏仁、火腿、五花肉等。

3. 患者应动、静结合,做适当的锻炼。合理安排工作和休息时间,保证每日睡眠充足,适当运动,如打太极拳、散步等。

4. 养成每日排便的习惯。注意保暖,避免受凉。

5. 适当调节不良情绪,积极向上的心情有利于身体的康复。

6. 正确认识疾病,坚持遵医嘱服药,不要随意增减服药剂量。如有不适,及时就医。

7. 如并发严重急性感染,有重症精神症状,胸腔积液、腹水及心包积液、顽固性心绞痛、心力衰竭、黏液性水肿性昏迷者,应立即就医。

8. 定期门诊复查甲状腺功能等,以便及时调整治疗。

（姬　涛）

第三十三节 糖 尿 病

糖尿病是一组以高血糖为特征的代谢性疾病。高血糖则是由于胰岛素分泌缺陷或其生物作用受损或两者兼有引起。长期存在的高血糖,导致各种组织,特别是眼、肾、心脏、血管、神经的慢性损害、功能障碍。

一、病因

1. **遗传因素** 1 型糖尿病或 2 型糖尿病均存在明显的遗传异质性。糖尿病存在家族发病倾向,20% ～ 50% 患者有糖尿病家族史。临床上至少有 60 种以上的遗传综合征可伴有糖尿病。1 型糖尿病有多个 DNA 位点参与发病,其中以 HLA 抗原基因中 DQ 位点多态性关系最为密切。在 2 型糖尿病已发现多种明确的基因突变,如胰岛素基因、胰岛素受体基因、葡萄糖激酶基因、线粒体基因等。

2. **环境因素** 进食过多、体力活动减少导致的肥胖是 2 型糖尿病最主要的环境因素,使具有 2 型糖尿病遗传易感性的个体容易发病。1 型糖尿病患者存在免疫系统异常,在某些病毒(如柯萨奇病毒、风疹病毒、腮腺病毒等)感染后导致自身免疫反应,破坏胰岛素 B 细胞。

二、临床表现

1. **多饮、多尿、多食和消瘦** 严重高血糖时出现典型的"三多一少"症状,多见于 1 型糖尿病。发生酮症或酮症酸中毒时"三多一少"症状更为明显。

2. **疲乏无力、肥胖** 多见于 2 型糖尿病。2 型糖尿病发病前常有肥胖,若得不到及时诊断,体重会逐渐下降。

三、辅助检查

1. **血糖** 是诊断糖尿病的唯一标准。有明显"三多一少"症状者,只要一次异常血糖值即可诊断。无症状者诊断糖尿病需要两次异常血糖值。可疑者需做 75g 葡萄糖耐量试验。

2. **尿糖** 常为阳性。血糖浓度超过肾糖阈(160 ～ 180mg/dl)时尿糖阳性。肾糖阈增高时即使血糖达到糖尿病诊断可呈阴性。因此,尿糖测定不作为诊断标准。

3. **尿酮体** 酮症或酮症酸中毒时尿酮体阳性。

4. **糖基化血红蛋白(HbA1c)** 是葡萄糖与血红蛋白非酶促反应结合的产物,反应不可逆,HbA1c 水平稳定,可反映取血前 2 个月的平均血糖水平。是判断血糖控制状态最有价值的指标。

5. **糖化血清蛋白** 是血糖与血清白蛋白非酶促反应结合的产物,反映取血前 1 ～ 3 周的平均血糖水平。

6. **血清胰岛素和 C 肽水平** 反映胰岛 B 细胞的储备功能。2 型糖尿病早期或肥胖型血清胰岛素正常或增高,随着病情的发展,胰岛功能逐渐减退,胰岛素分泌能力下降。

7.血脂　糖尿病患者常见血脂异常，在血糖控制不良时尤为明显。表现为三酰甘油、总胆固醇、低密度脂蛋白胆固醇水平升高。高密度脂蛋白胆固醇水平降低。

8.免疫指标　胰岛细胞抗体（ICA）、胰岛素自身抗体（IAA）和谷氨酸脱羧酶（GAD）抗体是 1 型糖尿病体液免疫异常的三项重要指标，其中以 GAD 抗体阳性率高，持续时间长，对 1 型糖尿病的诊断价值大。在 1 型糖尿病的一级亲属中也有一定的阳性率，有预测 1 型糖尿病的意义。

9.尿白蛋白排泄量、放免或酶联方法　可灵敏地检出尿白蛋白排出量，早期糖尿病肾病尿白蛋白轻度升高。

四、治疗

目前尚无根治糖尿病的方法，但通过多种治疗手段可以控制好糖尿病。主要包括 5 个方面：糖尿病患者的教育、自我监测血糖、饮食治疗、运动治疗和药物治疗。

（一）一般治疗

1.教育　要教育糖尿病患者懂得糖尿病的基本知识，树立战胜疾病的信心，如何控制糖尿病，控制好糖尿病对健康的益处。根据每例糖尿病患者的病情特点制订恰当的治疗方案。

2.自我监测血糖　随着小型快捷血糖测定仪的逐步普及，患者可以根据血糖水平随时调整降血糖药物的剂量。1 型糖尿病进行强化治疗时每日至少监测 4 次血糖（餐前），血糖不稳定时要监测 8 次（三餐前后、晚睡前和凌晨 3：00）。强化治疗时空腹血糖应控制在 7.2mmol/L 以下，餐后两小时血糖小于 10mmol/L，HbA1c 小于 7%。2 型糖尿病患者自我监测血糖的频度可适当减少。

（二）药物治疗

1.口服药物治疗

（1）磺脲类药物：2 型糖尿病患者经饮食控制、运动、降低体重等治疗后，疗效尚不满意者均可用磺脲类药物。因降糖机制主要是刺激胰岛素分泌，所以对有一定胰岛功能者疗效较好。对一些发病年龄较轻、体型不胖的糖尿病患者在早期也有一定疗效。但对肥胖者使用磺脲类药物时，要特别注意饮食控制，使体重逐渐下降，与双胍类或 α 葡萄糖苷酶抑制药降糖药联用较好。

禁忌证：①严重肝、肾功能不全；②合并严重感染，创伤及大手术期间，临时改用胰岛素治疗；③糖尿病酮症、酮症酸中毒期间，临时改用胰岛素治疗；④糖尿病孕妇，妊娠高血糖对胎儿有致畸形作用，早产、死产发生率高，故应严格控制血糖，应把空腹血糖控制在 105mg/dl（5.8mmol/L）以下，餐后 2h 血糖控制在 120mg/dl（6.7mmol/L）以下，但控制血糖不宜用口服降糖药；⑤对磺脲类药物过敏或出现明显不良反应。

（2）双胍类降糖药：降血糖的主要机制是增加外周组织对葡萄糖的利用，增加葡萄糖的无氧酵解，减少胃肠道对葡萄糖的吸收，降低体重。

适应证：肥胖型 2 型糖尿病，单用饮食治疗效果不满意者；2 型糖尿病单用磺脲类药物效果不好，可加双胍类药物；1 型糖尿病用胰岛素治疗病情不稳定，用双胍类药物可减少胰岛素剂量；2 型糖尿病继发性失效改用胰岛素治疗时，可加用双胍类药物，能减少胰岛素用量。

禁忌证：严重肝、肾、心、肺疾病，消耗性疾病，营养不良，缺氧性疾病；糖尿病酮症、酮症酸中毒；伴有严重感染、手术、创伤等应激状况时暂停双胍类药物，改用胰岛素治疗；妊娠期。

不良反应：①胃肠道反应。最常见、表现为恶心、呕吐、食欲缺乏、腹痛、腹泻，发生率可达 20%。为避免这些不良反应，应在餐中或餐后服药。②头痛、头晕、口中金属味。③乳酸酸中毒，多见于长期、大量应用降糖灵，伴有肝、肾功能减退，缺氧性疾病，急性感染、胃肠道疾病时，降糖片引起酸中毒的概率较小。

（3）α 葡萄糖苷酶抑制药：1 型和 2 型糖尿病均可使用，可以与磺脲类，双胍类或胰岛素联用。伏格列波糖餐前即刻口服。阿卡波糖餐前即刻口服。主要不良反应：腹痛、肠胀气、腹泻、肛门排气增多。

（4）胰岛素增敏剂：有增强胰岛素作用，改善糖代谢。可以单用，也可用磺脲类，双胍类或胰岛素联用。有肝脏病或心功能不全者不宜应用。

（5）格列奈类胰岛素促分泌剂：①瑞格列奈为快速促胰岛素分泌剂，餐前即刻口服，每次主餐时服，不进餐不服。②那格列奈作用类似于瑞格列奈。

2. 胰岛素治疗　胰岛素制剂有动物胰岛素、人胰岛素和胰岛素类似物。根据作用时间分为短效、中效和长效胰岛素，并已制成混合制剂，如诺和灵 30R，优泌林 70/30。

（1）1 型糖尿病：需要用胰岛素治疗。非强化治疗者每日注射 2～3 次，强化治疗者每日注射 3～4 次，或用胰岛素泵治疗。需经常调整剂量。

（2）2 型糖尿病：口服降糖药失效者先采用联合治疗方式，方法为原用口服降糖药剂量不变，睡前（晚 22：00）注射中效胰岛素或长效胰岛素类似物，一般每隔 3d 调整 1 次，目的为空腹血糖降到 4.9～8.0mmol/L，无效者停用口服降糖药，改为每日注射 2 次胰岛素。

胰岛素治疗的最大不良反应为低血糖。

（三）运动治疗

增加体力活动可改善机体对胰岛素的敏感性，降低体重，减少身体脂肪量，增强体力，提高工作能力和生活质量。运动的强度和时间长短应根据患者的总体健康状况来定，找到适合患者的运动量和患者感兴趣的项目。运动形式可多样，如散步、健步走、健美操、跳舞、打太极拳、跑步、游泳等。

（四）饮食治疗

饮食治疗是各种类型糖尿病治疗的基础，一部分轻型糖尿病患者单用饮食治疗就可控制病情。

1. 总热量　总热量的需要量要根据患者的年龄、性别、身高、体重、体力活动量、病情等综合因素来确定。首先要算出每个人的标准体重，可参照下述公式：标准体重（kg）= 身高（cm）－ 105 或标准体重（kg）=[身高（cm）－ 100]×0.9；女性的标准体重应再减去 2kg。也可根据年龄、性别、身高查表获得。算出标准体重后再依据每个人日常体力活动情况来估算出每千克标准体重热量需要量。

根据标准体重计算出每日所需要热量后，还要根据患者的其他情况做相应调整。儿童、青春期、哺乳期、营养不良、消瘦、有慢性消耗性疾病应酌情增加总热量。肥胖者要严格限制总热量和脂肪含量，给予低热量饮食，每日总热量不超过 1500kcal，一般以每月降低 0.5 ～ 1.0kg 为宜，待接近标准体重时，再按前述方法计算每日总热量。另外，年龄大者较年龄小者需要热量少，成年女子比男子所需热量要少一些。

2. **糖类**　糖类每克产热量 4kcal，是热量的主要来源，现认为糖类应占饮食总热量的 55% ～ 65%，可用下面公式计算。

根据我国人民生活习惯，可进主食（米或面）250 ～ 400g，可做如下初步估计，休息者每日主食 200 ～ 250g，轻度体力劳动者 250 ～ 300g，中度体力劳动者 300 ～ 400g，重体力劳动者 400g 以上。

3. **蛋白质**　蛋白质每克产热量 4kcal。占总热量的 12% ～ 15%。蛋白质的需要量在成人每千克体重约 1g。在儿童、孕妇、哺乳期妇女、营养不良、消瘦、有消耗性疾病者宜增加至每千克体重 1.5 ～ 2.0g。糖尿病肾病者应减少蛋白质摄入量，每千克体重 0.8g，若已有肾功能不全，应摄入高质量蛋白质，摄入量应进一步减至每千克体重 0.6g。

4. **脂肪**　每日每千克体重 0.8 ～ 1g。动物脂肪主要含饱和脂肪酸，植物油中含不饱和脂肪酸多。糖尿病患者易患动脉粥样硬化，应以植物油为主，更有利于控制血总胆固醇及低密度脂蛋白胆固醇水平。

五、护理

（一）护理评估

1. **病史、身体评估**　患者多有多食、多饮、多尿、体重减轻、伤口愈合不良、经常感染等主诉。应详细询问其生活方式、饮食习惯、食量、有无糖尿病家族史、体重、妊娠次数。有糖尿病慢性并发症者心血管、神经系统等体格检查可见异常。酮症酸中毒者呼吸深大伴脱水体征和意识改变。

2. **实验室及其他检查**　空腹尿糖阳性，空腹和餐后血糖增高超过正常范围，血三酰甘油、胆固醇、脂蛋白增高；并发酸中毒者可有尿酮阳性，电解质、血 pH、二氧化碳结合力异常改变。

3. **心理、社会资料**　糖尿病为终身性疾病，漫长的病程及多器官、多组织结构和功能障碍对患者身心产生的压力，易使患者产生焦虑、抑郁等情绪，对疾病缺乏信心或对疾病抱无所谓的态度而不予以重视，以致不能有效地应对慢性疾病。社会环境，如患者的亲属、同事等对患者的反应和支持是关系到患者能否适应慢性疾病的重要影响因素，应予以评估。

（二）护理要点

1. **饮食起居要有规律**　必须做到按时起床，按时休息，实践证实有规律的生活可以使机体新陈代谢保持在最佳状态，是糖尿病控制病情的首要条件，建立合理、科学的饮食习惯，是糖尿病治疗的基础；加强体育运动可以起到类似胰岛素作用，有助于降糖、调脂、改善血液流变，提高免疫功能。

2. 戒烟忌酒 长期饮酒会使糖尿病难以控制，病情加重，酒中的过量酒精能直接损坏胰腺，使原本受损害的胰腺功能再受打击，难以恢复。香烟中的尼古丁刺激肾上腺素的分泌，可使血糖升高，使血小板黏着性增加，促使动脉硬化。吸烟的糖尿病患者，肾病发生率是非吸烟者的 2 倍，可见烟酒对糖尿病患者百害而无益，应严格戒烟忌酒。

3. 稳定情绪 越来越多的实践证明，糖尿病患者在疲劳、焦虑、失望、情绪激动时，引起神经内分泌反应性增强，激素分泌增多，胰岛素分泌减少，而引起血糖升高。

（三）护理措施

1. 一般护理

（1）饮食的护理：严格按糖尿病饮食进餐。

①热量标准：对儿童、孕妇、乳母、营养不良者每日酌情增加 5kcal/kg 左右。

②营养不良或低蛋白血症者，蛋白质为每日 1.5 ～ 2.0g/kg；有肾脏功能损害者，蛋白质每日小于 0.6g/kg。

③最好是粗纤维含量较多的食品，如糙米、面、蔬菜等，因含粗纤维较多的饮食能增加胃肠道蠕动，促进排空，减少消化吸收，有利于控制高血糖。

④合理安排膳食结构、蔬菜应选择含糖分较少的小白菜、大白菜、油菜、白萝卜、空心菜、芹菜等为主。水果（如香蕉、西瓜、梨子等）因含糖量较高，故不宜多食。

⑤烹调宜用植物油。

（2）运动的护理

①要求患者坚持长期而有规律的体育锻炼。

②采取的锻炼形式应为有氧活动，如步行、骑自行车、健身操及家务劳动等。

③活动量不宜过大，时间不宜过长，以 15 ～ 30min 为宜。此外，为避免活动时受伤，应注意活动时的环境。活动时最好随身携带甜点及病情卡，以备急需。

2. 病情观察 密切观察血糖变化，了解有无感觉异常，注意检查足部皮肤。有无咳嗽、咳痰，有无腹痛及排尿异常。

3. 其他 对症护理。

（四）药物的护理

1. 口服降糖药物的护理

（1）教育患者按时按剂量服药，不可随意增量或减量。

（2）观察药物的疗效及不良反应。通过观察血糖、糖化血红蛋白等评价药物疗效。口服磺脲类药物应观察有无低血糖反应。

2. 胰岛素治疗的护理 胰岛素治疗的不良反应包括低血糖反应、胰岛素过敏和注射部位皮下脂肪萎缩或增生。低血糖多见于 1 型糖尿病患者。发生低血糖时，患者出现头晕、心悸、多汗、饥饿，甚至昏迷。一旦发生，应及时检测血糖，并根据病情进食含糖食物或静脉推注 50% 葡萄糖。胰岛素过敏的表现以注射部位局部瘙痒、荨麻疹为主。为避免因注射部位皮下脂肪改变而导致胰岛素吸收不良，应有计划地变换注射部位。

3. 预防感染的护理

（1）加强口腔护理，预防口腔感染。

（2）进行皮下注射时，严格无菌操作，防止伤口感染。

（3）预防糖尿病足关键是预防皮肤损伤和感染。

4. 并发症的护理

（1）酮症酸中毒的护理：护士应准确执行医嘱，以确保液体和胰岛素的输入。应密切观察患者的意识状况，每 1～2 小时留取标本送检尿糖、尿酮体及血糖、血酮体等。

（2）低血糖护理：当患者出现强烈饥饿感，伴软弱无力、恶心、心悸，甚至意识障碍时，或于睡眠中突然觉醒伴皮肤潮湿多汗时，均应警惕低血糖的发生。发生低血糖时，采取的措施包括有条件应先做血糖测定，然后进食含糖食物，静脉推注 50% 葡萄糖和肌内注射胰高血糖素。

六、健康教育

1. 糖尿病是一组以慢性血糖增高为特征的代谢性疾病群，是因胰岛素分泌或作用缺陷引起的糖、脂肪、蛋白质代谢紊乱。其主要是因遗传因素、病毒感染、肥胖、精神因素导致自身免疫功能障碍造成的。糖尿病的主要临床表现是"三多一少"（多食、多饮、多尿和体重减轻）为主。诊断标准：①有糖尿病症状并且随意血糖 ≥ 11.1mmol/L；②空腹血糖 ≥ 7.0mmol/L；③葡萄糖耐量检查 2 h 血糖 ≥ 11.1mmol/L。符合上述标准之一的患者，在次日复诊时仍符合三条件之一者为糖尿病患者。

2. 做好患者心理疏导：由于糖尿病是慢性、终身性疾病，患者又缺乏医学知识，加之环境因素的影响，可能会产生孤独、焦虑、抑郁、悲观失望、恐惧心理，甚至产生厌世心理。因此，在临床工作中不但要做好患者的基础治疗工作，同时也要关注患者心理，对患者表示理解、尊重和真诚，引导患者走出误区，树立信心，保持良好的心态，接受现实，配合治疗和护理，充分调动患者的主观能动性，学习防治知识，通过血糖和尿糖的监测摸索出影响病情的有利和不利因素，有坚定的信心和毅力，同时鼓励患者家属共同参与，使他们增强战胜疾病的信心。

3. 做好患者饮食指导：血糖控制虽与药物治疗有一定关系但饮食调控是糖尿病的基础治疗方法，是控制血糖和防止低血糖、改善脂代谢紊乱和高血压、减少症状的重要途径。糖尿病治疗强调早期、长期、综合治疗，治疗措施个体化，其目标是在给患者以足够而且均衡的营养的基础上，使血糖达到或接近正常水平，纠正代谢紊乱，尽可能地减少胰岛 B 细胞的负担，消除糖尿病的症状，避免或延缓并发症的发生，维持良好的健康和活动能力，与正常人一样享受高质量的生活。通过对饮食结构的调整达到辅助加强治疗效果，减轻糖尿病患者对药物的依赖性。

4. 运动指导：适当的运动有助于恢复心理平衡，消除焦虑、振作精神、增强信心，提高工作效率和生活质量，增强体质提高胰岛素的敏感性，改善血脂代谢，调节体重，防止并发症的产生，运动后应有舒畅感且适当进食，避免出现低血糖，一般 2 型糖尿病早期通过严格的饮食控制和体育锻炼就能把血糖控制在正常范围内，依照患者身体情况选择运动种类，如步行、慢跑、骑自行车、打太极拳、踢毽子、球类运动等，最好采用有氧运动，必须坚持循序渐进，持之以恒的原则，运动最好选择在餐后 1h 进行。

5. 用药指导：糖尿病系终身性疾病，药物治疗是重要手段之一，无论患者采用哪种降糖药物都会有相对不同的副作用和不良反应。教会患者正确掌握用药的时间、用法及用量，如降糖药饭前、饭后服用的不同类型，用药要准确，凡在联合用药时更要小心谨慎，不要过量或重复使用。胰岛素在饭前 30min 注射，注射后按时就餐，抽取胰岛素的剂量必须准确，不管口服降糖药物还是注射胰岛素都要定期监测血糖，根据血糖情况，由医师来调整药物的剂量，初患糖尿病首先应进行饮食控制及运动治疗，血糖仍高可加用口服降糖药物，同时防止患者乱用偏方、秘方以免影响治疗效果。

6. 让患者及其家属严格执行糖尿病患者的饮食及运动方案，了解糖尿病并发症的相关知识。

7. 定期去医院进行血糖、尿糖监测，全面了解用药水平和控制水平。也可采用便携式血糖仪进行自我检测血糖，经常测血压，检查血脂，积极控制高血压和治疗高血脂，定期检查眼底、眼压、防止视网膜病变等视力严重损害。

8. 鞋袜要合脚，卫生，透气，防止周围神经和血管病变致足损伤，不用热水烫脚及使用电热毯、热水袋等，以免烫伤。

9. 如出现心慌、出汗、恶心、呕吐，以及有明显的饥饿感等低血糖情况，应立即喝糖水和进食，防止低血糖的发生。由于各种原因停用降糖药物或饮食过量，诱发酮症酸中毒，出现倦怠、食欲缺乏，甚至昏迷，应立即送医院进行救治。

（王亚南）

第三十四节　类风湿关节炎

类风湿关节炎（rheumatoid arthritis，RA）是一种以关节滑膜炎为主要靶组织的慢性系统性炎性的自身免疫性疾病。主要侵犯手足小关节，其他器官或组织，如肺、心、神经系统等亦可受累，主要病理变化为关节滑膜细胞增生、炎症细胞浸润、滑膜翳形成，可导致关节内软骨及骨组织侵蚀和破坏，关节结构的破坏、畸形和功能丧失。血管炎病变可累及全身各个器官，故本病又称为类风湿病。约 80% 患者的发病年龄在 20 ～ 45 岁，以青壮年为多，男女之比为 1：（2 ～ 4）。

一、病因

类风湿关节炎的病因目前仍不十分清楚，据研究与以下因素有密切关系。

1. **自身免疫因素**　某些微生物在潮寒等诱因作用下进入机体侵入滑膜及淋巴细胞，产生抗变性 IgG 和 IgM（19S）两型抗体，成为类风湿因子（RF），沉积于关节滑膜等结缔组织内，继而 RF 又与滑液中的变性 IgG 与 IgM 发生抗原抗体反应，形成免疫复合物，再激发补体反应，释放大量分解产物，使中性粒细胞进入滑膜组织及滑液内，中性粒细胞吞噬上述免疫复合物后变成类风湿炎性细胞，从而造成滑膜、关节软骨组织的分解破坏，出现临床上的病理表现。

2. **感染因素**　本病都发生于反复发作的咽炎、慢性扁桃体炎、中耳炎及其他链球菌感染之后，从而使人们想到了本症与感染的关系。还有报道，本症似乎与某些葡萄球菌、类白喉球菌病毒、支原体感染有关，这些感染使患者发热、白细胞计数增多、红细胞沉降率增快、局部淋巴结大并使关节滑膜受到侵害。但临床观察表明，经常感染者未必均发病，而且类风湿关节炎患者经大量应用抗生素后并不能减少或控制其发病。由此可见，感染可能只是一种诱因。

3.遗传因素　类风湿关节炎患者有明显的家族性特点：其发病率比正常健康人群发病率高 2 ～ 10 倍，近亲家系中 RF 阳性率较正常人群组高 4 ～ 5 倍。这些资料表明，类风湿关节炎与某些遗传因素有关。此外，类风湿关节炎的发病明确的与体质因素、长期精神紧张、天气变化（如潮湿、寒冷、季节转换等）因素有关。

二、临床表现

1.一般症状　初发时起的缓慢，患者先有数周到数个月的疲倦乏力、体重减轻、食欲缺乏、低热和手足麻木刺痛等前驱症状。随着病变发展，患者有不规则发热，脉搏加快，显著贫血。

2.关节疼痛　某一关节疼痛、僵硬，以后关节肿大，日渐疼痛。开始时可能一二个关节受累，往往是游走性。以后发展为对称性多关节炎，关节的受累常从四肢远端的小关节开始，以后再累及其他关节。近侧的指间关节最常发病，呈梭状肿大；其次为掌、指、趾、腕、膝、肘、踝、肩和髋关节等。

3.晨僵现象　晨间的关节僵硬，肌肉酸痛，适度活动后僵硬现象可减轻。僵硬程度和持续时间，常和疾病的活动程度一致，可作为对病变活动性的评估。由于关节的肿痛和运动的限制，关节附近肌肉的僵硬和萎缩也日益显著。既使急性炎症消散，由于关节内已有纤维组织增生，关节周围组织也变得僵硬而畸形，膝、肘、手指、腕部都固定在屈位。手指常在掌指关节处向外侧成半脱位，形成特征性的尺侧偏向畸形，此时患者的日常生活都需他人协助。关节受累较多的患者更是终日不离床、不能动而极度痛苦。

4.皮下小结　10% ～ 30% 患者在关节的隆突部位，如上肢的鹰嘴突、腕部及下肢的踝部等出现皮下小结，坚硬如橡皮。皮下小结不易被吸收，皮下小结的出现常提示疾病处于严重活动阶段。

5.其他症状　淋巴结肿大可见于 30% 的患者，有淋巴滤泡增生，脾大尤其是在Felty 综合征。眼部可有巩膜炎、角膜结膜炎。心脏受累有临床表现者较少，据尸检发现约 35%，主要影响二尖瓣，引起瓣膜病变。肺疾病患者的表现形式有多种，胸膜炎、弥漫性肺间质纤维化、类风湿尘肺病。周围神经病变和慢性小腿溃疡，淀粉样变等也偶可发现。

6.对类风湿关节炎患者功能状态评定　无统一标准，但下述分类，易被接受。

Ⅰ级：患者完成正常活动的能力无任何限制。

Ⅱ级：虽有中度限制，但仍能适应。

Ⅲ级：重度限制，不能完成大部分的日常工作或活动。

Ⅳ级：失去活动能力卧床或仅能应用轮椅活动。

三、辅助检查

（一）实验室检查

1. 一般检查　血、尿常规、红细胞沉降率、C 反应蛋白、生化（肝、肾功能）、免疫球蛋白、蛋白电泳、补体等。

2. 自身抗体　RA 患者自身抗体的检出，是 RA 有别于其他炎性关节炎，如银屑病关节炎、反应性关节炎和骨关节炎的标志之一。目前临床常用的自身抗体包括类风湿因子（RF-IgM）、抗环状瓜氨酸（CCP）抗体、类风湿因子 IgG 及 IgA、抗核周因子、抗角蛋白抗体、抗核抗体、抗 ENA 抗体等。此外，还包括抗 RA33 抗体、抗葡萄糖 -6- 磷酸异构酶（GPI）抗体、抗 P68 抗体等。

3. 遗传标记　HLA-DR4 及 HLA-DR1 亚型。

（二）影像学检查

1. X 线检查　关节 X 线片可见软组织肿胀、骨质疏松及病情进展后的关节面囊性变、侵袭性骨破坏、关节面模糊、关节间隙狭窄、关节融合及脱位。

X 线分期：Ⅰ期，正常或骨质疏松；Ⅱ期，骨质疏松，有轻度关节面下骨质侵袭或破坏，关节间隙轻度狭窄；Ⅲ期，关节面下明显的骨质侵袭和破坏，关节间隙明显狭窄，关节半脱位畸形；Ⅳ期，上述改变合并有关节纤维性或骨性强直。胸部 X 线片可见肺间质病变、胸腔积液等。

2. CT 检查　胸部 CT 可进一步提示肺部病变，尤其高分辨率 CT 对肺间质病变更敏感。

3. MRI 检查　手关节及腕关节的 MRI 检查可提示早期的滑膜炎病变，对发现类风湿关节炎患者的早期关节破坏很有帮助。

4. 超声　关节超声是简易的无创性检查，对于滑膜炎、关节积液、关节破坏有鉴别意义。研究认为其与 MRI 有较好的一致性。

（三）特殊检查

1. 关节穿刺术　对于有关节腔积液的关节，关节液的检查包括关节液培养、类风湿因子检测、抗 CCP 抗体检测、抗核抗体等，并做偏振光检测鉴别痛风的尿酸盐结晶。

2. 关节镜及关节滑膜活检　对 RA 的诊断及鉴别诊断很有价值，对于单关节难治性的 RA 有辅助的治疗作用。

四、治疗

类风湿关节炎至今尚无特效疗法，仍停留于对炎症及后遗症的治疗，采取综合治疗，多数患者均能得到一定的疗效。现行治疗的目的：控制关节及其他组织的炎症，缓解症状；保持关节功能和防止畸形；修复受损关节以减轻疼痛和恢复功能。

（一）一般疗法

发热、关节肿痛、全身症状患者应卧床休息，至症状基本消失为止。待病情改善 2 周后应逐渐增加活动，以免过久的卧床导致关节失用，甚至促进关节强直。饮食中蛋白质和各种维生素要充足，贫血显著者可给予小量输血，如有慢性病灶（如扁桃体炎等），在患者健康情况允许下，尽早摘除。

（二）药物治疗

1. 非甾体抗炎药（NSAID）　用于初发或轻症病例，其作用机制主要抑制环氧化酶使前腺素生成受抑制而起作用，以达到消炎镇痛的效果。但不能阻止类风湿关节炎病变的自然过程。本类药物因体内代谢途径不同，彼此间可发生相互作用，因此不主张联合应用，并应注意个体化。

（1）水杨酸制剂：能抗风湿、抗炎、解热、镇痛。剂量每日 $2 \sim 4g$，如疗效不理想，可酌量增加剂量，有时每日需 $4 \sim 6g$ 才能有效。一般在饭后服用或与制酸剂同用，亦可用肠溶片以减轻胃肠道刺激。

（2）吲哚美辛：系一种吲哚醋酸衍生物，具有抗炎、解热和镇痛作用。患者如不能耐受阿司匹林可换用本药，常用剂量 25mg，每日 $2 \sim 3$ 次，每日 100mg 以上时易产生不良反应。主要有恶心、呕吐、腹泻、胃溃疡、头痛、眩晕、精神抑郁等。

（3）丙酸衍生物：是一类可以代替阿司匹林的药物，包括布洛芬、萘普生和芬布芬，作用与阿司匹林相类似，疗效相仿，消化道不良反应小。常用剂量：布洛芬每日 $1.2 \sim 2.4g$，分 $3 \sim 4$ 次服，萘普生每次 250mg，每日 2 次。不良反应有恶心、呕吐、腹泻、消化性溃疡、胃肠道出血、头痛及中枢神经系统紊乱，如易激惹等。

（4）灭酸类药物：为邻氨基苯酸衍生物，其作用与阿司匹林相仿。抗类酸每次 250mg，每日 $3 \sim 4$ 次。氯灭酸每次 $200 \sim 400mg$，每日 3 次。不良反应有胃肠道反应，如恶心、呕吐、腹泻及食欲缺乏等。偶有皮疹、肾功能损害、头痛等。

2. 金制剂　目前公认对类风湿关节炎有肯定疗效。常用硫代苹果酸金钠。用法：第 1 周 10mg，肌内注射；第 2 周 25mg。若无不良反应，以后每周 50mg。总量达 $300 \sim 700mg$ 时多数患者即开始见效，总量达 $600 \sim 1000mg$ 时病情可获稳定改善。维持量每月 50mg。因停药后有复发可能，国外有用维持量多年，直至终身者。金制剂用药愈早，效果愈著。金制剂的作用慢，$3 \sim 6$ 个月始见效，不宜与免疫抑制药或细胞毒药物并用。若治疗过程中总量已达 1000mg，而病情无改善时，应停药。口服金制剂效果与金注射剂相似。不良反应有排便次数增多、皮疹、口腔炎、损害等，停药后可恢复。口服金制剂金诺芬是一种磷化氢金的羟基化合物。剂量为 6mg，每日 1 次，$2 \sim 3$ 个月后开始见效。对早期病程短的患者疗效较好。不良反应比注射剂轻，常见为腹泻，但为一过性，缓解显效率 62.8%。

3. 青霉胺　是一种含巯基的氨基酸药物，治疗慢性类风湿关节炎有一定效果。它能选择性抑制某些免疫细胞使 IgG 及 IgM 减少。不良反应有血小板计数减少、白细胞计数减少、蛋白尿、过敏性皮疹、食欲缺乏、视神经炎、肌无力、转氨酶增高等。用法：口服，第 1 个月每日 250mg；第 2 个月每次 250mg，每日 2 次。无明显效果第 3 个月每次 250mg，每日 3 次。每次总剂量达 750mg 为最大剂量。多数在 3 个月内临床症状改善，症状改善后用小剂量维持，疗程约 1 年。

4. 氯喹　有一定抗风湿作用，但显效甚慢，常 6 周至 6 个月才能达到最大疗效。可作为水杨酸制剂或递减皮质类固醇剂量时的辅助药物。每次口服 $250 \sim 500mg$，每日 2 次。

疗程中常有较多胃肠道反应，如恶心、呕吐和食欲缺乏等。长期应用须注意视网膜的退行性变和视神经萎缩等。

5. *左旋咪唑* 可减轻疼痛、缩短关节僵硬的时间。剂量：第 1 次 50mg，每日 1 次；第 2 周 50mg，每日 2 次；第 3 周 50mg，每日 3 次。不良反应有眩晕、恶心、过敏性皮疹、视力减退、嗜睡、粒细胞减少、血小板减少、肝功能损害、蛋白尿等。

6. *免疫抑制药* 适用在其他药物无效的严重类风湿关节炎患者，停药情况下或激素减量的患者常用的有硫唑嘌呤，每次 50mg，每日 2～3 次。环磷酰胺，每次 50mg，每日 2 次。特症状或实验室检查有所改善后，逐渐减量。维持量为原治疗量的 50%～75%。连续用 3～6 个月。不良反应有骨髓抑制、白细胞计数及血小板计数下降、肝脏毒性损害及消化道反应、脱发、闭经、出血性膀胱炎等。甲氨蝶呤（MTX）有免疫抑制与抗炎症作用，可降红细胞沉降率，改善骨侵蚀，每周 5～15mg 肌内注射或口服，3 个月为 1 个疗程。不良反应有厌食、恶心、呕吐、口腔炎、脱发、白细胞计数或血小板计数减少、药物性间质性肺炎与皮疹。

7. *肾上腺皮质激素* 肾上腺皮质激素对关节肿痛、控制炎症、消炎镇痛作用迅速，但效果不持久，对病因和发病机制毫无影响。一旦停药短期即复发。对 RF、红细胞沉降率和贫血也无改善。长期应用可导致严重不良反应，因此不作为常规治疗。因严重血管炎引起关节外损害而影响重要器官功能者，如眼部并发症有引起失明危险者，中枢神经系统病变者，心脏传导阻滞，关节有持续性活动性滑膜炎等可短期应用或经 NSAID、青霉胺等治疗效果不好，症状重，影响日常生活，可在原有药物的基础上加用小剂量皮质类固醇。症状控制后应逐步减量至最小维持量。醋酸氢化泼尼松混悬液可做局部关节腔内注射，适用于某些单个大关节顽固性病变，每次关节腔内注射 25～50mg，严防关节腔内感染和骨质破坏。去炎舒松特丁乙酸酯，是一种适合关节内给药的长效皮质类固醇，一次量为 10mg，膝关节为 30mg。

8. *雷公藤和昆明山海棠* 经国内多年临床应用和实验研究有良好疗效。有非甾体抗炎作用，又有免疫抑制或细胞毒作用，可以改善症状，使红细胞沉降率和 RF 效价降低，雷公藤多苷 60mg/d，1～4 周可出现临床效果。不良反应有女性月经不调及停经、男性精子数量减少、皮疹、白细胞计数和血小板计数减少、腹痛、腹泻等。停药后可消除。昆明山海棠，作用与雷公藤相似，每次 2～3 片，每日 3 次。疗程 3～6 个月及以上。不良反应头晕、口干、咽痛、食欲缺乏、腹痛、闭经。

（三）理疗

目的在于用热疗以增加局部血液循环，使肌肉松弛，达到消炎、祛肿和镇痛作用，同时采用锻炼以保持和增进关节功能。理疗方法有使用热水袋、热浴、蜡浴、红外线等。理疗后同时配以按摩，可促进局部循环，松弛肌肉痉挛。锻炼的目的是保存关节的活动功能，加强肌肉的力量和耐力。在急性期症状缓解后，只要患者可以耐受，便要早期有规律地做主动或被动的关节活动锻炼。

（四）外科治疗

以往一直认为外科手术只适用于晚期畸形病例。目前对仅有 1～2 个关节受损较重、经水杨酸盐类治疗无效者可试用早期滑膜切除术。后期病变静止，关节有明显畸形病例可行截骨矫正术，关节强直或破坏可做关节成形术、人工关节置换术。负重关节可做关节融合术等。

五、护理

（一）护理评估

1.询问患者有无家庭史、起病时间、病程、治疗用药情况、有无副作用等。

2.评估患者关节病变临床表现特征及关节外表现。受累关节疼痛、肿胀及功能障碍程度，有无关节僵直及活动受限的情况。关节外有无类风湿结节、类风湿血管炎、肺部病变等脏器系统受累表现。

3.了解患者红细胞沉降率、类风湿因子（RF）等检查情况。

4.评估患者对疾病的认识及心理状态。

（二）护理措施

1.患者急性期、发热及脏器明显受累时应卧床休息、关节制动；恢复期应适当休息，逐步进行功能锻炼，可给予物理治疗。

2.给予高蛋白质、高热量、含丰富维生素、易消化的饮食，忌吸烟和饮酒。

3.减轻关节疼痛和功能障碍。如患者有关节僵直时，鼓励温水浴或温水浸泡僵直关节15min后进行日常活动锻炼；夜间睡眠时可戴大小合适的弹性护套保暖和保护关节，以缓解症状，指导患者做肢体屈伸、散步、手部抓握、提举等活动，必要时配合理疗。

4.指导和督促患者遵医嘱服药，密切观察药物疗效，注意减轻不良反应。如非甾体抗炎药应饭后服用并鼓励多饮水，减轻胃肠道不良反应和肾损害。抗风湿药使用后应注意肝损害、胃肠道反应、骨髓抑制等不良反应。应用糖皮质激素者，应严格按医嘱，不得随意增减。

5.给予患者心理支持和鼓励生活自理，必要时使用辅助器具，如坐便器、拐杖等。

六、健康教育

1.向患者及其家属讲解疾病知识及治疗方案，交代严格遵医嘱用药和注意事项，减少复发。

2.交代患者注意保暖，避免感染、寒冷、潮湿、过度劳累等加重病情或诱发复发。

3.指导患者合理休息和功能锻炼，保护关节功能，防止失用。

4.定期复查肝肾功能、血常规等。

（吕　莉）

第三十五节　系统性红斑狼疮

系统性红斑狼疮（SLE）是一种全身性自身免疫病。患者可有肾脏、肺、心脏、血液等多个器官和系统受累，血清中出现多种自身抗体。本病可见于任何年龄，但是育龄期女性多发。男女之比约 1 : 9。该病在我国的患病率为（40 ～ 70）/10 万。

一、病因

本病的发生与遗传、环境、性激素及自身免疫等多种因素有关。一般认为具有遗传素质的个体在环境、性激素及感染等因素的作用下引起免疫功能异常、自身抗体产生、免疫复合物形成及在组织的沉积，导致系统性红斑狼疮的发生和进展。

1. 遗传因素　已经证明，同卵双生者同患系统性红斑狼疮的发生率为 24% ～ 58%，而在异卵双生者为 6%。本病在 *HLA-DR2*、*DR3* 及 *DR7* 基因携带者的发病率远高于这些基因阴性者。由此可见，系统性红斑狼疮的发生与遗传因素有关。

2. 环境因素　紫外线、某些药品及食物（如苜蓿类、鱼油）等均可能诱导本病的发生。

3. 感染因素　人类免疫缺陷病毒（HIV-1、致癌 RNA 病毒）及某些细菌脂多糖可能与本病的发生有关。

4. 性激素　已经证实，雌激素与系统性红斑狼疮的发病密切相关。本病在女性占优势，育龄期发病多于绝经期。同时，患者的雌激素水平异常等均提示性激素参与了系统性红斑狼疮的发生。

二、临床表现

1. 一般症状　疲乏无力、发热和体重下降。

2. 皮肤黏膜　表现多种多样，大体可分为特异性和非特异性两类。①特异性皮损：有蝶形红斑、亚急性皮肤红斑狼疮、盘状红斑和新生儿狼疮。②非特异性皮损：有光过敏、脱发、口腔溃疡、皮肤血管炎、雷诺现象、荨麻疹样皮疹，少见的还有狼疮脂膜炎或深部狼疮及大疱性红斑狼疮。

3. 骨骼肌肉　表现有关节痛、关节炎、关节畸形（10% 的患者 X 线片有破坏）及肌痛、肌无力。炎性肌病见于 5% ～ 11% 的患者，但 CK 通常不超过 1000U。

4. 心脏受累　可有心包炎（4% 的患者有心脏压塞征象），心肌炎主要表现为充血性心力衰竭，心瓣膜病变（Libman-Sacks 心内膜炎）。冠状动脉炎少见，主要表现为胸痛、心电图异常和心肌酶升高。

5. 呼吸系统受累　胸膜炎、胸腔积液（20% ～ 30%），皱缩肺综合征（shrinkinglungsyndrome，主要表现为憋气感和膈肌功能障碍）；肺间质病变见于 10% ～ 20% 的患者，其中 1% ～ 4% 表现为急性狼疮肺炎，肺栓塞（5% ～ 10%，通常抗心磷脂抗体阳性），肺出血和肺动脉高压（1%）均可发生。

6. 肾脏受累　狼疮肾炎（LN，50% ～ 80%）主要表现为水肿、低蛋白血症和尿检异常；急进性和慢性患者可有高血压、BUN 和 Cr 升高。病理分 6 型（Ⅰ ～ Ⅵ型），小管间质病变见于 30% 的患者，可出现肾小管酸中毒（常与干燥综合征合并存在）。

7. 神经系统受累　可有抽搐、精神异常、器质性脑综合征，包括器质性遗忘 / 认知功能不良，痴呆和意识改变，其他可有无菌性脑膜炎、脑血管意外、横贯性脊髓炎和狼疮样硬化，以及外周神经病变。

8. **血液系统**　受累可有贫血、白细胞计数减少、血小板计数减少、淋巴结肿大和脾大。

9. **消化系统**　受累可有食欲缺乏、恶心、呕吐、腹泻、腹水、肝大、肝功能异常及胰腺炎。少见的有肠系膜血管炎，Budd-Chiari 综合征和蛋白丢失性肠病。

10. **其他**　可以合并甲状腺功能亢进或减退、干燥综合征等疾病。

三、辅助检查

1. **一般检查**　由于 SLE 患者常可存在多系统受累，如血液系统异常和肾脏损伤等，血常规检查可有贫血、白细胞计数减少、血小板计数减少；肾脏受累时，尿液分析可显示蛋白尿、血尿、细胞和颗粒管型；红细胞沉降率在 SLE 活动期增快，而缓解期可降至正常。

2. **免疫学检查**　50% 的患者伴有低蛋白血症，30% 的 SLE 患者伴有高球蛋白血症，尤其是 γ 球蛋白升高，血清 IgG 水平在疾病活动时升高。疾病处于活动期时，补体水平常减低，原因是免疫复合物的形成消耗补体和肝脏合成补体能力的下降，单个补体成分 C3、C4 和总补体活性（CH50）在疾病活动期均可降低。

3. **生物化学检查**　SLE 患者肝功能检查多为轻中度异常，较多是在病程活动时出现，伴有丙氨酸转氨酶（ALT）和天冬氨酸转氨酶（AST）等升高。血清白蛋白异常多提示肾脏功能失代偿。在肾脏功能检查中尿液微量白蛋白定量检测，有助于判断和监测肾脏损害程度及预后。发生狼疮性肾炎时，血清尿素氮（Bun）及血清肌酐（Cr）有助于判断临床分期和观察治疗效果。

SLE 患者存在心血管疾病的高风险性，近年来逐渐引起高度重视。部分 SLE 患者存在严重血脂代谢紊乱，炎性指标升高，同时具有高同型半胱氨酸（Hcy）血症。血清脂质水平、超敏 C 反应蛋白（hs-CRP）和同型半胱氨酸血症被认为是结缔组织病（CTD）相关动脉粥样硬化性心血管疾病（ASCVD）有效的预测指标，定期检测，可降低心血管事件的危险性。

4. **自身抗体检测**　目前临床开展的 SLE 相关自身抗体常规检测项目主要有抗核抗体（ANA）、抗双链脱氧核糖核酸（抗 dsDNA 抗体）抗体、抗可溶性抗原抗体（抗 ENA 抗体包括抗 Sm、抗 U1RNP、抗 SSA/RO、抗 SSB/La、抗 rRNP、抗 Scl-70 和抗 JO-1 等）、抗核小体抗体和抗磷脂抗体等。对于临床疑诊 SLE 的患者应行免疫学自身抗体检测。ACR 修订的 SLE 分类标准中，免疫学异常和自身抗体阳性包括抗 Sm 抗体、抗 dsDNA 抗体、抗磷脂抗体和 ANA 阳性。

5. **组织病理学检查**　皮肤活检和肾活检对于诊断 SLE 也有很大的帮助，皮肤狼疮带试验阳性和"满堂亮"的肾小球表现均有较高的特异性。

四、治疗

（一）一般治疗

适用于所有 SLE 患者。包括心理及精神支持、避免日晒或紫外线照射、预防和治疗感染或其他合并症及依据病情选用适当的锻炼方式。

（二）药物治疗

1. 非甾体抗炎药（NSAID） 适用于有低热、关节症状、皮疹和心包及胸膜炎的患者，有血液系病变者慎用。

2. 抗疟药 氯喹或羟基氯喹，对皮疹、低热、关节炎、轻度胸膜和心包炎、轻度贫血和血白细胞计数减少及合并干燥综合征者有效，有眼炎者慎用。长期应用对减少激素剂量，维持病情缓解有帮助。主要不良反应为心脏传导障碍和视网膜色素沉着，应定期行心电图和眼科检查。

3. 糖皮质激素 据病情选用不同的剂量和剂型：小剂量适用于无重要脏器受损的活动性 SLE 患者；中等剂量适用于有高热或有一个重要脏器轻度损害者；大剂量适用于有恶性高热或有一个或以上重要器官严重受损者，有发热者分次服用，无发热者晨起顿服，病情稳定后逐渐减量维持。对重症患者可采用超大剂量冲击治疗，一般选用甲泼尼龙静脉滴注，连续 3～5d，后改为常规量激素，必要时可重复。激素的不良反应有类库欣征、糖尿病、高血压、抵抗力低下并发的各种感染、应激性溃疡、无菌性骨坏死、骨质疏松及儿童生长发育或停滞等。

4. 免疫抑制药

（1）环磷酰胺（CTX）：对肾炎、肺出血、中枢神经系统血管炎和自身免疫性溶血性贫血有效，累积剂量不超过 200mg/kg。不良反应有消化道不适、骨髓抑制、肝脏损害、出血性膀胱炎、脱发、闭经和生育能力降低等。

（2）硫唑嘌呤：口服，对自身免疫性肝炎、肾炎、皮肤病变和关节炎有帮助。不良反应有消化道不适、骨髓抑制、肝脏损害及变态反应等。

（3）甲氨蝶呤（MTX）:静脉滴注或口服，对关节炎、浆膜炎和发热有效，肾损害者需减量，偶有增强光过敏的不良反应。

（4）环孢素（CSA）：口服，目前主要用于对其他药物治疗无效的 SLE 患者。

（5）长春新碱：静脉滴注，对血小板计数减少有效。

5. 其他治疗 大剂量免疫球蛋白冲击，血浆置换，适用于重症患者，常规治疗不能控制或不能耐受或有禁忌证者。

五、护理

（一）护理评估

1. 询问患者与本病有关的病因 如家族史、妊娠、日光紫外线照射、使用某些化学药品（如肼屈嗪、青霉胺、磺胺类）、进食某些食物（如苜蓿芽）等。

2. 评估患者临床表现 包括全身症状，如发热、疲乏；骨关节和肌肉表现，如侵犯关节和关节疼痛的部位、性质及特点等；皮肤、黏膜损害表现，如有无面部蝶形红斑、皮疹出现的时间及变化情况、有无口腔黏膜溃疡形成、有无雷诺现象等；相关脏器损害表现，包括肾、心血管、肺、神经、消化、血液系统等表现，如水肿、高血压、心前区不适、干咳、气促、食欲缺乏、腹泻、呕吐、贫血、精神障碍等。

3. 了解实验室检查 如血常规、红细胞沉降率、免疫学检测等结果。

4. 其他　评估患者及其家属对疾病的认知程度、患者的心理状态及家庭经济状况。

（二）护理措施

1. 急性活动期应卧床休息；病情稳定的慢性患者可适当的工作和活动，但需避免过度劳累，以减少消耗，保护脏器功能。

2. 给予高蛋白质、高热量、丰富维生素、易消化的饮食。有肾功能不全者宜低盐、优质蛋白质饮食，限制水和钠盐摄入。

3. 遵医嘱做好用药护理，及时观察药物疗效和不良反应。服用非甾体抗炎药时，要指导患者宜饭后服，以减轻胃肠道不良反应。对于长期应用激素患者不可随意漏服、停服及自行减量，以免引起病情"反跳"，注意观察有无肥胖、血糖升高、高血压、容易感染、股骨头坏死、骨质疏松等不良反应。应用细胞毒药物者要及时监测血常规、肝肾功能，观察有无白细胞计数减少、肝肾损害等不良反应。大剂量糖皮质激素冲击治疗时，密切观察生命体征变化，做好抢救准备工作。

4. 观察患者生命体征、神志等，有无发热、关节疼痛、皮疹口腔黏膜溃疡、水肿、心前区不适、气促、腹泻、呕吐等，尽早预防和发现脏器损害，防止病情恶化。对发生狼疮脑病、急性肾衰竭等按相应疾病护理常规进行治疗。

5. 减轻或避免皮肤受损。病情允许时，每日沐浴 1 次。有皮疹、红斑或光敏感者，避免阳光直接照射皮肤，外出时穿长袖衣、长裤，戴宽边帽子；忌日光浴；避免接触刺激性物品，如染发剂、烫发剂、定型发胶、农药等。

6. 保持口腔清洁，坚持餐后用温水或盐水漱口。

7. 加强心理护理，争取更多的家庭和社会支持。

六、健康教育

1. 疾病知识宣教与心理调适　指导护理人员应向患者及其家属讲明本病的有关知识和自我护理方法，使患者及其家属了解本病。鼓励患者树立治病信心，保持心情舒畅，为患者出院后创造一个有利于恢复身体健康的氛围，以维持其良好心理状态。

2. 避免诱因　指导患者要避免一切可能诱发本病因素，如阳光照射、妊娠、分娩、药物及手术等。为避免日晒和寒冷，外出时可戴宽边帽子、穿长袖衣及长裤。育龄期妇女应避孕。病情活动期伴有心、肺、肾功能不全者属妊娠禁忌，并避免接受各种预防接种。

3. 生活指导　注意个人卫生，学会皮肤护理，切忌挤压皮肤斑丘疹，预防皮损和感染。剪指甲勿过短，防止损伤指甲周围皮肤。脱发患者建议剪短发或用适当方法遮盖脱发，如头巾、帽子、假发等。血小板计数低者易发生出血，应避免外伤，刷牙时用软毛刷，勿用手挖鼻腔。

4. 休息与活动　在疾病缓解期，患者应逐步增加活动，可参加社会活动和日常工作，但要注意劳逸结合，避免过度劳累。

5. 出院指导　出院后坚持严格按医嘱治疗，不可擅自改变药物剂量或突然停药。向患者详细介绍所用药物名称、剂量、给药时间和方法等，并教会其观察药物疗效和不良反应。定期门诊复查，争取病情稳定、长期缓解，减少复发。

6. 结婚、妊娠指导

（1）SLE 患者只要配合治疗，大多预后良好，可像正常人一样学习、工作和生活。在疾病稳定期可结婚生育。

（2）SLE 患者妊娠必须慎重，对疾病活动期或有内脏损害的患者必须避免妊娠；对无明显内脏损害，病情轻而且病情稳定，渴望生育的患者，可以考虑妊娠；激素减量至 5～10mg/d 及以下，病情稳定 1 年以上，可在风湿科医师和产科医师指导下妊娠、生产。

（3）若有肾功能损害或多系统损害已妊娠者，宜做治疗性流产。

（4）已妊娠的患者，为使妊娠期顺利，患者最好在 SLE 专科门诊及产科门诊同时定期随访，检查疾病的进展情况、有无妊娠并发症及胎儿发育情况。如发现病情有急剧加重趋势，应尽早终止妊娠；如有轻度疾病活动，应适当加用糖皮质激素治疗。在临产期应早日住进产科病房，加强观察治疗，以保母婴平安。

（杨　博）

第三十六节　脑　梗　死

脑梗死又称缺血性卒中，中医称中风。本病系由各种原因所致的局部脑组织区域血液循环障碍，导致脑组织缺血缺氧性病变坏死，进而产生临床上对应的神经功能缺失表现。脑梗死依据发病机制的不同分为脑血栓形成、脑栓塞和腔隙性脑梗死等主要类型。其中脑血栓形成是脑梗死最常见的类型，约占全部脑梗死的 60%，因而通常所说的"脑梗死"实际上指的是脑血栓形成。

一、病因

由于脑血栓形成的病因基础主要为动脉粥样硬化，因而产生动脉粥样硬化的因素是发生脑梗死最常见的病因。有学者研究显示，脑梗死风险中的 90% 可归咎于 10 个简单的危险因素，依次是原发性高血压、吸烟、腰臀比过大、饮食不当、缺乏体育锻炼、糖尿病、过量饮酒、过度的精神压力及抑郁、有基础心脏疾病和高脂血症。需要指出的是，以上多数危险因素都是可控的。

二、临床表现

（一）颈内动脉系统（前循环）脑梗死

以中老年患者多见，常在安静状态下或睡眠中发病，可有前驱症状，表现为反复 TIA 发作。

1. 颈内动脉血栓形成　如侧支循环代偿良好，可全无症状。若侧支循环不良，可引起 TIA，也可表现为大脑中动脉和（或）大脑前动脉缺血症状。可有同侧 Horner 征，对侧偏瘫、偏身感觉障碍、双眼对侧同向性偏盲，优势半球受累可出现失语。眼动脉受累时，可有单眼一过性失明。颈内动脉搏动减弱或消失，听诊可闻及血管杂音。

2. 大脑中动脉血栓形成　对侧偏瘫、偏身感觉障碍和同向性偏盲，可伴有双眼向病灶侧凝视，优势半球受累可出现失语，非优势半球病变可有体像障碍。主干闭塞常伴不同程度意识障碍。皮质支闭塞：偏瘫，偏身感觉障碍，以面部、上肢为重。深穿支闭塞：对侧偏瘫，肢体、面、舌受累均等。

3. 大脑前动脉血栓形成　对侧偏瘫，下肢重于上肢，主侧半球病变可有 Broca 失语。深穿支闭塞，出现对侧面、舌瘫和上肢轻瘫。双侧闭塞可出现淡漠、欣快等精神症状。

（二）椎 - 基底动脉系统（后循环）脑梗死

1. 大脑后动脉血栓形成　临床症状变异很大。主干闭塞表现为对侧偏盲、偏瘫及偏身感觉障碍，丘脑综合征，优势半球受累伴有失读。皮质支闭塞出现双眼对侧视野同向偏盲（黄斑回避）。深穿支闭塞可出现偏身感觉障碍、共济失调等。可有丘脑综合征、红核丘脑综合征等。

2. 椎动脉血栓形成　若两侧椎动脉粗细差别不大，一侧闭塞，可通过对侧代偿，可无明显临床症状。如一侧细小，供血侧动脉闭塞则可导致明显临床症状，可表现为延髓背外侧综合征：眩晕、恶心、呕吐、眼球震颤（前庭神经核受损），声嘶、吞咽困难及饮水呛咳（舌咽、迷走神经、疑核受损），小脑性共济失调（绳状体或小脑损伤），交叉性感觉障碍（三叉神经脊束核和对侧交叉的脊髓丘脑束受损），同侧 Horner 征（交感神经下行纤维损伤）。

（三）基底动脉血栓形成

表现为眩晕、恶心、呕吐、眼球震颤、复视、构音障碍、吞咽困难、共济失调等。病情迅速进展出现球麻痹、四肢瘫、昏迷，并导致死亡。

三、辅助检查

（一）一般检查

血小板聚集率、凝血功能、血糖、血脂水平、肝肾功能等；心电图、X 线胸片检查。这些检查有助于明确患者的基本病情，部分检查结果还有助于对病因的判断。

（二）特殊检查

主要包括脑结构影像评估、脑血管影像评估、脑灌注及功能检查等。

1. 脑结构影像检查

（1）头颅 CT：头颅 CT 是最方便和常用的脑结构影像学检查。在超早期阶段（发病 6h 内），CT 可以发现一些细微的早期缺血改变：如大脑中动脉高密度征、皮质边缘（尤其是岛叶），以及豆状核区灰白质分界不清楚和脑沟消失等。但是 CT 对超早期缺血性病变和皮质或皮质下小的梗死灶不敏感，尤其颅后窝的脑干和小脑梗死更难检出。大多数病例在发病 24h 后 CT 可显示均匀片状的低密度梗死灶，但在发病 2 ～ 3 周由于病灶水肿消失导致病灶与周围正常组织密度相当的"模糊效应"，CT 难以分辨梗死病灶。

（2）头颅 MRI：标准的 MRI 序列（T_1、T_2 和 FLAIR 相）可清晰显示缺血性梗死、脑干和小脑梗死、静脉窦血栓形成等，但对发病数小时内的脑梗死不敏感。弥散加权成像（DWI）可以早期（发病 2h 内）显示缺血组织的大小、部位，甚至可显示皮质下、脑干和小脑的小梗死灶。结合表观弥散系数（ADC），DWI 对早期梗死的诊断敏感度达到 88% ～ 100%，特异度达到 95% ～ 100%。

2. 脑血管影像学

（1）颈部血管超声和经颅多普勒（TCD）：目前脑血管超声检查是最常用的检测颅内外血管狭窄或闭塞、动脉粥样硬化斑块的无创手段，亦可用于手术中微栓子的检测。目前颈动脉超声对颅外颈动脉狭窄的敏感度可达 80% 以上特异度可超过 90%，而 TCD 对颅内动脉狭窄的敏感度也可达 70% 以上，特异度可超过 90%。但由于血管超声技术受操作者主观性影响较大，且其准确性在总体上仍不及 MRA/CTA 及 DSA 等有创检查方法，因而目前的推荐意见认为脑血管超声检查（颈部血管超声和 TCD）可作为首选的脑血管病变筛查手段，但不宜将其结果作为血管干预治疗前的脑血管病变程度的唯一判定方法。

（2）磁共振血管成像（MRA）和计算机成像血管造影（CTA）：MRA 和 CTA 是对人体创伤较小的血管成像技术，其对人体有创的主要原因系均需要使用造影剂，CTA 尚有一定剂量的放射线。二者对脑血管病变的敏感度及特异度均较脑血管超声更高，因而可作为脑血管评估的可靠检查手段。

（3）数字减影血管造影（DSA）：脑动脉的 DSA 是评价颅内外动脉血管病变最准确的诊断手段，也是脑血管病变程度的金标准，因而其往往也是血管内干预前反映脑血管病变最可靠的依据。DSA 属于有创性检查，通常其致残及致死率不超过 1%。

3. 脑灌注检查和脑功能评定

（1）脑灌注检查：目的在于评估脑动脉血流在不同脑区域的分布情况，发病早期快速完成的灌注影像检查可区分核心梗死区和缺血半暗带区域，从而有助于选择再灌注治疗的合适病例，此外其还有评估神经保护剂疗效、手术干预前评估等作用。目前临床上较常用的脑灌注检查方法有多模式 MRI/PWI、多模式 CT/CTP、SPECT 和 PET 等。

（2）脑功能评定：主要包括功能磁共振、脑电图等对认知功能及情感状态等特殊脑功能的检查方法。

四、治疗

（一）急性期治疗

1. 一般治疗

（1）卧床休息，加强护理。

（2）调控血压：收缩压 < 180mmHg 或舒张压 < 110mmHg，不需要降压治疗；收缩压 > 220mmHg 或舒张压 > 120mmHg，给予缓慢降压治疗。

（3）控制血糖：高血糖可加重脑损害，如血糖 > 11.1mmol/L，应用胰岛素降糖，将血糖控制在 < 8.3mmol/L。

（4）维持水、电解质、酸碱平衡，处理相应并发症。

2. 溶栓治疗

（1）临床常用药物：组织型纤溶酶原激活剂和尿激酶。

（2）主要适应证：①年龄不超过 75 岁；②发病 6h 之内；③血压 < 180/110mmHg；④无意识障碍（椎 - 基底动脉系统血栓预后较差，出现意识障碍也可考虑溶栓）；⑤头部

CT 排除脑出血；⑥患者或其家属同意等。

（3）主要禁忌证：①有出血倾向或出血素质；②近 3 个月有脑卒中、脑外伤史和心肌梗死病史，3 周内有胃肠道或泌尿系统出血病史，2 周内有接受较大的外科手术史；③血压高于 180/110mmHg；④有严重的心、肝、肾功能障碍等。

3. 抗凝治疗　主要药物有肝素、低分子肝素及华法林等。中至重度卒中患者不建议抗凝，主要并发症为出血倾向和血小板减少。

4. 降纤治疗　降解血中的纤维蛋白原、增加纤溶系统的活性、抑制血栓形成的常用药物包括巴曲酶、降纤酶、安克洛酶等。

5. 抗血小板聚集治疗　常用药物包括阿司匹林、氯吡格雷。

6. 其他　脑保护治疗。

（二）恢复期治疗

康复治疗，脑血管病的二级预防。

五、护理

（一）护理评估

1. 了解既往是否有高血压、冠心病、糖尿病等病史。了解患者的生活方式、饮食习惯，有无烟、酒嗜好，有无家族史。了解起病前有无情绪激动等。

2. 评估发病时间，有无短暂性脑缺血发作，有无头晕、头痛、呕吐、失语、偏瘫、吞咽障碍、呛咳等。

3. 了解实验室等检查结果，如血糖、血脂、CT、MRI 等。

4. 评估患者对疾病的认识和心理状态。

（二）护理措施

1. 急性期卧床休息，头偏向一侧。

2. 给予低盐、低脂肪、低胆固醇、丰富维生素及易消化饮食。有意识障碍及吞咽困难者给予鼻饲流食。

3. 注意评估血压、脉搏、呼吸、神志、瞳孔的变化。观察有无吞咽障碍、步态不稳、肌张力异常、神志淡漠等表现。

4. 遵医嘱给药，观察药物的疗效及副作用。溶栓抗凝治疗时，注意有无出血倾向，如观察有无皮肤、黏膜出血点；口服阿司匹林应注意有无黑便；使用改善循环的药物，如低分子右旋糖酐，静脉滴注速度宜慢，注意有无变态反应；抗凝、扩血管及溶栓治疗过程中，注意有无原有症状加重或出现新症状，警惕梗死范围扩大、出血、栓子脱落等。

5. 做好基础护理，防止压疮、感染等并发症。

6. 给予心理安抚和支持，鼓励积极治疗。

7. 尽早进行肢体功能和语言康复训练。

六、健康教育

1. 指导患者坚持低盐、低脂肪饮食，多饮水，多食蔬菜、水果，少食含脂肪及胆固醇的肥肉、猪油、动物内脏等，戒烟、酒。积极防治高血压、冠心病、糖尿病等相关疾病。

2. 指导患者康复训练与自我护理，鼓励患者适当活动，避免长时间卧床。

3. 遵医嘱服药，定期复查。出现头晕、视物模糊、言语障碍、乏力等症状时及时就医。

（林清秀）

第三十七节　脑　出　血

脑出血（cerebral hemorrhage）是指非外伤性脑实质内血管破裂引起的出血，占全部脑卒中的20%～30%，急性期病死率为30%～40%。发生的原因主要与脑血管的病变有关，即与高血脂、糖尿病、高血压、血管的老化、吸烟等密切相关。脑出血的患者往往由于情绪激动、用力时突然发病，早期病死率很高，幸存者中多数留有不同程度的运动、认知、言语和吞咽障碍等后遗症。

一、病因

常见病因是高血压合并小动脉硬化，微动脉瘤或微血管瘤，其他包括脑血管畸形、脑膜动静脉畸形、淀粉样脑血管病、囊性血管瘤、颅内静脉血栓形成、特异性动脉炎、真菌性动脉炎、烟雾病和动脉解剖变异、血管炎、瘤卒中等。

血液因素有抗凝、抗血小板或溶栓治疗、嗜血杆菌感染、白血病、血栓性血小板减少症，以及颅内肿瘤、酒精中毒及交感神经兴奋药物等。

用力过猛、气候变化、不良嗜好（吸烟、酗酒、食盐过多、体重过重）、血压波动、情绪激动、过度劳累等为诱发因素。

二、临床表现

高血压性脑出血常发生于50～70岁，男性略多，冬春季易发，通常在活动和情绪激动时发病，出血前多无预兆，50%的患者出现头痛并很剧烈，常见呕吐，出血后血压明显升高，临床症状常在数分钟至数小时达到高峰，临床症状因出血部位及出血量不同而异，基底核、丘脑与内囊出血引起轻偏瘫是常见的早期症状；少数病例出现痫性发作，常为局灶性；重症者迅速转入意识模糊或昏迷。

1. **运动和语言障碍**　运动障碍以偏瘫为多见；言语障碍主要表现为失语和言语含糊不清。

2. **呕吐**　约50%的患者发生呕吐，可能与脑出血时颅内压增高、眩晕发作、脑膜受到血液刺激有关。

3. **意识障碍**　表现为嗜睡或昏迷，程度与脑出血的部位、出血量和速度有关。在脑较深部位的短时间内大量出血，大多会出现意识障碍。

4. **眼部症状**　瞳孔不等大常发生于颅内压增高出现脑疝的患者；还可以有偏盲和眼球活动障碍。脑出血患者在急性期常两眼凝视大脑的出血侧（凝视麻痹）。

5. 头痛、头晕　头痛是脑出血的首发症状，常位于出血一侧的头部；有颅内压力增高时，疼痛可以发展到整个头部。头晕常与头痛伴发，特别是小脑和脑干出血时。

三、辅助检查

（一）实验室检查

1. 脑脊液检查　诊断明确者，一般不做脑脊液检查，以防脑疝发生，但在无条件做脑 CT 扫描或脑 MRI 检查时，腰椎穿刺仍有一定诊断价值，脑出血后由于脑组织水肿，颅内压力一般较高，80% 的患者在发病 6h 后，脑脊液呈血性或黄色，但腰椎穿刺脑脊液清亮时，不能完全排除脑出血的可能，术前应给脱水药降低颅内压，有颅内压增高或有脑疝的可能时，应禁忌做腰椎穿刺。

2. 血常规、尿常规和血糖　重症患者在急性期血常规检查可见白细胞计数增高，可有尿糖与蛋白尿阳性，脑出血急性期血糖增高由应激反应引起，血糖升高不仅直接反映机体代谢状态，而且反映病情的严重程度，血糖越高，应激性溃疡、脑疝、代谢性酸中毒、氮质血症等并发症发生率越高，预后越差。

（二）神经影像学检查

1. CT 检查　颅脑 CT 扫描可清楚显示出血部位、出血量大小、血肿形态、是否破入脑室，以及血肿周围有无低密度水肿带和占位效应等。病灶多呈圆形或卵圆形均匀高密度区，边界清楚，脑室大量积血时多呈高密度铸型，脑室扩大。1 周后血肿周围有环形增强，血肿吸收后呈低密度或囊性变。动态 CT 检查还可评价出血的进展情况。

2. MRI 和 MRA 检查　对发现结构异常，对检出脑干和小脑的出血灶和监测脑出血的演进过程优于 CT 扫描，对急性脑出血诊断不及 CT。

3. 数字减影脑血管造影（DSA）　可检出脑动脉瘤、脑动静脉畸形、Moyamoya 病和血管炎等。

4. 心电图检查　脑血管病患者因为脑-心综合征或心脏疾病，可有心脏功能和血管功能的改变：①传导阻滞，如 P-R 间期延长，结性心律或房室分离；②心律失常，房性或室性期前收缩；③缺血性改变，ST 段延长，下降，T 波改变；④其他，假性心肌梗死的心电图改变等。

5. 经颅多普勒超声（TCD）检查　有助于判断颅内高压和脑死亡，当血肿 > 25ml，TCD 显示颅内血流动力学不对称改变，表示颅内压力不对称，搏动指数较平均血流速度更能反映颅内压力的不对称性。

（三）其他检查

包括血液生化、凝血功能和胸部 X 线片检查。外周白细胞和尿素氮水平可暂时升高，凝血活酶时间和部分凝血活酶时间异常提示有凝血功能障碍。

四、治疗

治疗原则：安静卧床、脱水降颅压、调整血压、防止继续出血、加强护理维持生命功能。防治并发症，以挽救生命，降低病死率、残疾率，减少复发。

1. 一般应卧床休息 2～4 周,保持安静,避免情绪激动和血压升高。严密观察体温、脉搏、呼吸和血压等生命体征,注意瞳孔变化和意识改变。

2. 保持呼吸道通畅,清理呼吸道分泌物或吸入物。必要时及时行气管插管或切开术;有意识障碍、消化道出血者禁食 24～48h,必要时应排空胃内容物。

3. 水、电解质平衡和营养,每日入液量可按尿量 +500ml 计算,如有高热、多汗、呕吐,维持中心静脉压水平在 5～12mmHg。注意防止水、电解质紊乱,以免加重脑水肿。每日补钠、钾、糖类、热量,必要时给予脂肪乳剂注射液(脂肪乳)、人血白蛋白、氨基酸或能量合剂等。

4. 调整血糖,血糖过高或过低者,应及时纠正,维持血糖水平在 6～9mmol/L。

5. 明显头痛、过度烦躁不安者,可酌情适当给予镇静、镇痛药;便秘者可选用缓泻药。

6. 降低颅内压,脑出血后脑水肿约在 48h 达到高峰,维持 3～5d 后逐渐消退,可持续 2～3 周或更长。脑水肿可使颅内压增高,并致脑疝形成,是影响脑出血病死率及功能恢复的主要因素。积极控制脑水肿、降低颅内压是脑出血急性期治疗的重要环节。

7. 病情危重致颅内压过高出现脑疝,内科非手术治疗效果不佳时,应及时进行外科手术治疗。

8. 康复治疗,脑出血后,只要患者的生命体征平稳、病情不再进展,宜尽早进行康复治疗。早期分阶段综合康复治疗对恢复患者的神经功能,提高生活质量有益。

五、护理

(一)护理评估

1. 评估既往病史,是否有高血压、动脉粥样硬化、脑动静脉病变等疾病。了解发病前有无情绪激动、过度兴奋、劳累、用力排便等。

2. 评估有无头痛、呕吐、应激性溃疡、肢体瘫痪、失语及吞咽困难等症状和体征。评估呕吐物的性状,有无喷射性呕吐,了解头痛的程度。

3. 了解实验室等检查结果,如血糖、血脂、CT、MRI 等。

4. 评估患者对疾病的认识和心理状态。

(二)护理措施

1. 维持或稳定患者生命功能、防止颅内再出血及脑疝发生。对神志清醒患者做好心理护理,减轻焦虑、悲观的情绪。

2. 密切观察生命体征、意识及瞳孔的变化,观察脑出血患者是否有颅内压增高现象,如果发现颅内压增高,应遵医嘱快速静脉滴注甘露醇等脱水药以降低颅内压,避免脑疝的形成。

3. 脑出血患者应卧床休息,发病 24～48h 避免搬动患者,侧卧位、头部稍抬高,防止颅内静脉回流,从而减轻脑水肿。严密监测血压,发现血压过高或过低均应及时通知医师,并遵医嘱进行治疗。

4. 预防压疮:脑血管病患者常伴有肢体运动功能障碍,要注意评估患者压疮发生的危险,为避免压疮发生,2h 翻身 1 次,不能翻身的患者可使用气垫床预防压疮。

5. 预防感染：长期卧床患者要注意预防呼吸道、泌尿系统感染，为患者翻身时注意拍背，鼓励患者有痰咳出。做好口腔护理、会阴护理，插有导尿管的患者，做好导尿管护理。便失禁时，及时更换衣裤、床单，保持床单位的干燥、清洁。

6. 补充营养：急性脑出血患者在发病 24h 内禁食，24h 后如病情平稳可行鼻饲流质饮食。每次鼻饲前应抽吸胃液观察有无颜色改变，如发现胃液呈咖啡色，应高度重视并及时通知医师进行处理。同时鼻饲液体温度以不超过 30℃ 为宜，保证足够蛋白质、维生素的摄入。根据尿量调整液体及电解质，保持电解质平衡。每日控制在 1500ml 左右，注意静脉滴注速度、避免肺水肿。意识清醒后如无吞咽困难，可撤掉胃管，酌情给予易吞咽软食。进食时患者取坐位或健侧卧位（健侧在下），进食应缓慢，食物应送至口腔健侧近舌根处，以利吞咽。

7. 生活护理：由于肢体瘫痪、卧床等原因，患者自理能力缺陷，应协助患者进食、洗漱，防止呛咳，做好尿、便护理，预防便秘。

8. 促进患者肢体功能恢复：急性期应卧床休息，2h 翻身 1 次，以避免局部皮肤受压。翻身动作要轻柔，瘫痪肢体保持功能位，进行关节运动及被动运动，以免肢体失用，病情稳定后，特别是脑血栓患者的瘫痪肢体应进行康复期功能训练。

9. 言语训练：对于失语的患者，早期与患者加强非语言沟通，讲解患者最关心的问题，使患者有讲话的欲望，指导患者反复发音，然后反复练习听读、强化训练，直到患者理解为止。再与患者进行语言交流，由简到繁、反复练习、持之以恒，并及时鼓励其进步，增强患者康复的信心。

六、健康教育

脑出血患者多有不同程度的偏瘫或失语等神经功能障碍，恢复期主要帮助患者进行功能训练。应向患者讲明，通过训练，功能可逐步改善，以取得其合作。同时，向其家属介绍训练方法，以便出院后坚持训练。

具体方法：按摩和被动活动瘫痪肢体，以促进血液循环，预防和减轻肌肉挛缩，维持关节及韧带活动度。按摩痉挛性肢体手法要轻，以降低神经肌肉兴奋性，使痉挛的肌肉放松。弛缓性瘫痪按摩手法应适当加重，以刺激神经活动兴奋性。每次按摩 5 ~ 10min，每日 2 次。肢体被动活动时，要按关节活动的方向和范围做被动运动，一般先活动大关节，再活动小关节，幅度从小到大。痉挛性瘫痪肢体活动要缓慢，弛缓性瘫痪肢体勿过度牵拉，以防肌肉和关节损伤。肌力在 II 级以下者，应鼓励患者自己活动。瘫痪肢体功能训练时，指导患者用意念对患肢发出冲动指令，使瘫痪肢体的肌肉收缩。反复训练，促进神经传导功能恢复，达到上肢可举起、下肢可站立和行走。为提高生活自理能力，可指导患者用健肢替代患肢的方法，如右侧肢体瘫痪时，可练习用左手吃饭、写字、取物；穿上衣时先穿患肢再穿健肢，脱衣时则相反。训练患者用一只手穿脱鞋、袜、衣裤，使用拐杖及习步车辅助行步等。失语患者，应进行语言训练，从单字、单词发音，再到讲短句、短语。

（黄　赛）

第三十八节　蛛网膜下腔出血

蛛网膜下腔出血（subarachnoid hemorrhage，SAH）指脑底部或脑表面的病变血管破裂，血液直接流入蛛网膜下腔引起的一种临床综合征，又称为原发性蛛网膜下腔出血，约占急性脑卒中的 10%，是一种非常严重的常见疾病。世界卫生组织调查显示，中国发病率每年约为 2.0/10 万，亦有报道为每年（6～20）/10 万。还可见因脑实质内、脑室出血、硬膜外或硬膜下血管破裂，血液穿破脑组织流入蛛网膜下腔，称为继发性蛛网膜下腔出血。

一、病因

1. 颅内动脉瘤　占 50%～85%，好发于脑底动脉环的大动脉分支处，以该环的前半部较多见。

2. 脑血管畸形　主要是动静脉畸形，多见于青少年，占 2% 左右，动静脉畸形多位于大脑半球大脑中动脉分布区。

3. 脑底异常血管网病（Moyamoya 病）　约占 1%。

4. 其他　夹层动脉瘤、血管炎、颅内静脉系统血栓形成、结缔组织病、血液病、颅内肿瘤、凝血障碍性疾病、抗凝治疗并发症等。部分患者出血原因不明，如原发性中脑周围出血。

蛛网膜下腔出血的危险因素主要是导致颅内动脉瘤破裂的因素，包括高血压、吸烟、大量饮酒、既往有动脉瘤破裂病史、动脉瘤体积较大、多发性动脉瘤等。与不吸烟者相比，吸烟者的动脉瘤体积更大，且更常出现多发性动脉瘤。

二、临床表现

1. 典型临床表现　突然发生的剧烈头痛、恶心、呕吐和脑膜刺激征，伴或不伴局灶体征。剧烈活动中或活动后出现爆裂性局限性或全头部剧痛，难以忍受，呈持续性或持续进行性加重，有时上颈段也可出现疼痛。其始发部位常与动脉瘤破裂部位有关。常见伴随症状有呕吐、短暂意识障碍、颈项背部疼痛、畏光等。绝大多数患者发病后数小时内出现脑膜刺激征，以颈强直最明显，Kernig 征、Brudzinski 征可阳性。眼底检查可见视网膜出血、视盘水肿，约 25% 的患者可出现精神症状，如欣快、谵妄、幻觉等。还可有癫痫发作、局灶神经功能缺损体征，如动眼神经麻痹、失语、单瘫或轻偏瘫、感觉障碍等。部分患者，尤其是老年患者头痛、脑膜刺激征等临床表现常不典型，而精神症状较明显。原发性中脑出血的患者症状较轻，CT 表现为中脑或脑桥周围脑池积血，血管造影未发现动脉瘤或其他异常，一般不发生再出血或迟发型血管痉挛等情况，临床预后良好。

2. 常见并发症

（1）再出血：是 SAH 的急性严重并发症，病死率约为 50%。出血后 24h 内再出血危险性最大，发病 1 个月内再出血的风险都较高。2 周内再出血发生率为 20%～30%，1 个月为 30%。再出血原因多为动脉瘤破裂。入院时昏迷、高龄、女性、收缩压超过

170mmHg 的患者再出血的风险较大。临床表现：在病情稳定或好转的情况下，突然发生剧烈头痛、恶心、呕吐、意识障碍加深、抽搐、原有症状及体征加重或重新出现等。确诊主要依据上述表现、CT 显示原有出血的增加或腰椎穿刺脑脊液含血量增加等。

（2）脑血管痉挛：是死亡和致残的重要原因。20% ～ 30% 的 SAH 患者出现脑血管痉挛，引起迟发性缺血性损伤，可继发脑梗死。早发性脑血管痉挛出现于出血后，历时数分钟或数小时缓解；迟发性脑血管痉挛始于出血后 3 ～ 5d，5 ～ 14d 为高峰，2 ～ 4 周逐渐减少。临床表现为意识改变、局灶神经功能损害（如偏瘫、失语等），动脉瘤附近脑组织损害的症状通常最严重。

（3）脑积水：15% ～ 20% 的 SAH 患者会发生急性梗阻性脑积水。急性脑积水于发病后 1 周内发生，由于血液进入脑室系统和蛛网膜下腔形成血凝块阻碍脑脊液循环通路所致，属畸形阻塞性脑积水；轻者表现为嗜睡、精神运动迟缓和记忆损害，重者出现头痛、呕吐、意识障碍等。急性梗阻性脑积水大部分可随出血被吸收而好转。迟发性脑积水发生于 SAH 后 2 ～ 3 周，为交通性脑积水。表现为进行性精神智力障碍、步态异常及尿便障碍。脑脊液压力正常，故也称正常颅压脑积水，头部 CT 或 MRI 显示脑室扩大。

（4）其他：5% ～ 10% 的患者可发生抽搐，其中 66% 发生于 1 个月内，其余发生于 1 年内。5% ～ 30% 的患者可发生低钠血症和血容量减少的脑耗盐综合征或发生抗利尿激素分泌增多所致的稀释性低钠血症和水潴留，上述两种低钠血症需要在临床上进行鉴别；还可出现脑 - 心综合征和急性肺功能障碍，与儿茶酚胺水平波动和交感神经功能紊乱有关。

三、辅助检查

（一）影像学检查

1. 头颅 CT　是诊断 SAH 的首选方法，CT 显示蛛网膜下腔内高密度影可以确诊 SAH。根据 CT 结果可以初步判断或提示颅内动脉瘤的位置：如位于颈内动脉段常是鞍上池不对称积血，大脑中动脉段多见外侧裂积血，前交通动脉段则是前间裂基底部积血，而出血在脚间池和环池一般无动脉瘤。动态 CT 检查还有助于了解出血的吸收情况，有无再出血、继发脑梗死、脑积水及其程度等。CT 对于蛛网膜下腔出血诊断的敏感度在 24h 内为 90% ～ 95%，3d 为 80%，1 周为 50%。

2. 头部 MRI　当病后数日 CT 的敏感度降低时，MRI 可发挥较大作用。4d 后 T_1 像能清楚地显示外渗的血液，血液高信号可持续至少 2 周，在 FLAIR 像则持续更长时间。因此，当病后 1 ～ 2 周，CT 不能提供蛛网膜下腔出血的证据时，MRI 可作为诊断蛛网膜下腔出血和了解破裂动脉瘤部位的一种重要方法。

（二）脑脊液（CSF）检查

通常 CT 检查已确诊者，腰椎穿刺不作为临床常规检查。如果出血量少或起病时间较长，CT 检查可无阳性发现，而临床可疑下腔出血需要行腰椎穿刺检查 CSF。最好于发病 12h 后进行腰椎穿刺，以便与穿刺误伤鉴别。均匀血性脑脊液是蛛网膜下腔出血的特征性表现，如 CSF 黄变或发现吞噬红细胞、含铁血黄素或胆红质结晶的吞噬细胞等，则提示已存在不同时间的 SAH。

（三）脑血管影像学检查

1. 脑血管造影（DSA） 是诊断颅内动脉瘤最有价值的方法，阳性率达95%，可以清楚显示动脉瘤的位置、大小、与载瘤动脉的关系、有无血管痉挛等，血管畸形和烟雾病也能清楚显示。条件具备、病情许可时应争取尽早行全脑DSA检查，以确定出血原因和决定治疗方法、判断预后。但由于血管造影可加重神经功能损害，如脑缺血、动脉瘤再次破裂出血等，因此造影时机宜避开脑血管痉挛和再出血的高峰期，即出血3d内或3~4周后进行为宜。

2. CT血管成像（CTA）和MR血管成像（MRA） CTA和MRA是无创性的脑血管显影方法，但敏感度、准确性不如DSA。主要用于动脉瘤患者的随访，以及急性期不能耐受DSA检查的患者。

3. 其他 经颅超声多普勒（TCD）动态检测颅内主要动脉流速是及时发现脑血管痉挛（CVS）倾向和痉挛程度的最灵敏的方法。

（四）实验室检查

血常规、凝血功能、肝功能及免疫学检查有助于寻找出血的其他原因。

四、治疗

确诊SAH之后，应尽早行脑血管造影或CT血管成像（CTA）检查，一旦证实为颅内动脉瘤破裂，尽快准备实施开颅夹闭手术或血管内介入栓塞治疗。SAH治疗的目的主要是防治再出血、血管痉挛及脑积水等并发症，降低病死率和致残率。

（一）一般处理及对症处理

监测生命体征和神经系统体征变化，保持气道通畅，维持呼吸、循环稳定。安静卧床，避免激动及用力，保持排便通畅，可对症应用镇静镇咳及抗癫痫类药物。

（二）降低颅内压

适当限制液体入量，防治低钠血症。临床常用甘露醇、呋塞米等脱水药降低颅内压，也可酌情选用白蛋白。当伴有较大的颅内血肿时，可手术清除血肿以降低颅内压抢救生命。

（三）防治再出血

1. 安静休息，绝对卧床4~6周。

2. 控制血压，患者可能因为剧痛导致血压升高，注意祛除疼痛等诱因。

3. 应用抗纤溶药物，以防动脉瘤周围血块溶解引起再出血，常用药物有氨基己酸、氨甲苯酸等。

4. 外科手术消除动脉瘤是防止动脉瘤性SAH再出血最好的办法。

（四）防治脑血管痉挛

1. 维持血容量和血压，必要时给予胶体液扩容、多巴胺静脉滴注，3H疗法（高血容量、升高血压、血液稀释）在国外较多用于治疗SAH后脑血管痉挛。

2. 早期使用尼莫地平等钙离子拮抗药。

3. 早期手术祛除动脉瘤、移除血凝块。

（五）防治脑积水

1. 给予乙酰唑胺抑制脑脊液分泌或应用甘露醇、呋塞米等脱水药。

2. 内科治疗无效时可行脑脊液分流术：脑室 - 心房或脑室 - 腹腔分流术，以免加重脑损害。

五、护理

（一）护理评估

1. 了解患者有无先天性颅内动脉瘤、动静脉畸形、高血压、脑动脉粥样硬化、血液疾病等引起本病的病因。了解患者起病前有无情绪激动、饮酒、突然用力等诱因。

2. 评估患者有无头痛、恶心、呕吐等，有无颈项强直等。评估头痛的程度、呕吐的量及其性状，是否为喷射性呕吐。

3. 了解实验室等检查结果，如脑脊液检查、CT、DSA、MRI 等。

4. 评估患者及其家属对疾病的认识和心理状态。

（二）护理措施

1. 急性期卧床休息 4 ～ 6 周，避免一切可能使患者血压和颅内压增高的因素，包括移动头部、用力咳嗽及排便、情绪激动等。有精神症状（如躁动时）者加床栏。

2. 给予少渣饮食或流食，多食蔬菜、水果，保持排便通畅，以免发生再出血。发生应激性溃疡者应禁食。有意识障碍及吞咽障碍者给予鼻饲流食。

3. 根据医嘱治疗和观察药物疗效。

4. 严密观察病情变化。预防复发。及时测量体温、血压、脉搏、呼吸、神志、瞳孔变化。如出现剧烈头痛、呕吐、抽搐、昏迷等，应警惕再出血；如出现神志障碍加深、呼吸、脉搏变慢、瞳孔散大等，提示脑疝形成；应立即通知医师，给予及时抢救处理。

5. 保持呼吸道通畅，神志不清者头偏向一侧，勤吸痰，防异物及痰液堵塞。定时翻身拍背，预防吸入性肺炎和肺不张。

6. 协助做好脑血管造影、介入、手术等检查和治疗准备。

7. 保持瘫痪肢体功能位和预防压疮护理，尽早进行肢体功能锻炼和语言康复训练。

8. 给予心理安抚和支持，鼓励积极治疗。

六、健康教育

1. 告知患者再次出血的危害性，嘱咐患者保持情绪稳定，避免剧烈活动、重体力劳动、过度劳累、情绪激动、突然用力过度等不良行为，预防再出血。

2. 女性患者 1 ～ 2 年避免妊娠及分娩。

3. 交代患者定期复查。如出现剧烈头痛、呕吐、抽搐等不适，立即就医。

（王庆梅）

第三十九节　帕金森病

帕金森病是一种常见的神经系统变性疾病，老年人多见，平均发病年龄为 60 岁左右，

40 岁以下起病的青年帕金森病较少见。我国 65 岁以上人群 PD 的患病率约是 1.7%。大部分帕金森病患者为散发病例，仅有不到 10% 的患者有家族史。帕金森病最主要的病理改变是中脑黑质多巴胺（dopamine，DA）能神经元的变性死亡，由此而引起纹状体 DA 含量显著性减少而致病。

一、病因

迄今为止，PD 的病因仍不清楚。目前的研究倾向于与年龄老化、遗传易感性和环境毒素的接触等综合因素有关。

1. 年龄　老化。

2. 环境因素　流行病学调查结果发现，帕金森病的患病率存在地区差异，所以人们怀疑环境中可能存在一些有毒的物质，损伤了大脑的神经元。

3. 家族遗传性　医学家们在长期的实践中发现帕金森病似乎有家族聚集的倾向，有帕金森病患者的家族其亲属的发病率较正常人群高一些。

4. 遗传易感性　尽管帕金森病的发生与老化和环境毒素有关，但是并非所有老年人或暴露于同一环境的人，甚至同样吸食大量 MPTP 的人都会出现帕金森病。虽然帕金森病患者也有家族集聚现象，但至今也没有在散发的帕金森病患者中找到明确的致病基因，说明帕金森病的病因是多因素的。

二、临床表现

本病多发生在 50 岁以后，约 75% 的患者起病于 50 ～ 60 岁，有家族史者起病年龄较轻，本病起病隐袭，缓慢进行性加重，以震颤、肌强直及运动徐缓为临床主要表现。

（一）震颤

震颤多自一侧上肢手部开始，以拇指、示指和中指的掌指关节最为明显，呈节律性搓丸样动作，4 ～ 6 次 / 秒，乃由协调肌和拮抗肌有节律的交替收缩所引起。随病情的进展，震颤渐波及同侧下肢和对侧上下肢，通常上肢重于下肢，下颌、口唇、舌和头部的震颤多在病程后期出现。震颤大多数在静止状态时出现，随意活动时减轻，情绪紧张时加剧，入睡后则消失。

（二）肌强直

全身肌肉紧张度均增高。四肢因伸屈肌张力增高，致被动伸屈其关节时呈均匀一致的阻抗而称为铅管样强直，如伴有震颤则其阻抗有断续的停顿感，称齿轮样强直。面肌张力增高显得表情呆板呈面具状脸。眼肌强直可有眼转动缓慢，注视运动时可出现黏滞现象。吞咽肌及构音肌的强直则致吞咽不利、流涎、语音低沉单调。患者站立位呈低头屈背、上臂内收肘关节屈曲、腕关节伸直、手指内收、拇指对掌、指间关节伸直，髋及膝关节略为弯曲的特有姿势。

（三）运动缓慢

表现为随意运动始动困难、动作缓慢和活动减少。患者翻身、起立、行走、转弯都显得笨拙缓慢，穿衣、梳头、刷牙等动作难以完成，写字时笔迹颤动或越写越小，呈书写过小征。走路缓慢，步伐碎小，足几乎不能离地，行走失去重心，往往越走越快呈前冲状，不能及时停步，称慌张步态。行走时因姿势反射障碍，缺乏上肢应有的协同运动。

（四）其他症状

1. 自主神经功能障碍　患者汗液、唾液及皮脂分泌过多，常有顽固性便秘。

2. 精神症状和智力障碍　以情绪不稳、抑郁多见，15%～30% 的患者有智力缺陷，以记忆力尤以近记忆力减退为明显，严重时可表现为痴呆。

三、辅助检查

了解正电子发射型计算机断层显像（PET）或单光子发射型计算机断层显像（SPECT）进行特定放射核素检测的阳性结果；脑脊液检查：DA 的代谢产物高香草酸（HVA）含量与 5- 羟色胺的代谢产物 5- 羟基吲哚乙酸（5-HIAA）含量降低。

四、治疗

（一）治疗原则

1. 综合治疗　药物治疗是帕金森病最主要的治疗手段。左旋多巴制剂仍是最有效的药物。手术治疗是药物治疗的一种有效补充。康复治疗、心理治疗及良好的护理也能在一定程度上改善症状。目前应用的治疗手段主要是改善症状，但尚不能阻止病情的进展。

2. 用药原则　用药宜从小剂量开始逐渐加量。以较小剂量达到较满意疗效，不求全效。用药在遵循一般原则的同时也应强调个体化。根据患者的病情、年龄、职业及经济条件等因素采用最佳的治疗方案。药物治疗时不仅要控制症状，也应尽量避免药物副作用的发生，并从长远的角度出发尽量使患者的临床症状能得到较长期的控制。

（二）药物治疗

1. 保护性治疗　原则上，帕金森病一旦确诊就应及早予以保护性治疗。目前临床上作为保护性治疗的药物主要是单胺氧化酶 B 型（MAO-B）抑制药。近年来研究表明，MAO-B 抑制药有可能延缓疾病的进展，但目前尚无定论。

2. 症状性治疗

（1）早期治疗（Hoehn-Yahr Ⅰ～Ⅱ级）：何时开始用药、首选药物原则。

何时开始用药：疾病早期病情较轻，对日常生活或工作尚无明显影响时可暂缓用药。若疾病影响患者的日常生活或工作能力或患者要求尽早控制症状时即应开始症状性治疗。

首选药物原则分为 2 种。

65 岁以下的患者且不伴智力减退可选择：①非麦角类多巴胺受体（DR）激动剂；② MAO-B 抑制药；③金刚烷胺，若震颤明显而其他抗 PD 药物效果不佳则可选用抗胆碱能药；④复方左旋多巴 + 儿茶酚 - 氧位 - 甲基转移酶（COMT）抑制药；⑤复方左旋多巴。④⑤方案一般在①②③方案治疗效果不佳时加用。但若因工作需要力求显著改善运动症状或出现认知功能减退则可首选④或⑤方案或小剂量应用①或②或③方案，同时小剂量合用⑤方案。

65 岁及以上的患者或伴智力减退：首选复方左旋多巴，必要时可加用 DR 激动剂、MAO-B 或 COMT 抑制药。苯海索因有较多副作用尽可能不用，尤其老年男性患者，除非有严重震颤且对其他药物疗效不佳时。

（2）中期治疗（Hoehn-Yahr III 级）：早期首选 DR 激动剂、MAO-B 抑制药或金刚烷胺/抗胆碱能药物治疗的患者，发展至中期阶段，原有的药物不能很好地控制症状时应添加复方左旋多巴治疗；早期即选用低剂量复方左旋多巴治疗的患者，至中期阶段症状控制不理想时应适当加大剂量或添加 DR 激动剂、MAO-B 抑制药、金刚烷胺或 COMT 抑制药。

（3）晚期治疗（Hoehn-Yahr IV～V 级）：晚期患者由于疾病本身的进展及运动并发症的出现治疗相对复杂，处理也较困难。因此，在治疗之初即应结合患者的实际情况制订合理的治疗方案，以期尽量延缓运动并发症的出现，延长患者有效治疗的时间窗。

（三）非运动症状的治疗

1. **精神障碍** 帕金森病患者在疾病晚期可出现精神症状，如幻觉、欣快、错觉等。而抗 PD 的药物也可引起精神症状，最常见的是盐酸苯海索和金刚烷胺。因此，当患者出现精神症状时首先考虑依次逐渐减少或停用抗胆碱能药、金刚烷胺、司来吉兰、DR 激动剂、复方左旋多巴。对经药物调整无效或因症状重无法减停抗 PD 药物者，可加用抗精神病药物，如氯氮平、喹硫平等。出现认知障碍的 PD 患者可加用胆碱酯酶抑制药，如石杉碱甲、多奈哌齐、卡巴拉汀。

2. **自主神经功能障碍** 便秘的患者可增加饮水量、多进食富含纤维的食物。同时也可减少抗胆碱能药物的剂量或服用通便药物。泌尿障碍的患者可减少晚餐后的饮水量，也可试用奥昔布宁、莨菪碱等外周抗胆碱能药。直立性低血压患者应增加盐和水的摄入量，可穿弹性袜，也可加用 α- 肾上腺素能激动剂米多君。

3. **睡眠障碍** 帕金森病患者可出现入睡困难、多梦、易醒、早醒等睡眠障碍。若 PD 的睡眠障碍是由于夜间病情加重所致，可在晚上睡前加服左旋多巴控释剂。若患者夜间存在不安腿综合征影响睡眠，可在睡前加用 DR 激动剂。若经调整抗 PD 药物后仍无法改善睡眠时，可选用镇静催眠药。

（四）手术治疗

手术方法主要有两种：神经核毁损术和脑深部电刺激术（DBS）。

1. **神经核毁损术** 常用的靶点是丘脑腹中间核（Vim）和苍白球腹后部（PVP）。以震颤为主的患者多选取丘脑腹中间核，以僵直为主的多选取苍白球腹后部作为靶点。神经核毁损术费用低，且也有一定疗效，因此在一些地方仍有应用。

2. **脑深部电刺激术** 因其微创、安全、有效，已作为手术治疗的首选。

帕金森病患者出现明显疗效减退或异动症，经药物调整不能很好地改善症状者可考虑手术治疗。手术对肢体震颤和肌强直的效果较好，而对中轴症状（如姿势和步态异常、吞咽困难等）功能无明显改善。手术与药物治疗一样，仅能改善症状，而不能根治疾病，也不能阻止疾病的进展。术后仍需服用药物，但可减少剂量。继发性帕金森综合征和帕金森叠加综合征患者手术治疗无效。早期帕金森病患者，药物治疗效果好的患者不适宜过早手术。

五、护理

1. 避免精神刺激，保持环境安静，以免加重震颤。

2. 防止便秘，鼓励患者多做腹肌运动，促进肠蠕动。

3. 轻者可下床活动，严重震颤麻痹和肌强直者应卧床休息，防止坠床和跌伤。

4. 低胆固醇、高维生素营养丰富的饮食。避免刺激性食物，充分供给水果、蔬菜，预防便秘。

5. 晚期卧床不起的患者，按重症患者护理。

六、健康教育

1. 对活动区域和住所进行调整。如简化患者的日常活动，改变家具摆放的位置，以确保其在住所活动时可以随时获得支撑。

2. 健康饮食，包括充足的水果、蔬菜、杂粮、谷物、豆类、家禽、鱼、瘦肉和低脂奶制品。

3. 锻炼身体以及理疗，这在疾病的早期和晚期都有益处。

4. 应对震颤症状，可手提一定重量的东西，以帮助缓解震颤，并恢复对身体的控制能力。

5. 配合语言治疗师（也称为语言病理学家）的治疗，以提高语言能力。

6. 改变饮食方式及食物种类，可以减轻进食障碍和流涎的问题。

7. 通过各种方式减轻僵硬症状，如设定某处为目的地，并努力走过去。

8. 应对抑郁症状。如果感到悲伤或沮丧，应寻求朋友或家人的帮助。如果未减轻甚至加重，则需要寻求医师的帮助。

9. 应对痴呆症状。痴呆在帕金森病晚期患者中很常见。其症状可能包括思维混乱和记忆力衰退。如果患者或其家属察觉到患者经常犯迷糊且思维不清晰，应寻求医师的帮助。使用药物有助于缓解痴呆症状。

（邓壮红）

第四十节　重症肌无力

重症肌无力（MG）是一种由神经 - 肌肉接头处传递功能障碍所引起的自身免疫性疾病，临床主要表现为部分或全身骨骼肌无力和易疲劳，活动后症状加重，经休息后症状减轻。患病率为（77～150）/100 万，年发病率为（4～11）/100 万。女性患病率大于男性，约 3：2；各年龄段均有发病，儿童 1～5 岁居多。

一、病因

重症肌无力的发病原因分两大类：①先天遗传性，极少见，与自身免疫无关；②自身免疫性疾病，最常见。发病原因尚不明确，普遍认为与感染、药物、环境因素有关。同时重症肌无力患者中有 65%～80% 有胸腺增生，10%～20% 伴发胸腺瘤。

二、临床表现

重症肌无力患者发病初期往往感到眼或肢体酸胀不适或视物模糊，容易疲劳，天气炎热或月经来潮时疲乏加重。随着病情发展，骨骼肌明显疲乏无力，显著特点是肌无力于下午或傍晚劳累后加重，晨起或休息后减轻，此种现象称之为"晨轻暮重"。

（一）重症肌无力患者全身骨骼肌均可受累

1. 眼皮下垂、视物模糊、复视、斜视、眼球转动不灵活。

2. 表情淡漠、苦笑面容、讲话大舌头、构音困难，常伴鼻音。

3. 咀嚼无力、饮水呛咳、吞咽困难。

4. 颈软、抬头困难，转颈、耸肩无力。

5. 抬臂、梳头、上楼梯、下蹲、上车困难。

（二）临床分型

1. 改良的 Osseman 分型法　I 型：眼肌型。ⅡA 型：轻度全身型，四肢肌群常伴眼肌受累，无假性球麻痹的表现，即无咀嚼和吞咽困难、构音不清。ⅡB 型：四肢肌群常伴眼肌受累，有假性球麻痹的表现，多在半年内出现呼吸困难。Ⅲ型（重度激进型）：发病迅速，多由数周或数月发展到呼吸困难。Ⅳ型（迟发重症型）：多在 2 年左右由 I 型、ⅡA 型、ⅡB 型演变。Ⅴ型：肌萎缩型，少见。

2. 肌无力危象　是指重症肌无力患者在病程中由于某种原因突然发生的病情急剧恶化，呼吸困难，危及生命的危重现象。根据不同的原因，MG 危象通常分 3 种类型：①肌无力危象大多是由于疾病本身的发展所致。也可因感染、过度疲劳、精神刺激、月经、分娩、手术、外伤而诱发。临床表现为患者的肌无力症状突然加重，出现吞咽和咳痰无力，呼吸困难，常伴烦躁不安、大汗淋漓等症状。②胆碱能危象见于长期服用较大剂量的溴吡斯的明的患者或一时服用过多，发生危象之前常先表现出恶心、呕吐、腹痛、腹泻、多汗、流泪、皮肤湿冷、口腔分泌物增多、肌束震颤，以及情绪激动、焦虑等精神症状。③反拗危象见于溴吡斯的明的剂量未变，但突然对该药失效而出现了严重的呼吸困难；也可因感染、电解质紊乱或其他不明原因所致。

三、辅助检查

1. 新斯的明试验　成年人一般用新斯的明 1 ~ 1.5mg 肌内注射，若注射后 10 ~ 15min 症状改善，30 ~ 60min 达到高峰，持续 2 ~ 3h，即为新斯的明试验阳性。

2. 胸腺 CT 和 MRI　可以发现胸腺增生或胸腺瘤，必要时应行强化扫描进一步明确。

3. 重复电刺激　重复神经电刺激为常用的具有确诊价值的检查方法。利用电极刺激运动神经，记录肌肉的反应电位振幅，若患者肌肉电位逐渐衰退，提示神经肌肉接头处病变的可能。

4. 单纤维肌电图　单纤维肌电图是较重复神经电刺激更为敏感的神经肌肉接头传导异常的检测手段。可以在重复神经电刺激和临床症状均正常时根据"颤抖"的增加而发现神经肌肉传导的异常，在所有肌无力检查中，灵敏度最高。

5. 乙酰胆碱受体抗体滴度的检测　乙酰胆碱受体抗体滴度的检测对重症肌无力的诊断具有特征性意义。80% ～ 90% 的全身型和 60% 的眼肌型重症肌无力可以检测到血清乙酰胆碱受体抗体。抗体滴度的高低与临床症状的严重程度并不完全一致。

四、治疗

（一）药物治疗

1. 胆碱酯酶抑制药　对症治疗的药物，治标不治本，不能单药长期应用，用药方法应从小剂量渐增。常用的有甲基硫酸新斯的明、溴吡斯的明。

2. 免疫抑制药　常用的免疫抑制药：肾上腺皮质类固醇激素，如泼尼松、甲泼尼龙等；硫唑嘌呤；环孢素；环磷酰胺；他克莫司。

3. 血浆置换　通过将患者血液中乙酰胆碱受体抗体去除的方式，暂时缓解重症肌无力患者的症状，如不辅助其他治疗方式，疗效不超过 2 个月。

4. 静脉注射免疫球蛋白　人类免疫球蛋白中含有多种抗体，可以中和自身抗体、调节免疫功能。其效果与血浆置换相当。

5. 中医药治疗　重症肌无力的中医治疗越来越受到重视。重症肌无力属"痿症"范畴。根据中医理论，在治疗上加用中医中药，可以减少免疫抑制药带来的副作用，在重症肌无力的治疗上起着保驾护航的作用，而且有重建自身免疫功能的功效。

（二）胸腺切除手术

患者 90% 以上有胸腺异常，胸腺切除是重症肌无力有效治疗手段之一。适用于在 16 ～ 60 岁发病的全身型、无手术禁忌证的重症肌无力患者，多数患者在胸腺切除术后可获显著改善。合并胸腺瘤的患者占 10% ～ 15%，是胸腺切除术的绝对适应证。

五、护理

1. 早期或缓解期让患者取主动舒适卧位，可进行适当运动。

2. 体育锻炼，若病情加重，需卧床休息，可适当抬高床头以利于呼吸道通畅。

3. 给予高蛋白质、高热量及丰富维生素饮食。保证进餐时间充足，不可催促患者，以防吸入性肺炎。轻度吞咽困难者，给予软食；进食呛咳及吞咽动作消失者，给予鼻饲流食。

4. 遵医嘱给予抗胆碱酯酶、免疫抑制药等药物，观察药物的疗效及副作用。胆碱酯酶的副作用有唾液分泌增加、瞳孔缩小、腹泻等。在使用大剂量激素时，注意有无呼吸肌麻痹现象，长期使用者应注意骨质疏松、股骨头坏死等并发症。忌用各种肌肉松弛剂和对神经 - 肌肉传递阻滞的药物，如氨基糖苷类抗生素、奎宁、奎尼丁、普鲁卡因胺、氯丙嗪等。

5. 密切观察病情变化，做好抢救准备。注意有无咀嚼、吞咽、讲话困难，有无呼吸节律、频率改变。一旦发现呼吸困难加重、发绀、咳嗽无力、腹痛、瞳孔变化、喉头分泌物增多等，警惕重症肌无力危象，立即抢救，保持呼吸道通畅，及时吸痰，必要时行气管切开术、呼吸机辅助呼吸。

6. 吸氧，保持呼吸道通畅。

7. 给予心理护理，增强患者战胜疾病的信心。

六、健康教育

1. 指导患者保持情绪稳定，避免过度疲劳、外伤、精神创伤，遵医嘱服药，注意保暖，预防上呼吸道感染，以免病情复发或加重病情。

2. 注意外出安全，随身携带疾病信息卡及求助卡。

3. 育龄期妇女避免妊娠、人工流产等，以免病情复发或加重病情。

（刘亚华）

第四十一节　精神分裂症

精神分裂症（schizophrenia）是一组病因未明的慢性疾病，多在青壮年缓慢或亚急性起病，临床上往往表现为症状各异的综合征，涉及感知觉、思维、情感和行为等多方面的障碍，以及精神活动的不协调。患者一般意识清楚、智力基本正常，但部分患者在疾病过程中会出现认知功能的损害。病程一般迁延，呈反复发作、加重或恶化，部分患者最终出现衰退和精神残疾，但有的患者经过药物治疗与心理治疗后可保持痊愈或基本痊愈状态。

一、病因

（一）神经生物学

1. 神经生化研究显示，患者存在有多种神经递质功能异常，主要涉及多巴胺、5- 羟色胺、谷氨酸。中枢多巴胺水平增高，功能亢进，传统抗精神病药均为中枢神经系统多巴胺受体的阻滞药。中枢 5- 羟色胺水平异常，新型抗精神病药除了对多巴胺受体有拮抗作用外，还对 5- 羟色胺受体有拮抗作用。中枢谷氨酸水平低下，功能不足。

2. 神经解剖和神经影像学研究显示，患者颞叶、额叶及边缘系统存在脑组织萎缩、脑室扩大和沟回增宽。

3. 母妊娠期病毒感染，围生期并发症，幼年的不良应激和躯体疾病，与神经系统发育缺陷有关，在精神分裂症发病中有一定影响。

（二）遗传学因素

大样本人群遗传流行病学调查显示，患者亲属中的患病率高于一般人群数倍，血缘关系越近，患病率越高。分子遗传学研究提示了与精神分裂症有关的易感基因位。普遍认为，精神分裂症可能是多基因遗传，发病是由若干基因的叠加作用所致。

（三）社会心理学

不良的生活事件、经济状况、病前性格等社会心理学因素，在精神分裂症发病中可能起到了诱发和促进作用。

精神分裂症的病因尚未完全阐明，可以确定的一些影响因素，对疾病没有明确的因果关系。较公认的观点是，易感素质和外部不良因素通过内在生物学因素共同作用而导致疾病的发生。

二、临床表现

精神分裂症的表现涉及多个方面，会有各种各样不同的表现，但每例患者的表现仅是其中的个别症状，并不是要具备所有的症状。

1. **疾病早期症状**　大部分患者属慢性发病，工作的积极性和工作能力下降、学生学习成绩下降、对人冷淡、疏远、对外界事物不感兴趣、生活懒散、敏感多疑、性格改变等。部分患者可有失眠、头痛、头晕、无力、情绪不稳等不适感及神经症症状。部分患者可急剧发病，临床上多表现为突然兴奋、冲动、言语凌乱、行为紊乱、片段幻觉和妄想。

2. **思维联想障碍**　表现为思维联想过程缺乏连贯性和逻辑性，是精神分裂症最具有特征性的症状。

患者整段的谈话或写作内容缺乏逻辑性，叙述不切题，不能围绕谈话的中心思想明确表达意思，与其交谈有十分困难的感觉，使人感到迷惑不解(思维松弛)。语句之间缺乏联系，言语凌乱（思维破裂）。

患者在说话时联想突然中断，脑内一片空白，之后转换为新的话题（思维中断）。同时感到思维被抽走（思维被夺）。在脑中突然涌现一连串的联想（思维云集或强制性思维）。有时感到脑子里的想法不是自己的，是外界强加的，是他人借自己的脑子思考问题（思维插入）。上述情况下患者伴有明显不自主感，不受自己控制。

患者在思考时感到自己的思想同时变成了言语声，自己和他人都能听到（思维化声）。自己的想法被扩散出去，所有人都知道（思维扩散）。

患者的逻辑推理过程离奇古怪，荒谬离奇（逻辑倒错）。将一些普通的词句、动作、符号赋予特殊的意义，除患者外他人无法理解（病理性象征性思维）。创造字、词或符号并赋予特殊的意义（语词新作）。

慢性患者和以阴性症状为主的患者，语量少、言语简单、言语内容贫乏、缺乏主动言语（思维贫乏）。思维贫乏、情感淡漠、意志缺乏构成了精神分裂症的阴性症状群。

3. **思维内容障碍**　主要表现为妄想。妄想是一种病理性的歪曲信念，这种信念与客观事实、所受教育水平、文化背景等不相符合，甚至荒谬离奇，但患者确坚信不疑，无法被说服，也不能亲身经历加以纠正。

妄想是精神分裂症最常见的症状之一，可出现各种妄想，部分患者妄想非常突出。在疾病初期，患者对某些明显不合理的想法可能将信将疑，随着病情的发展，与病态的信念融为一体，自己不能识别。

关系妄想、被害妄想是最多见的妄想，患者感到自己受到威胁，无根据地认为有人想陷害、破害、谋害自己，对自己进行跟踪、监视等（被害妄想）。患者感到周围发生的事都与自己有关，是针对自己的，认为周围的人都在说他、议论他（关系妄想）。患者感到自己的思维、情感、行为及躯体运动受外人或外界某种力量控制，不受自己的控制（被动体验,被控制感,影响妄想）。认为自己的想法和所做的事他人就都已知道（内心被洞悉感）。认为自己的父母不是亲生父母（非系统妄想）。坚信某异性对自己产生了爱情（钟情妄想）。坚信爱人对自己不忠，另有外遇（嫉妒妄想）。无根据地夸大自己的能力、地位、财富（夸大妄想）。突然发生，与患者的经历、现实环境无关的病理性信念（原发性妄想）。患者突然对正常的知觉体验产生妄想（妄想知觉）。

4. 幻觉　幻觉指在客观现实中并不存在某种事物的情况下，患者却感知到他的存在，是精神分裂症的常见症状。

最常见的幻觉为幻听，周围没有人说话，患者却听到有说话声。以言语性幻听多见，内容为评论性、争论性、命令性或思维鸣响（患者想到什么，就有一个声音讲出他所想的内容）是具有特征性意义的幻听，较持续存在的言语性幻听也具有诊断价值。

其他类型的幻觉有视幻觉、触幻觉、味幻觉、嗅幻觉、内脏幻觉等。

5. 情感障碍　患者对周围事物情感反应缺失，早期为细致的情感缺失，如对亲人情感平淡，严重时对涉及自身利益的重大事漠不关心，患者无相应的情感反应（情感淡漠）。还可表现情感与周围环境不协调，无原因自笑，很难与患者进行情感沟通。上述症状为精神分裂症特征性症状。

6. 意志行为障碍　表现孤僻离群、被动退缩、缺乏主动性和积极性，整日无所事事，生活懒散，无高级意向要求（意志减退），对工作、学习、交往没有兴趣，能力明显下降，社会功能受损。还可出现愚蠢、幼稚、怪异行为。

较轻时患者表现少语、少动，行为迟缓，严重时不吃、不喝、不语、不动，伴肌张力增高（紧张性木僵）。在木僵状态时，可以突然出现兴奋、冲动、行为杂乱（紧张性兴奋）。紧张性木僵和紧张性兴奋组成紧张症状群。

7. 自知力　自知力指对自己疾病和表现的认识能力。

患者对幻觉、怪异的想法和行为意识不到是病，患者不能认识到自己精神活动有问题，不能意识到自己的病态变化，否认有病，无自知力。

三、临床类型

1. 偏执型　以妄想为主要临床表现，常伴有幻觉。以敏感多疑、关系妄想、被害妄想多见。绝大多数患者数种妄想同时存在。

2. 青春型　在青年期起病，表现兴奋、话多、活动多，言语凌乱，行为怪异、杂乱、愚蠢、幼稚，思维、情感和行为不协调。

3. 紧张型　紧张性木僵和紧张性兴奋，以紧张综合征为主要临床表现。

4. 单纯型　以思维贫乏、情感淡漠、意志缺乏、社会性退缩等阴性症状为主要临床表现。发病隐袭，缓慢发展，病程至少 2 年，并逐渐趋向精神衰退。一般无幻觉妄想等阳性症状。

5. 未定型　不符合以上 4 种类型，难以分型或为混合型者。

6. 其他　如儿童或晚发性精神分裂症，精神分裂症后抑郁或残留型、慢性衰退型等。

四、治疗

（一）治疗原则

1. 早发现，早治疗。

2. 药物治疗可以缓解绝大部分症状，抗精神病药物治疗应作为首选的治疗措施，药物治疗应作为治疗中重要的组成部分。

3. 治疗时需足量、足疗程，并积极进行全病程治疗。

4. 精神分裂症治疗是长期治疗，药物选择要考虑症状、副反应、个体耐受性，同时考虑经济承受能力和可获得性。

5. 药物的剂量应个体化，并随不同的治疗阶段进行调整。

6. 患者会面临心理和社会问题，是疾病表现的一部分，也是病后的心理应激反应，通常要进行心理和社会的干预。

7. 家庭对患者的治疗、康复起着非常重要的作用，其家属需要了解疾病知识，支持患者治疗，帮助选择正确的治疗途径。

8. 精神分裂症治疗是长期治疗，患者和其家属一定要掌握疾病的自我管理技能，防止反复发作，维持病情的长期稳定。

9. 患者、家属、医务工作者建立良好的治疗联盟，共同应对疾病。

（二）药物治疗

1. 药物治疗　可以缓解绝大部分症状，抗精神病药物治疗应作为首选的治疗措施。

2. 第二代（非典型）抗精神病药物　应作为一线治疗药物选用，副反应相对较小，具有较高的 5- 羟色胺受体阻断作用，同时也阻断多巴胺受体，称为多巴胺 /5- 羟色胺拮抗药。包括利培酮、奥氮平、氯氮平、喹硫平、齐拉西酮、阿立哌唑、帕利哌酮、氨磺必利。氯氮平因其副反应大，作为二线药物使用。

3. 第一代（典型）抗精神病药物　应作为二线治疗药物选用，主要作用机制是脑内多巴胺受体的阻断药，常用种类包括氯丙嗪、氟哌啶醇、五氟利多、奋乃静、氟奋乃静、舒必利。

4. 长效药物　主要用于维持治疗和服药依从性不好的患者。第一代药物长效针剂包括氟哌啶醇癸酸酯、氟奋乃静癸酸酯、哌普嗪棕榈酸酯，五氟利多为口服氟哌啶醇长效制剂。第二代药物利培酮、帕利哌酮的长效针剂已在我国应用。

（三）治疗疗程

1. 急性期治疗　缓解主要症状，足量药物治疗，疗程至少 6 周。

2. 恢复期（巩固期）治疗　防止已缓解的症状复发，使用原有效药物和剂量继续治疗，疗程至少 6 个月。

3. 维持期（康复期）治疗　维持病情稳定，防止疾病复发，坚持药物治疗，根据个体病情确定维持药物剂量，疗程不少于 5 年。有许多学者提出，对于停药复发者，应长期维持治疗。对于难治性、有严重自杀倾向或暴力攻击行为的患者，建议持续维持治疗。总之，维持治疗的剂量和时间应个体化，与病期、复发史、疾病严重程度、缓解程度、环境、病前性格、既往用药的剂量和时间等有关，需综合考虑。

4. 其他　如停药，需密切观察病情，如有复发先兆，尽早恢复药物治疗。

（四）心理干预

1. 心理治疗　帮助解决患者的心理问题和危机干预。

2. 技能训练　帮助患者恢复社会功能和掌握疾病的管理能力。

3. 家庭干预　建立一个有利于患者疾病治疗和康复的家庭环境。

4. 社区服务　为患者提供各种可能的服务，使患者能够适应在社区中的正常生活，促进患者身心的全面康复。

五、护理

（一）护理要点

1. 安全护理　有自杀危险的患者禁止住单人病房，加强巡视，做好安全检查工作，防止患者携带锐器、长绳等不安全物品。针对有伤害他人行为的患者，应限制活动范围，必要时隔离于重病室。对有逃跑倾向的患者要重点交班，加强巡视，及时锁好门窗，鼓励参加集体活动，消除患者恐惧不安心理。

2. 服药护理　患者对疾病无自知力，拒绝服药，护士应态度和蔼，耐心劝说患者服药，并在服药后认真检查口腔，确保药物服下。劝说无效时尽量采用注射给药，以保证有效治疗。

3. 认真观察病情　如注意幻听的种类，及时疏导情绪变化，阻止患者在幻觉支配下的冲动行为。

4. 加强生活护理　指导患者学会与他人沟通，鼓励参加集体文娱活动。帮助患者树立重返社会的信心和能力。

（二）护理措施

1. 有自杀危险的患者禁止住单人房间。安置于重病室，有专人巡视、护理。做好心理护理，加强与患者的沟通。了解其病态的内心体验，掌握病情动态变化，同时要了解患者出现自杀行为的规律。一般在凌晨、清晨、午睡或工作忙乱时，以及患者抑郁情绪突然好转时容易发生意外。这些时间护士要提高警惕，加强责任心，密切观察，杜绝意外事件发生。做好安全检查工作，严格检查患者携带的物品，防止患者留存各种锐器、长绳类物品，确保住院期间的安全。

2. 针对患者伤害他人行为的护理问题，采取限制患者活动范围。根据症状轻重分别隔离于重病室，设专人巡视护理等措施。同时帮助患者建立社会中能接受的行为模式，指导患者了解自己出现的病态思维，学会控制情绪的变化。教会患者如何表达自己的需要，以非暴力行为方式处理问题，提高患者与周围人及其亲属建立良好关系和遵守社会规范行为的能力。护理人员在护理患者过程中，要耐心、和蔼、不激惹、不刺激患者，对患者在妄想状态下出现的过激行为不能迁就要及时疏导和阻止。

3. 针对患者不安心住院逃离医院行为的问题，护理人员要做到心中有数，重点交班。平时要加强巡视，患者活动范围要在护士视线范围之内，同时要经常与患者沟通，了解患者心理反应及逃离医院的想法，及时做好心理疏导工作，帮助患者正确对待住院的现实和认识治疗的意义。

4. 严格检查患者携带的物品，严禁将锐器、刀片、铁丝、钱币等带入病房，以避免患者用这类物品作为逃离医院的工具而发生意外。

5. 随手锁好各种门，经常检查门窗及环境设施，发现问题及时采取措施及维修。鼓励患者参加集体活动，使患者心情愉快，消除恐惧、顾虑和不安。对患者提出的合理要求要尽量解决，不能解决的要做好解释工作，避免用简单生硬的语言刺激患者，争取消除患者不安心住院逃跑的想法。

6. 患者对疾病无自知力，不承认有病，不接受治疗护理。主要问题是拒绝注射针剂，拒绝口服抗精神病药物。护理中首先采取与患者语言交流的方式，态度要和蔼、耐心、语言要诚恳，争取得到患者的信任。用疏导的方式让患者尽量讲出自己的想法，并给予解释、劝慰和正确的指导。同时用肯定的语气告诉患者，他有些思维方式与常人是有距离的，在药物的治疗下可以逐渐缩短与常人思维方式的距离，坚持治疗可以达到正常的思维方式，用这种劝说的方法争取得到患者对治疗护理的配合。如采用的是药物治疗，须在患者服药后认真检查患者的口腔，确保药物已服下。其次是在解释劝说无效时，采用强迫患者接受治疗的方式，尽量以注射治疗为主可确保治疗到位，必须口服药物时要将药物研碎帮助患者服下。

7. 仔细观察患者幻听的种类、内容，及时疏导患者因幻觉引起的情绪变化，阻止患者在幻觉支配下产生相应的行为。

8. 由于精神状态异常，患者体验到孤独并感到处于受他人威胁的状态，不易沟通，不能与他人正常相处。护理中要关心患者，根据病情制订生活计划，安置患者住大房间，指导患者学会关心他人，掌握与他人相处的方法，鼓励并要求患者参加集体活动，逐渐恢复与他人交往的能力，消除紧张、疑虑。

六、健康教育

1. 怀疑有明显心理行为问题或精神疾病者，要及时去医院进行咨询、检查和诊治。
2. 遵照医嘱按时按量服药，不正确治疗或不规律服药会导致难以治愈或反复发作。
3. 发病期间，注意看管，防止伤人毁物。
4. 精神症状缓解后，要鼓励患者参加各项康复活动，恢复社会功能。
5. 注意药物不良反应，定期实验室检查，如有不适及时复诊。
6. 关心体贴患者，尊重患者的人格。

（杨　震）

第四十二节　抑　郁　症

抑郁症是最常见的抑郁障碍，以显著而持久的心境低落为主要临床特征，是心境障碍的主要类型。临床可见心境低落与其处境不相称，情绪的消沉可以从闷闷不乐到悲痛欲绝，自卑抑郁，甚至悲观厌世，可有自杀倾向或行为；甚至发生木僵；部分病例有明显的焦虑和运动性激越；严重者可出现幻觉、妄想等精神病性症状。每次发作持续至少2周及以上、长者甚至数年，多数病例有反复发作的倾向，每次发作大多数可以缓解，部分可有残留症状或转为慢性。

一、病因

迄今，抑郁症的病因并不非常清楚，但可以肯定的是，生物、心理与社会环境诸多方面因素参与了抑郁症的发病过程。生物学因素主要涉及遗传、神经生化、神经内分泌、神经再生等方面；与抑郁症关系密切的心理学易患素质是病前性格特征，如抑郁气质。成年期遭遇应激性的生活事件，是导致出现具有临床意义的抑郁发作的重要触发条件。然而，以上这些因素并不是单独起作用的，强调遗传与环境或应激因素之间的交互作用，以及这种交互作用的出现时点在抑郁症发生过程中具有重要的影响。

二、临床表现

抑郁症可以表现为单次或反复多次的抑郁发作，以下是抑郁发作的主要表现。

1. **心境低落**　主要表现为显著而持久的情感低落，抑郁悲观。轻者闷闷不乐、无愉快感、兴趣减退，重者痛不欲生、悲观绝望、度日如年、生不如死。典型患者的抑郁心境有晨重夜轻的节律变化。在心境低落的基础上，患者会出现自我评价降低，产生无用感、无望感、无助感和无价值感，常伴有自责自罪，严重者出现罪恶妄想和疑病妄想，部分患者可出现幻觉。

2. **思维迟缓**　患者思维联想速度缓慢，反应迟钝，思路闭塞，自觉"脑子好像是生了锈的机器""脑子像涂了一层糨糊一样"。临床上可见主动言语减少，语速明显减慢，声音低沉，对答困难，严重者交流无法顺利进行。

3. **意志活动减退**　患者意志活动呈显著持久的抑制。临床表现行为缓慢，生活被动、疏懒，不想做事，不愿和周围人接触交往，常独坐一旁或整日卧床，闭门独居、疏远亲友、回避社交。严重时连吃、喝等生理需要和个人卫生都不顾、蓬头垢面、不修边幅，甚至发展为不语、不动、不食，称为"抑郁性木僵"，但进行仔细精神检查时，患者仍会流露痛苦抑郁情绪。伴有焦虑的患者，可有坐立不安、手指抓握、搓手顿足或踱来踱去等症状。严重的患者常伴有消极自杀的观念或行为。调查显示，我国每年有 28.7 万人死于自杀，其中 63% 有精神障碍，40% 患有抑郁症。消极悲观的思想及自责自罪、缺乏自信心可萌发绝望的念头，认为"结束自己的生命是一种解脱""自己活在世上是多余的人"，并会使自杀企图发展成自杀行为。这是抑郁症最危险的症状，应提高警惕。

4. **认知功能损害**　研究认为抑郁症患者存在认知功能损害。主要表现为近事记忆力下降、注意力障碍、反应时间延长、警觉性增高、抽象思维能力差、学习困难、语言流畅性差、空间知觉、眼手协调及思维灵活性等能力减退。认知功能损害导致患者社会功能障碍，而且影响患者远期预后。

5. **躯体症状**　主要有睡眠障碍、乏力、食欲缺乏、体重下降、便秘、身体任何部位的疼痛、性欲减退、阳痿、闭经等。躯体不适的主诉可涉及各脏器，如恶心、呕吐、心慌、胸闷、出汗等。自主神经功能失调的症状也较常见。病前躯体疾病的主诉通常加重。睡眠障碍主要表现为早醒，一般比平时早醒 2 ～ 3h，醒后不能再入睡，这对抑郁发作具有特征性意义。有的表现为入睡困难，睡眠不深；少数患者表现为睡眠过多。体重减轻与食欲缺乏不一定成比例，少数患者可出现食欲增强、体重增加。

三、辅助检查

对疑为抑郁症的患者，除进行全面的躯体检查及神经系统检查外，还要注意辅助检查及实验室检查。迄今为止，尚无针对抑郁障碍的特异性检查项目。因此，目前的实验室检查主要是为了排除物质及躯体疾病所致的抑郁症。有 2 种实验室检查具有一定的意义，包括地塞米松抑制试验（DST）和促甲状腺素释放激素抑制试验（TRHST）。

四、治疗

（一）治疗目标

抑郁发作的治疗要达到 3 个目标：①提高临床治愈率，最大限度地减少病残率和自杀率，关键在于彻底消除临床症状；②提高生存质量，恢复社会功能；③预防复发。

（二）治疗原则

1. 个体化治疗。

2. 药物剂量逐步递增，尽可能采用最小有效量，使不良反应减至最少，以提高服药依从性。

3. 足量足疗程治疗。

4. 尽可能单一用药，如疗效不佳可考虑转换治疗、增效治疗或联合治疗，但需要注意药物相互作用。

5. 治疗前知情告知。

6. 治疗期间密切观察病情变化和不良反应并及时处理。

7. 可联合心理治疗增加疗效。

8. 积极治疗与抑郁共病的其他躯体疾病、物质依赖、焦虑障碍等。

（三）药物治疗

药物治疗是中度以上抑郁发作的主要治疗措施。目前临床上一线的抗抑郁药主要包括选择性 5- 羟色胺再摄取抑制药（SSRI，代表药物氟西汀、帕罗西汀、舍曲林、氟伏沙明、西酞普兰和艾司西酞普兰）、5- 羟色胺和去甲肾上腺素再摄取抑制药（SNRI，代表药物文拉法辛和度洛西汀）、去甲肾上腺素和特异性 5- 羟色胺能抗抑郁药（NaSSA，代表药物米氮平）等。传统的三环类、四环类抗抑郁药和单胺氧化酶抑制药由于不良反应较大，现应用明显减少。

（四）心理治疗

对有明显心理社会因素作用的抑郁发作患者，在药物治疗的同时常需合并心理治疗。常用的心理治疗方法包括支持性心理治疗、认知行为治疗、人际治疗、婚姻和家庭治疗、精神动力学治疗等，其中认知行为治疗对抑郁发作的疗效已经得到公认。

（五）物理治疗

近年来出现了一种新的物理治疗手段——重复经颅磁刺激（rTMS）治疗，主要适用于轻中度的抑郁发作。

五、护理

1. **鼓励患者抒发感觉**　严重抑郁患者常是思维过程缓慢、思维量减少，甚至有虚无、罪恶妄想，在与语言反应很少的患者接触时，应以耐心、缓慢、和蔼、热情的态度给予鼓励、劝告、指导，并用亲切同情的目光鼓励患者说出最担心是什么、最需要什么、最关心什么等；耐心倾听患者的各种心理问题，了解致病因素，同情其挫折，关心其痛苦，使患者感到对他的尊重和理解。同时也可以用亲切的方式表达对患者的关心与支持。通过这些活动逐渐引导患者注意外界。

2. 阻断患者负向心理　当患者病情好转，认知能力恢复后，容易产生继发性抑郁，常表现情绪低落，感到自己得病给家人带来不幸，对生活丧失热情，担心出院后不能胜任原来的工作，怕患精神病受人歧视或讥笑嘲讽，产生悲观厌世的心理，这些情况对疾病的治疗与康复都是不利的。家庭应积极主动接触患者，除掌握患者的心理外，还应协助患者确认这些负面的心理，并加以取代和减少。其次，可以帮助患者回顾他的优点、长处，肯定成绩并给予鼓励增加患者正面的心理。同时帮助患者修正不切合实际的目标，完成某些建设性的工作及参与社交活动，安排患者去参加一些外出活动，如逛公园、看展览等。使患者唤起心理上的愉快和满足感，提高患者的自尊和价值感，起到稳定情绪的作用。

3. 安全护理、严防患者采取伤害自己的行为　抑郁症患者常有意念和行为，需随时了解患者意念的强度及可能采取的方法，谨慎患者周围的环境及危险物品的保管。患者采取行为往往是在趁人不注意或容易失去警惕时行动，如在假期和病情开始好转的时刻。此时需要特别注意并密切观察病情变化，以防意外事件的发生。

4. 维持适当的营养、排泄、睡眠、休息活动与个人生活上的照顾　食欲缺乏、便秘是抑郁症患者常出现的问题，应选择患者平时较喜欢吃的并且含粗纤维食物，陪伴患者用餐，可少食多餐。如此可以协助患者接受食物。若患者坚持不吃、体重持续减轻，则必须采取进一步措施，如喂食。必要时可送至医院输液或住院治疗，以此维持适当的水分和营养。对睡眠障碍的患者，应鼓励和陪伴患者在白天多参加文体活动，入睡前喝热饮等，以促进患者睡眠。抑郁症患者由于情绪低落、缺少自发性、被动、退缩，因此常不注重自己的衣着和个人卫生，家人应给予提供舒适衣物和协助完成。

5. 加强心理护理　为患者提供疾病知识，帮助患者认识自己患病的原因、性质和规律，同时可以找一些心理咨询科普读物进行学习，增强患者战胜疾病的信心。

六、健康教育

1. 环境　提供安静，安全，舒适的环境。

2. 加强饮食调理　保证营养的供应。

3. 改善睡眠　对失眠及早醒的方法，如入睡前喝热牛奶、洗热水澡等。

4. 做好日常生活护理　给予积极地鼓励和支持，逐步建立起生活的信心。

5. 多参与活动　可提高患者自信心。

6. 心理护理　建立有效地沟通，诉说自身的想法和感受，减少患者的负性思考，培养正性的认知方式，限制与其他抑郁患者接触，防止产生相互影响。采取正确的应对方式。

（周玉虹）

第四十三节 躁 狂 症

躁狂症（mania）在《中国精神疾病分类与诊断标准（第三版）》（CCMD-3）中，作为心境（情感）障碍（mood disorders）中的一个独立单元，与双相障碍并列。以情感高涨或易激惹为主要临床表现，伴随精力旺盛、言语增多、活动增多，严重时伴有幻觉、妄想、紧张症状等精神病性症状。躁狂发作时间需持续 1 周以上，一般呈发作性病程，每次发作后进入精神状态正常的间歇缓解期，大多数患者有反复发作倾向。

一、病因

1. **体质因素**　循环型人格的主要特征是好交际、开朗、兴趣广泛、好动、易兴奋乐观、也较易变得忧虑多愁。中胚叶型骨骼、肌肉发达、结缔组织充实的患者，比外胚叶型体格纤细娇弱的人患病较多。

2. **中枢神经递质的功能及代谢异常**　中枢去甲肾上腺素能系统功能异常，中枢 5- 羟色胺能系统功能异常，神经内分泌功能紊乱。

3. **精神因素**　狂躁抑郁性精神病的发病可能与精神刺激因素有关，但只能看作诱发因素。

4. **其他**　遗传因素。

二、临床表现

（一）一般症状

1. **情绪高涨**　自我感觉良好，如感觉头脑特别灵活或身体特别健康或精力特别充沛。

2. **易激惹**　可因小事或自己意见未被采纳或遭到驳斥而勃然大怒、暴跳如雷，甚至伤人毁物，但一会儿又表现得若无其事、悠然自得。

3. **思维加速**　联想加速或观念飘忽或自觉说话速度跟不上思维活动的速度；注意力不集中、不持久或有随境转移；患者一般自我评价过高，夸大自己有过人的智力、才华、健康、地位与钱财，且高傲自大、盛气凌人，可达妄想程度。

4. **语言、动作增多**　言语比平时显著增多，睡眠需要减少，且无疲乏感；精力充沛，活动增多，爱串门，好管闲事，忙忙碌碌，不知疲劳，但往往有头无尾，缺乏成效；食欲亢进，性欲明显亢进，行为轻浮，好接近异性。

5. **其他**　在躁狂症状消退之后，不存在内容与情绪症状不协调的妄想或幻觉，也无怪异行为、紧张症状群。

（二）典型症状

1. **心境高涨**　表现为轻松愉快，自我感觉良好，觉得周围的一切都非常美好，感到其生活绚丽多彩，自己也无比幸福和快乐。整日兴高采烈，得意扬扬。其愉快心境颇为生动鲜明，与内心体验协调，有一定的感染力，往往能引起周围人的共鸣。情绪可以不稳定，有易激惹性，常以敌意或暴怒对待别人的干涉和反对，但易激惹，情绪常持续时间短。

2. **思维奔逸** 联想过程明显加速，自觉变得聪明，大脑反应敏捷，思维内容丰富，概念一个接一个地产生，有时感到语言跟不上思维的速度。表现为引经据典，高谈阔论，滔滔不绝，给人一种肤浅和表面化感觉。其主动和被动注意力均有增强，但不持久，表现为思维活动受周围环境变化的影响使话题突然改变。因此，概念不断涌现和想象力丰富，有的出现音联和意联。在心境高涨的背景上，自我感觉良好，感到身体强壮，非常健康，有夸大观念，自命不凡，盛气凌人，认为自己才华出众，能力过人，有地位和财富，夸大观念严重时可发展为夸大妄想，多不甚荒谬，有时在夸大基础上出现关系、被害妄想，但为时短暂。

3. **活动增多** 精力旺盛、活动明显增多且忍耐不住，整日忙碌不停，做事有始无终。喜观热闹，交际多，对人热情大方。爱管闲事和打抱不平，好说俏皮话，开玩笑，有时花钱大方，注意打扮，行为轻浮和靠近异性。有时举止粗野，不计后果，食欲、性欲增强。睡眠减少，但精力充沛，毫无倦意。

4. **其他症状** 面色红润，双目有神，且心率加快，瞳孔轻度扩大和便秘等交感神经功能兴奋症状。发作极为严重时，呈重度兴奋状态，表现为活动紊乱而毫无目的或指向性，常伴攻击行为，也可出现意识障碍，错觉和幻觉及思维不连贯等症状，临床上称为谵妄性躁狂。

三、治疗

（一）治疗原则

1. 早期识别，早期治疗，足量足疗程治疗，全程治疗。

2. 采取综合治疗，包括药物治疗、物理治疗、心理社会干预和危机干预，以改善治疗依从性。

3. 长期治疗，躁狂发作复发率很高，需要树立长期治疗的理念。

4. 患者及其家属共同参与治疗，因需要家庭给予患者支持、帮助。

（二）药物治疗

以心境稳定剂治疗为主，心境稳定剂可以治疗和预防发作，在心境稳定剂基础上，根据病情需要联合其他药物；及时监测药物的作用和副作用，根据情况调整药物，联合用药时，注意药物之间的相互作用；躁狂状态首选一种心境稳定剂治疗，根据病情需要，及时联合用药，联合另一种心境稳定剂或抗精神病药或苯二氮䓬类。

1. **心境稳定剂** 常用的有碳酸锂和抗抽搐剂两类，抗抽搐剂包括丙戊酸钠、丙戊酸镁、卡马西平、拉莫三嗪。

2. **抗精神病药** 主要是新型非典型抗精神病药，如喹硫平、奥氮平、利培酮、阿立哌唑、齐拉西酮等。

3. **镇静催眠药** 苯二氮䓬类（地西泮等）。

（三）心理治疗

在药物治疗基础上加上心理治疗。识别和改善患者不良的认知模式、情绪和行为模式，提供危机干预，向患者及其家属宣传疾病知识，以提高治疗疗效，提高社会适应性及改善社会功能，提高依从性、减少复发。

（四）治疗疗程

树立长期治疗的理念，采用综合治疗。①急性治疗期：控制急性期兴奋。疗程一般6～8周。②巩固治疗期：巩固急性期治疗效果，防止症状波动。疗程为2～3个月，药物剂量一般维持原剂量不变。③维持治疗期：防止复发，恢复社会功能。在仔细观察下逐渐减少非心境稳定剂剂量。维持治疗应持续多久尚无定论，维持治疗的药物剂量和用药持续时间根据患者具体情况而定，因人而异，治疗方案应个体化。多次发作者，可在病情稳定达到既往发作2～3个循环的间歇期或维持治疗2～3年后，边观察边减少药物剂量，逐渐停药。在停药期间如有复发迹象，及时恢复原治疗方案，缓解后给予更长时间的维持治疗期。发病年龄早，有阳性家族史者应维持治疗。

四、护理

1. 尊重、理解、接纳、关心、支持、帮助患者。

2. 正确认识疾病，支持患者积极治疗、尽早治疗，反复发作者树立长期治疗的理念，定期门诊复查，与医师沟通，监测病情和药物副反应，维持病情稳定，防复发。

3. 病情不稳定时，注意防止自伤自杀，冲动伤人，及早就诊治疗，做好心理疏导；处于激动及严重躁狂状态时避免冲突，避免激惹患者。

4. 学习疾病知识和治疗知识，帮助患者观察病情，及时应对病情变化，采取正确的应对策略，避免对自己和他人造成伤害。

5. 平日注意帮助患者培养良好的性格，矫正不良的认知模式和行为模式，学习心理调节的方法，避免不良的社会、心理因素，避免长期处于高度紧张状态。

五、健康教育

1. 减少过度活动及体力消耗。帮助患者计划其能完成的活动。患者住院期间不会伤害自己和他人。接受持续的药物治疗及定期血液检查。指导患者及其家属认识疾病、预防复发。与患者建立良好的护患关系并协助患者建立良好的人际关系。

2. 建议患者参加文娱治疗、打球、跑步、拔河比赛、擦地板等活动并加以鼓励和肯定。

3. 家中尽量保持安静，尽量少接待客人，如聚餐、聚会等。另一方面尽量不让患者外出，因患者在越是人多的地方，越是喜欢表现自己，兴奋程度就越高，对病情更不利。注意：患者的冲动行为是病态的表现，家属绝不能采用打骂、捆绑、体罚的方法来制约患者。

（董　静）

第四十四节　癔　症

癔症（分离转换性障碍）是由精神因素，如生活事件、内心冲突、暗示或自我暗示，作用于易病个体引起的精神障碍。癔症的主要表现有分离症状和转换症状两种。分离，是指对过去经历与当今环境和自我身份的认知完全或部分不相符合。转换，是指精神刺激引起的情绪反应，接着出现躯体症状，一旦躯体症状出现，情绪反应便消退或消失，这时的躯体症状便叫作转换症状，转换症状的确诊必须排除器质性病变。常见于青春期和更年期，女性多于男性。

一、病因

1. 生物学因素

（1）遗传：最早的癔症遗传学研究是 Kraulis 在 1931 年完成的。他调查研究了 1906—1923 年被 Kraepelin 诊断为癔症患者的所有亲属，发现患者父母中有 9.4% 曾患癔症住院；兄弟姐妹中有 6.25% 曾患癔症住院。癔症患者的父母和兄弟姐妹中分别有 50% 和 33% 的人有人格障碍。

（2）素质与人格类型：通常认为，具有癔症个性的人易患癔症。所谓癔症个性即表现为情感丰富、有表演色彩、以自我为中心、富于幻想、暗示性高。国外还有不成熟、要挟、性挑逗等特征的描述。

（3）躯体因素：临床发现神经系统的器质性损害有促发癔症的倾向。多发性硬化、颞叶局灶性病变、散发性脑炎、脑外伤等均可导致癔症样发作。

2. 心理因素　现代医学观点倾向于癔症是一种心因性疾病。

3. 社会文化因素　社会文化因素对癔症的影响作用较明显，主要表现在癔症的发病形式、临床症状等方面，有学者认为也影响其发病率。

二、临床表现

（一）分离症状的主要表现

1. 分离性遗忘　表现为突然不能回忆起重要的个人经历。遗忘内容广泛，一般都是围绕创伤性事件。

2. 分离性漫游　伴有个体身份的遗忘，表现为突然的、非计划内的旅行。分离性漫游的发生与创伤性或无法抗拒的生活事件有关。

3. 情感爆发　很多见。表现为情感发泄，时哭时笑，吵闹，对自己的情况以夸张性来表现。发作时意识范围可狭窄。可发生冲动毁物、伤人、自伤和自杀行为。

4. 假性痴呆　给人傻呆幼稚的感觉。

5. 双重和多重人格　表现为忽然间身份改变。比较典型的就是民间说的鬼怪附体。

6. 精神病状态　发病时可出现精神病性症状。与分裂症的区别主要在于幻觉和妄想的内容不太固定，多变化，并且很易受暗示。

7. 分离性木僵　精神创伤之后或为创伤体验所触发，出现较深的意识障碍，在相当长时间维持固定的姿势，仰卧或坐着，没有言语和随意动作，对光线、声音和疼痛刺激没有反应，此时患者肌张力、姿势和呼吸可无明显异常。

（二）转换症状的主要表现

1. 运动障碍　可表现为动作减少，增多或异常运动。瘫痪：可表现单瘫、截瘫或偏瘫，检查不能发现神经系统损害证据；肢体震颤、抽动和肌阵挛；起立不能，步行不能；缄默症、失音症。

2. **痉挛障碍**　常于情绪激动或受到暗示时突然发生，缓慢倒地或卧于床上、呼之不应、全身僵直、肢体抖动等，无尿便失禁，大多历时数十分钟。

3. **抽搐大发作**　发作前常有明显的心理诱因，抽搐发作无规律性，没有强直及阵挛期，常为腕关节、掌指关节屈曲，指骨间关节伸直，拇指内收，下肢伸直或全身僵硬，呼吸阵发性加快，面色略潮红，无尿失禁，不咬舌，发作时瞳孔大小正常；角膜反射存在，甚至反而敏感，意识虽似不清，但可受暗示使抽搐暂停，发作后期肢体不松弛，一般发作可持续数分钟或数小时之久。

4. **听觉障碍**　多表现为突然听力丧失，电测听和听诱发电位检查正常，失声、失语，但没有声带、舌、喉部肌肉麻痹，咳嗽时发音正常，还能轻声耳语。

5. **视觉障碍**　可表现为弱视、失明、管视、同心性视野缩小、单眼复视，常突然发生，也可经过治疗突然恢复正常。

6. **感觉障碍**　可表现为躯体感觉缺失，过敏或异常或特殊感觉障碍。感觉缺失范围与神经分布不一致；感觉过敏表现为皮肤局部对触摸过于敏感。

7. **其他**　各种奇特的肌张力紊乱、肌无力、舞蹈样动作，但不能证实有器质性改变。

（三）癔症的特殊表现形式

1. **流行性癔症**　即癔症的集体发作，多发于共同生活且经历、观念基本相似的集体中。起初有一人发病，周围人目睹受到感应，通过暗示，短期内呈暴发性流行。

2. **赔偿性神经症**　在工伤、交通事故或医疗纠纷中，受害者有时会故意显示、保留或夸大症状，如处理不当，这些症状往往可持续很久。有学者认为，这属于癔症的一种特殊形式。

3. **职业性神经症**　是一类与职业活动密切相关的运动协调障碍，如舞蹈演员临上演时下肢不能运动，教师走上讲台时失音等。

4. **癔症性精神病**　在精神刺激后突然发病，主要表现为意识朦胧、漫游症、幼稚与紊乱行为，以及反复出现的幻想性生活情节，可有片段的幻觉、妄想。自知力不充分，对疾病泰然漠视。此病一般急起急止，病程可持续数周，其间可有短暂间歇期。缓解后无后遗症状，但可再发。

三、治疗

（一）心理治疗

癔症的症状是功能性的，因此心理治疗占有重要的地位。心理治疗时要注意：①建立良好的医患关系，给予适当的保证，忌讳过多讨论发病原因。②检查及实验室检查尽快完成，只需进行必要的检查，以使医师确信无器质性损害为度。③以消除症状为主。主要采用个别心理治疗、暗示治疗、系统脱敏疗法等。

1. **个别心理治疗**　首先详细了解患者的个人发展史、个性特点、社会环境状况、家庭关系、重大生活事件，以热情、认真、负责的态度赢得患者的信任。让患者表达、疏泄内心的痛苦、积怨和愤懑。医师要耐心、严肃地听取，稍加诱导，和患者共同选择解决问题的方法。

2. 暗示治疗　是治疗分离转换性障碍的经典方法，特别适用于那些急性发作而暗示性又较高的患者。暗示治疗包括觉醒时暗示、催眠治疗、诱导疗法等。

3. 系统脱敏疗法　系统脱敏疗法是行为疗法之一。通过系统脱敏的方法，使那些原能诱使此病的精神因素逐渐失去诱发的作用，从而达到减少甚至预防复发的目的。

4. 分析性心理治疗　可采用精神分析技术或领悟疗法，探寻患者的无意识动机，引导患者认识到无意识动机对自身健康的影响，并加以消除。主要适用于分离性遗忘、分离性多重人格、分离性感觉和分离性运动障碍。

5. 家庭治疗　当患者的家庭关系因疾病受到影响或治疗需要家庭成员的配合时，可采用此方法，用以改善患者的治疗环境。

（二）药物治疗

目前尚无治疗分离转换性障碍的特效药物，主要采用对症治疗。癔症患者常伴有焦虑、抑郁、脑衰弱、疼痛、失眠等症状和身体不适感。这些症状往往是诱使患者发作的自我暗示基础，使用相应药物控制症状十分必要。药物治疗需针对症状进行合理选择。患者如伴有情绪问题或睡眠问题，可分别采用抗抑郁药物、抗焦虑药物及镇静催眠类药物；如果合并精神病性症状，可采用抗精神病药物治疗。但药物的剂量应以中、小剂量为宜，疗程也不应过长。

四、护理

加强心理疏导，采用支持心理治疗方法，调动患者的积极性，激发其对生活的热情，坚定患者战胜疾病的信心。多给予关心、同情、安慰，给予患者生活上必要的帮助，多做细致的思想开导，辅以热情的关怀。随时疏导患者，消除不良情绪。癔症性格表现为情感丰富，富有夸张表演色彩，富于幻想，急躁，任性，易被他人的言语、行为和态度所影响。疾病发作时，如果亲属的言语、行为和态度不当，会形成新的不良暗示因素，造成症状加重，给治疗带来困难。因而患者服药期间要求亲属应保持镇静，避免过分关注和过分热情，避免惊慌失措，要正确对待该病的发生。为改善患者的不愉快情绪，亲属可有意识地转移患者的注意力，集中到有兴趣的事物或让患者暂时离开当时环境。注意到这些问题本身就可能改善患者的症状，对药物治疗也大有裨益。

五、健康教育

1. 建立信任，为心理疏导打好基础，注意与患者的沟通技巧。意症的症状具有表演性，但不同于装病，不要简单地否认其症状，特别不能粗暴地指出没病或装病。对其采取关心、接纳的态度，避免使用过激语言刺激患者。在与患者交谈中注意倾听，不要随意打断患者的谈话，以示对他们的尊重，从中体验患者的心理感受，对他们的行为给予理解。

2. 向患者及其家属讲解此病的性质，以减轻患者及其家属的恐惧、焦虑心情，告诉患者只要配合治疗是完全可以治愈的，以坚定患者战胜疾病的信心，调动其主动性和积极性，配合治疗，避免复发。

3. 癔症患者临床表现较为古怪，例如深信患有严重疾病而顾虑重重，加之周围人群的紧张，如有言行不当，将会使病情恶化。因此，家属要理解、关心患者，避免造成误解。

4. 针对病因进行治疗和护理是治愈癔症、减少复发的重要途径，指导家属认识患者的病因，再由家属指导患者认识病因，当谈到病因时要让患者尽情发泄，让其尽情倾吐不满情绪，给予安慰和鼓励，告诉患者精神因素与性格弱点在疾病发生、发展中的作用，应加强自我锻炼，促进身心健康。

5. 对患者进行暗示疗法时，必须辅以言语暗示，切忌人多嘴杂、乱哄哄的场面。

（王　茜）

第四十五节　宫　颈　炎

宫颈炎是妇科常见疾病之一，多见于育龄期妇女，为宫颈受损伤和病原体侵袭而致，包括子宫颈阴道部炎症及子宫颈管黏膜炎症。宫颈是阻止下生殖道病原体进入上生殖道的重要防线，但宫颈管单层柱状上皮本身抗感染能力较差，若受到性交、分娩、流产、手术等机械性刺激而受损，就更易发生感染。

一、病因

1. **急性宫颈炎病因**　常见病因是由淋病奈瑟菌、沙眼衣原体引起的感染。它们均感染宫颈柱状上皮，可累及宫颈黏膜的腺体，并沿着黏膜表面扩散或致浅层感染，以宫颈管病变最为明显。淋菌同时还会侵袭尿道上皮、尿道旁腺及前庭大腺。其他病原体（如链球菌、葡萄球菌和肠球菌等）可直接侵入宫颈间质深部通过宫颈淋巴管引起急性盆腔结缔组织炎，常见于感染性流产和产褥感染。

2. **慢性宫颈炎病因**　此病的病原体主要为葡萄球菌、链球菌、大肠埃希菌及厌氧菌，近年来淋菌及沙眼衣原体也已成为常见的病原体。慢性宫颈炎是最常见的妇科疾病，多由急性宫颈炎治疗不彻底转变而来，多见于流产、分娩或手术损伤宫颈后，病原体侵入而引起的感染。此外，局部卫生不良或雌激素缺乏以及局部抵抗力差，也会引起慢性宫颈炎。

二、临床表现

（一）急性

大量脓性白带，腰酸，下腹坠痛，尿频，尿急，体温升高，检查见宫颈充血、肿大、有脓性白带从宫口流出。

（二）慢性

白带增多，腰骶部疼痛，性交后出血、盆腔部下坠痛或不孕，尿路刺激症状。妇科检查可见宫颈糜烂、肥大、有时质较硬、有时可见息肉、裂伤、外翻及宫颈腺囊肿。

（三）宫颈糜烂

1. 根据糜烂面积大小分为 3 度

（1）轻度：糜烂面积小于整个宫颈面积的 1/3。

（2）中度：糜烂面积占整个宫颈面积的 1/3 ～ 2/3。

（3）重度：糜烂面积占整个宫颈面积 2/3 以上。

2. 根据宫颈糜烂的深浅程度分为 3 型　单纯型、颗粒型和乳突型。

三、治疗

1. 急性宫颈炎的治疗　针对病原给予全身抗生素治疗，同时禁止性生活。

2. 慢性宫颈炎的治疗　以局部治疗为主。

（1）物理治疗：激光、冷冻、微波。

（2）药物治疗：局部上药。

（3）手术治疗：息肉摘除或宫颈锥切术。

四、护理

1. 急性宫颈炎的护理措施

（1）一般护理：做好生活护理，保证充分休息；及时更换衣物，保持外阴及阴道清洁；给予高蛋白质、高维生素饮食；密切观察病情变化，及时给予心理上的关怀。

（2）疾病护理：积极治疗急性宫颈炎、预防慢性宫颈炎；遵医嘱针对病原给予全身抗生素治疗；注意观察病情变化及用药后反应。

（3）对症护理：体温增高者给予物理降温。

2. 慢性宫颈炎的护理措施

（1）一般护理：注意个人卫生，保持局部清洁、干燥；指导育龄期妇女如何采取避孕措施，减少人工流产的发生。

（2）疾病护理：指导患者注意局部用药前后手的卫生，减少感染发生；教会患者正确的放药方法，使药物送达位置准确。

五、健康教育

1. 教育患者养成良好的卫生习惯，避免不洁及无保护的性生活。

2. 指导患者局部用药，提高慢性宫颈炎的治疗效果。

3. 指导妇女定期体检，及时发现宫颈病变并给予治疗。

4. 采取预防措施避免分娩时或器械损伤宫颈。

（冯　聪）

第四十六节　盆　腔　炎

盆腔炎是指女性生殖器官、子宫周围结缔组织及盆腔腹膜的炎症。慢性盆腔炎症往往是急性期治疗不彻底迁延而来，其发病时间长，病情较顽固。细菌逆行感染，通过子宫、输卵管到达盆腔。但在现实生活中，并不是所有的妇女都会患上盆腔炎，发病只是少数。这是因为女性生殖系统有自然的防御功能，在正常情况下，能抵御细菌的入侵，只有当机体的抵抗力下降或由于其他原因使女性的自然防御功能遭到破坏时，才会导致盆腔炎的发生。

一、病因

导致盆腔炎的病原体有两个来源，一个是来自原寄生在阴道的菌群，另一个是来自外界的病原体。当机体抵抗力下降、内分泌失调或组织损伤、性交等外部因素，破坏了阴道正常的生态平衡时，寄生在阴道的菌群上行，成为致病菌引起感染。

1. 急性盆腔炎　常见于产后感染、宫腔内手术操作后感染、性生活不洁或过频、经期不注意卫生、邻近器官炎症蔓延等。

2. 慢性盆腔炎　常见于急性盆腔炎治疗不彻底或机体抵抗力低下病程迁延不愈，以及慢性输卵管、卵巢、盆腔组织的炎症而形成的瘢痕粘连、盆腔充血。

二、临床表现

（一）急性盆腔炎

1. 症状　下腹痛伴发热，严重者可出现高热、寒战等，消化系统症状（腹膜炎时），膀胱刺激症状或直肠刺激症状。

2. 体征　呈急性病容，体温升高，心跳加快，下腹有压痛、反跳痛、宫颈充血有举痛、子宫体增大，有压痛，活动受限，双侧附件压痛明显。

（二）慢性盆腔炎

1. 症状　下腹坠痛、腰骶部酸痛、月经前后加重；月经量增多，可伴有不孕。

2. 体征　子宫及双侧附件有轻度压痛、子宫一侧或双侧有增厚，压痛，宫骶韧带增粗、变硬、有触痛。

三、治疗

（一）急性盆腔炎的治疗

1. 支持疗法　卧床休息，取半坐卧位以利于脓液积聚于直肠子宫陷凹，给予高热量、高蛋白质、高维生素流食，高热者给予物理降温。

2. 其他　抗生素治疗，腹腔镜检查及治疗，手术治疗。

（二）慢性盆腔炎的治疗

1. 一般治疗　消除患者思想顾虑，增加营养，提高机体抵抗力。

2. 物理治疗　改善局部血液循环，促进炎症的吸收和消退。

3. 中药治疗　以清热利湿，活血化瘀为主。

4. 手术治疗　手术以彻底治愈为原则。

四、护理

（一）急性盆腔炎的护理措施

1. 一般护理　做好生活护理，保证患者获得充分的休息和睡眠；评估生命体征，尤其是体温，观察热型及伴随症状；评估下腹痛的程度，有无压痛及反跳痛；给予高蛋白质、高热量、高维生素、易消化的饮食；注意保暖，出汗后及时更换衣裤，保持内衣清洁、干燥，避免着凉；注意患者病情变化，积极给予心理支持；禁止经期性生活、热敷、按摩腹部及阴道灌洗及不必要的妇科检查，防止炎症扩散；严格执行无菌操作，防止医源性感染；向患者讲明连续彻底用药的重要性，避免转为慢性盆腔炎。

2. 疾病护理　协助患者保持半坐卧位，以促进脓液局限，减少炎症扩散；每4小时测量体温、脉搏和呼吸。体温突然升高或骤降时，要随时测量并记录；遵医嘱静脉给予足量抗生素，注意观察输液反应，及时发现电解质紊乱及酸碱平衡失调状况；对高热患者给予物理降温，注意观察体温变化及不适；观察患者疼痛的改变，及早发现病情恶化给予积极处理；对腹胀严重的患者给予胃肠减压，注意保持减压管通畅；预防炎症扩散，禁止阴道冲洗，尽量避免阴道检查；为需要手术的患者做好术前准备、术后护理。

（二）慢性盆腔炎的护理措施

1. 一般护理　为患者提供心理支持，减轻患者心理压力，增强战胜疾病的信心；指导患者养成良好的卫生习惯，经期不要盆浴、游泳、性交、过度劳累等，注意性生活卫生。减少疾病的发生；保持生活规律，锻炼身体，增强机体抵抗力，预防慢性盆腔炎急性发作。

2. 疾病护理　指导患者遵医嘱用药，不中途停药，确保疗效；减轻患者不适，遵医嘱给予镇静镇痛药，注意观察用药后反应；为需手术治疗的患者提供手术前后护理。

五、健康教育

1. 教育患者保持良好的卫生习惯，注意劳逸结合，增强机体抵抗力，预防慢性盆腔炎急性发作。

2. 做好经期、妊娠期、产褥期的卫生教育及性卫生指导，避免不洁的性生活，减少性传播疾病，禁止经期性行为。

3. 为患者讲解盆腔炎发病原因及预防复发的相关知识。

4. 做好心理疏导，减轻患者心理压力，并取得患者的配合。

5. 指导患者连续彻底用药，防止转为慢性盆腔炎。

（刘亚青）

第四十七节　子宫肌瘤

子宫肌瘤是女性生殖系统中最常见的良性肿瘤。多见于育龄期妇女。子宫肌瘤又称子宫平滑肌瘤，是女性生殖器最常见的一种良性肿瘤。多无症状，少数表现为阴道出血，腹部触及肿物以及压迫症状等。如发生蒂扭转或其他情况时可引起疼痛，以多发性子宫肌瘤常见。

一、病因

目前尚未找到子宫肌瘤的确切病因。临床资料表明,其好发于育龄期妇女,多数发生于 30 ~ 50 岁(占 70% ~ 80%),尤多见于不孕症者。肌瘤在育龄期可继续生长和发展,至绝经期停止生长,随后萎缩,提示子宫肌瘤的发生和生长可能与雌激素有关。

二、临床表现

1. 月经改变　较大的肌壁间肌瘤使子宫腔变大,子宫黏膜面积随之变大,子宫收缩不良或子宫黏膜增长过长等,使月经周期缩短、经期延长、经量增多、不规则阴道出血等。黏膜下肌瘤常表现为月经过多,随肌瘤增大,经期延长。一旦肌瘤发生坏死、溃疡、感染时,有持续性或不规则阴道出血,甚至脓血性排液等。

2. 白带增多　肌壁间肌瘤使宫腔面积变大,黏膜腺体分泌物增多,盆腔充血,致白带增多。当黏膜下肌瘤脱出于阴道内并发生感染时,白带增多,可为脓性或血性或有腐烂组织自阴道排出。

3. 腹痛、腰酸、下腹坠胀　肌瘤常引起腰酸、腰痛、下腹坠胀,且经期加重。当浆膜下肌瘤发生蒂扭转时出现急性腹痛。肌瘤红色变性时,腹痛剧烈且伴发热。

4. 压迫症状　较大的肌瘤可压迫邻近器官引起相应症状。肌瘤压迫膀胱时,可引起尿频、排尿障碍、尿潴留等。肌瘤压迫直肠可引起便秘等。

5. 体征　其体征与肌瘤的大小、位置、数目及有无变性有关。肌瘤较大者在腹部可扪及。妇科检查时,肌壁间肌瘤者常可触及增大的子宫,表面不规则、呈结节状。浆膜下肌瘤者可扪及有蒂与子宫相连的质地较硬的球状物。黏膜下肌瘤的子宫多均匀增大,有时可在宫颈口或阴道内见到红色、表面光滑的肌瘤。肌瘤发生感染时,有渗出、表层有炎性物覆盖或溃疡形成。

6. 其他　腹部肿块,不孕,继发性贫血。

三、治疗

根据患者年龄、症状、肌瘤大小、生育要求而选择治疗方案。

(一)非手术治疗

1. 随访观察　肌瘤小且无症状者,尤其是接近围绝经期的患者一般不需要治疗,每 3 ~ 6 个月随访 1 次,若肌瘤增大或症状加重者,应考虑进行治疗。

2. 药物治疗　诊断明确的肌瘤,小于 2 个月妊娠子宫大小,症状不明显或较轻,尤其近绝经年龄或全身情况不能手术的患者,可考虑药物对症治疗。

(二)手术治疗

1. 肌瘤切除术　适用于 35 岁以下希望保留生育功能的患者,保留子宫。

2. 子宫切除术　适用于肌瘤较大,症状明显,治疗效果不佳,无生育要求者。对年龄在 50 岁以下卵巢外观正常者,可考虑保留卵巢。

四、护理

1. **饮食**　鼓励患者摄入高蛋白质、高维生素和含铁元素量丰富的食物。消化不良者应少食多餐并适当活动促进消化。患者应忌烟酒、忌食辛辣食物。

2. **阴道出血**　严密观察生命体征变化，观察有无面色苍白、脉搏细数等症状。使用会阴垫以准确估计阴道出血量和性状。大出血时，应及时与医师联系，及时处理。

3. **协助完成有关检查**　如血常规、凝血功能检查，检测血型，交叉配血，以备急用。

4. **用药护理**　注意服用铁剂的注意事项。

5. **腹部肿块**　注意观察肿块大小和症状。患者可有急性腹痛，体温升高。浆膜下子宫肌瘤蒂扭转可出现急性腹痛，应立即住院观察处理。

6. **其他**　心理护理。

五、健康教育

应加强营养，适当活动，月经期间应多休息，避免疲劳。讲清楚药物的作用、给药途径、用药时间和剂量、药物副作用的表现和处理方法。嘱患者按预定随访时间接受医疗检查和指导。全子宫切除的患者术后可有少量暗红色阴道出血，血量逐渐减少，若术后 7 ~ 8d 出现阴道出血，多为阴道残端肠线吸收所致，出血量不多者暂观察；出血较多者可以明胶海绵压迫止血或缝合残端。术后 1 个月应到医院随访，检查伤口愈合情况。

（邱素红）

第四十八节　子宫内膜异位症

子宫内膜异位症是指有活性的内膜细胞种植在子宫内膜以外的位置而形成的一种女性常见妇科疾病。内膜细胞本该生长在子宫腔内，但由于子宫腔通过输卵管与盆腔相通，因此使得内膜细胞可经由输卵管进入盆腔异位生长。目前对此病发病的机制有多种说法，其中被普遍认可的是子宫内膜种植学说。本病多发生于育龄期女性，青春期前不发病，绝经后异位病灶可逐渐萎缩退化。

一、病因

1. **产后或流产后感染**　分娩后产妇体质虚弱，宫颈口因有恶露流出，未及时关闭，宫腔内有胎盘的剥离面或分娩造成产道损伤或有胎盘、胎膜残留等或产后过早有性生活，病原体侵入宫腔内，容易引起感染；自然流产、药物流产过程中阴道出血时间过长或有组织物残留于宫腔内或人工流产手术无菌操作不严格等均可发生流产后感染。

2. **宫腔内手术操作后感染**　如放置或取出宫内节育环、刮宫术、输卵管通液术、子宫输卵管造影术、宫腔镜检查、黏膜下子宫肌瘤摘除术等，由于术前有性生活或手术消毒不严格或术前适应证选择不当，术后急性感染发作并扩散；也有的患者术后不注意个人卫生或术后不遵守医嘱，同样可使细菌上行感染，引起盆腔炎。

3. 经期卫生不良　若不注意经期卫生，使用不洁的卫生巾和护垫，经期盆浴、经期性交等均可使病原体侵入而引起炎症。

4. 邻近器官的炎症直接蔓延　最常见的是阑尾炎、腹膜炎时，由于它们与女性内生殖器官毗邻，炎症可以通过直接蔓延引起盆腔炎症；患慢性宫颈炎时，炎症也可通过淋巴循环引起盆腔结缔组织炎。

5. 其他　慢性盆腔炎的急性发作等。

二、临床表现

（一）症状

1. 疼痛　疼痛的特点是痛经，继发性渐进性痛经是其典型症状。常于月经前 1 ～ 2d 开始，经期第 1 日最剧烈，以后逐渐减轻，至经期后数日。随着时间的推移，痛经往往呈进行性加重。

2. 不孕　正常妇女的不孕率为 15%，内膜异位症患者可高达 40%。

3. 自然流产率增加　正常妇女的自然流产率为 15%，内膜异位症患者可高达 40%。

4. 月经失调　15% ～ 30% 的患者表现为经量增多、经期延长或经前、经后少量的出血。

5. 性交痛　30% 的患者有性交痛，是由于异位内膜使周围的组织充血肿胀、纤维化粘连等，当性交时由于宫颈受到碰撞使子宫收缩向上提升而引起。

6. 其他　特殊症状。

（二）体征

典型的表现为子宫后倾固定，子宫直肠陷凹、宫骶韧带触及痛性结节。卵巢子宫内膜异位囊肿时，在一侧或双侧附件扪及与子宫相连的活动度差的囊性包块，往往有轻压痛。若病变累及直肠阴道隔时，可在阴道后穹窿处扪及甚至可直接看到局部隆起的紫蓝色斑点或结节。

三、治疗

根据患者的年龄、症状、病变部位、分期、病变的活动性、有无生育要求等综合考虑选择治疗方法。主要有手术治疗、药物治疗和介入治疗。

四、护理

主要有心理护理、手术护理（按妇科手术护理常规护理，缓解疼痛）、生活护理。

病情观察：严密观察患者的病情、意识、面色，监测生命体征的变化。注意倾听患者的主诉、注意伤口及阴道的出血、渗血情况。有引流管的患者，需观察引流液的色、性状，引流管是否通畅，有无打折、弯曲、受压、高于出口，并防止脱出。必要时及时通知医师并遵医嘱采取措施。

五、健康教育

指导患者平时进行有规律的体育锻炼，可降低雌激素的水平，从而降低发病危险性。

月经期避免剧烈运动、避免性行为、妇科检查、盆腔手术操作。尽量避免多次的子宫腔手术操作。培养良好的生活习惯,禁止酗酒。因酗酒可使子宫内膜异位症的发病危险性提高50%。向患者介绍用药的注意事项、定期复查肝功能、可能出现的不良反应、坚持按医嘱用药的重要性及定期复查的必要性,提高疗效,减少复发。

(赵　明)

第四十九节　上呼吸道感染

上呼吸道感染(简称上感,俗称感冒),是儿童的常见病、多发病,一年四季均可发病,每人每年可发病数次。病原体主要侵犯鼻、咽、扁桃体及喉部而引起炎症。若炎症局限某一局部即按该部炎症命名,如急性鼻炎、急性扁桃体炎等,否则统称为上呼吸道感染。

一、病因

(一)病原体

1. *病毒*　占急性上呼吸道感染90%左右。

2. *细菌*　细菌感染多为继发,因为病毒感染损害了上呼吸道局部防御功能,致使上呼吸道潜伏菌乘机侵入。少数为原发感染,亦可为病毒与细菌混合感染。

(二)诱发因素

1. 早产或先天发育不足的生理特点,防卫能力差。

2. 处于长发育阶段全身及局部免疫功能低下。

3. 疾病影响

(1)先天性疾病:常见的如兔唇、腭裂、先天性心脏病及免疫缺陷病等。

(2)急性传染病:如麻疹、水痘、猩红热及流行性腮腺炎等。此外肺结核为常见诱因。

(3)营养性疾病:如营养不良、贫血、佝偻病及小儿腹泻等。

4. 环境因素

(1)卫生习惯及生活条件不良:如住处拥挤、通风不良、阴暗潮湿、阳光不足、家长吸烟、护理不周以及患儿平日缺乏锻炼导致防御功能低下。

(2)气候骤变,如寒冷易引起鼻部黏膜舒缩功能紊乱,有利于上呼吸道感染的发生。

二、临床表现

上呼吸道感染其基本症状为发热及上呼吸道卡他症状,其症状表现轻重与年龄及感染程度有关。

(一)不同年龄患儿上呼吸道感染的临床特点

1. *3月龄以下婴儿*　发热轻微或无发热。因鼻塞及鼻塞所致的症状较突出。如哭闹不安、张口呼吸、吸吮困难、拒奶,有时伴有呕吐及腹泻。

2. 婴幼患儿表现

（1）全身毒症状较重，病初突然高热 39.5 ～ 40℃，持续 1 ～ 2d，个别达数日，部分患儿高热同时伴有惊厥。

（2）一般鼻塞、流涕、咳嗽或咽痛等症状较重。

（3）常伴有拒食、呕吐、腹泻或便秘等消化道症状。

（4）体检除发现咽部充血外，无其他异常体征。

3. 3 岁以上患儿　多不发热或低热，个别亦有高热，伴畏寒、头痛、全身酸困、食欲缺乏，一般上呼吸道的其他症状明显，鼻塞、流涕、喷嚏、声嘶及咽炎等。部分患儿可合并脐周及右下腹疼痛，这种腹痛可能与肠蠕动增强、肠系膜淋巴结炎及肠蛔虫蠕动等有关。

（二）两种特殊类型的上呼吸道感染

1. 咽结合膜热　为腺病毒感染。多在春夏季发病，可在托儿所及幼儿园造成流行，其临床特点，以 2 ～ 3 岁幼儿多见，常有高热、热型不定、咽痛、单侧或双侧眼睑红肿及眼结合膜充血，两侧轻重不等（无化脓）。耳后、双侧颈及颌下淋巴结肿大，咽充血，偶有腹泻。病程 3 ～ 5d，亦有长达 7d 者，偶有延至 2 ～ 3 周者。

2. 疱疹性咽峡炎　主要病原体为柯萨奇 A 族病毒。临床特点：多见于婴幼儿，高热、婴儿流涎增多，吞咽不适，表现为拒奶、烦躁、爱哭闹。幼儿可诉咽痛，咽部有特征性病变，初为散在性红疹，旋即变为疱疹，直径 2 ～ 4mm，破溃后成为黄白色浅溃疡，周围有红晕，数目多少不定，主要分布于咽腭弓、软腭、扁桃体及悬雍垂上。发热在 2 ～ 4d 后下降，溃疡一般持续 4 ～ 10d。实验室检查，白细胞计数偏低，早期中性粒细胞稍增高。合并细菌感染白细胞计数及中性粒细胞均可增高。

三、治疗

（一）一般治疗及护理

1. 居住环境要注意清洁、安静、光线充足，室温应保持在 20 ～ 22℃，相对湿度为55% ～ 60%，定时开窗换气（每日 2 ～ 3 次，每次 30min），避免对流风直接吹患儿。

2. 高热时卧床休息。

3. 给予易消化物（如去脂酸奶），供给足够水分。

4. 注意口腔、鼻及眼的局部清洁。

5. 佝偻病患儿，肌内注射维生素 D_3，每次 30 万～ 60 万 U；口服维生素 D_2，1 万 U。

6. 注意呼吸道隔离，减少继发细菌感染的机会。

（二）对症处理

1. 降温　39℃以上高热可采用下列降温措施。

（1）物理降温：头、颈部冷敷，35% ～ 50% 乙醇擦浴大血管走行部位（颈部、腋下、大腿根、腿弯），注意不要搓背部、腹部。

（2）药物降温：应在医师指导下应用，可选用 APC、对乙酰氨基酚、布洛芬。

2. 鼻塞　先清除鼻腔分泌物，用 0.5% 呋麻合剂于睡前或奶前 10 ～ 15min 滴鼻，1 ～ 2滴 / 次，连用 2 ～ 3d 或用新可麻合剂滴鼻，用法同前。

3. 咳嗽　一般不用镇咳药,常用祛痰镇咳药物有必嗽平、小儿止咳合剂、蛇胆川贝液等。请在医师指导下使用。

（三）抗病毒治疗

常用药物有利巴韦林、阿昔洛韦等。

（四）抗生素的适应证

病毒感染一般不宜应用抗生素。对年龄较小（婴幼儿），体温较高（肛温39.5～40℃），白细胞计数增高,伴有核左移或已有细菌性扁桃体炎、中耳炎、咽炎等,可选用适当的抗生素口服,如青霉素类阿莫西林、罗红霉素、阿奇霉素等。

（五）中药治疗

中药治疗对普通感冒效果好。常用的有大青叶合剂、板蓝根冲剂、鱼腥草等。需要注意的是用药不要太多,一般选用2～3种即可。遇有病情加重,尤其出现精神萎靡、惊厥发作等情况,应及时到医院就诊,以免延误治疗。

四、护理

1. 病情观察　注意体温的变化。如症状加重,应警惕并发症。

2. 应适当休息　病情较重或年老者应卧床休息。注意呼吸道隔离,防止交叉感染。

3. 多饮水　饮水量视患者体温、出汗及气候等情况而异。饮食应清淡、易消化,含丰富的维生素。

4. 症状护理　患者寒战时应保暖,高热时按医嘱使用解热镇痛药。出汗多的患者要做好皮肤的清洁护理。

5. 药物护理　嘱患者按医嘱用药,勿滥用抗生素。

五、健康教育

增强机体抵抗力,防止病原体入侵是预防上呼吸道感染的关键。

1. 平日注意锻炼身体,合理安排户外活动,以适应环境和气候的变化。

2. 衣着适宜,随气候变化及时增减,防止受凉或过热。

3. 合理喂养,积极防止营养不良、贫血及佝偻病等。

4. 避免去人多拥挤及通风不良的场所。

5. 对呼吸道急、慢性感染性疾病积极治疗,注意呼吸道隔离,防止交叉感染。

（傅美东）

第五十节　小儿支气管炎

小儿支气管炎系指支气管发生炎症,小儿毛细支气管炎的病变主要发生在肺部的细小支气管,也就是毛细支气管,所以病名为"毛细支气管炎",通常是由普通感冒、流行性感冒等病毒性感染引起的并发症,也可能由细菌感染所致,是小儿常见的一种急性上呼吸道感染。

一、病因

多由病毒与细菌混合感染。根据流行病学的调查，主要为鼻病毒、合胞病毒、流感病毒及风疹病毒等。较常见的细菌为肺炎球菌、溶血性链球菌、葡萄球菌、流感杆菌、沙门菌属和白喉杆菌等。此外，气温突变、空气污浊、小儿呼吸道解剖及生理特点、过敏因素以及免疫功能低下，均为本病诱因。

二、临床表现

1. 年龄多见于 1 岁以下的小儿，尤以 6 月龄以下婴儿多见。

2. 一年四季均可发病，但以冬春季较多见。

3. 起病较急，有感冒前期症状，如咳嗽、喷嚏，1 ～ 2d 后咳嗽加重，出现发作性呼吸困难、喘憋、面色苍白、口唇发绀、三凹征，肺部体征早期喘鸣音为主，继之出现湿啰音。症状严重时可伴充血性心力衰竭、呼吸衰竭、缺氧性脑病，以及水和电解质紊乱。一般体温不超过 38.5℃，病程为 1 ～ 2 周。

4. 血白细胞计数多正常或轻度增加。血气分析可见低氧血症，以及动脉血二氧化碳分压降低或升高。胸部 X 线片以肺纹理增粗、双肺透亮度增强或有小片阴影和肺不张。有条件可做呼吸道分泌物病毒快速诊断以明确病毒种类。

三、治疗

（一）控制感染

急性支气管炎如为细菌感染，可选用下列抗生素：复方磺胺甲噁唑 0.05g/（kg·d）分 2 次口服、青霉素 3 万～ 5 万 U/（kg·d）分 2 次肌内注射，麦迪霉素、红霉素 30 ～ 50mg/（kg·d）分 3 ～ 4 次口服。

如无明确细菌感染情况或混合感染可用或加用利巴韦林 10 ～ 15mg/（kg·d）分 2 次肌内注射，或 5mg/（kg·d）分 2 次做雾化吸入，亦可试用 α- 干扰素 20 万 U/d 肌内注射。

（二）对症治疗

1. 镇咳祛痰　若痰黏稠不易吸出者，可用雾化吸入及选用 10% 氯化铵合剂、替培定、小儿强力痰灵（2 ～ 4 岁，1 ～ 2 片；5 ～ 8 岁，2 ～ 3 片）。频繁干咳影响睡眠及休息者，可服少量镇咳药物，如异丙嗪及氯丙嗪每次 0.5 ～ 1mg/kg，每日 2 ～ 3 次，应注意避免用药过量及时间过长，影响纤毛的生理性活力，使分泌物不易排出。

2. 解痉　氨茶碱：每次 2 ～ 4mg/kg，3 ～ 4 次 / 日，口服；舒喘灵：6 岁以下 1 ～ 2mg/d，分 3 ～ 4 次口服或每次 0.1mg/kg，舒喘灵气雾剂（0.5% 1 揿 =0.1mg）1 ～ 2 揿 / 次，每日 2 ～ 3 次。

喘鸣严重时可加用泼尼松 1mg/（kg·d），分 3 次口服，4 ～ 7d 为 1 个疗程。亦可用丙酸倍氯米松气雾剂，局部用药可减少全身用药副作用。婴幼儿难以合作不宜选用，儿童每次 1 ～ 2 揿（50 ～ 100μg），每日 2 ～ 4 次。

四、护理

1. **保暖** 温度变化，尤其是寒冷的刺激可降低支气管黏膜局部的抵抗力，加重支气管炎病情。因此，要随气温变化及时给患儿增减衣物，尤其是睡眠时要给患儿盖好被子，使体温保持在36.5℃以上。

2. **多喂水** 小儿支气管炎时有不同程度的发热，水分蒸发较大，应注意给患儿多喂水。可用糖水或糖盐水补充，也可用米汤、蛋汤补给。饮食以半流食为主，以增加体内水分，满足机体需要。

3. **营养充分** 小儿患支气管炎时营养物质消耗较大，加之发热及细菌毒素影响胃肠功能，消化吸收不良，因而患儿体内营养缺乏是不容忽视的。对此，对患儿要采取少食多餐的方法，给予清淡、营养充分、均衡易消化吸收的半流食或流食，如稀饭、煮透的面条、鸡蛋羹、新鲜蔬菜、水果汁等。

4. **翻身拍背** 患儿咳嗽、咳痰时，表明支气管内分泌物增多，为促进分泌物顺利排出，可用雾化吸入剂帮助祛痰，每日2～3次，每次5～20min。如果是婴幼儿，除拍背外，还应帮助翻身，每1～2小时1次，使患儿保持半卧位，有利于痰液排出。

5. **退热** 小儿支气管炎时多为中低热，如果体温在38.5℃以下，一般无须给予解热药，主要针对病因治疗，从根本上解决问题。如果体温高，较大儿童可给予物理降温，即用冷毛巾湿敷头部或用温水擦澡，但幼儿不宜采用此方法，必要时应用药物降温。

6. **保持良好环境** 患儿所处居室要温暖，通风和采光良好，并且空气中要有一定湿度，防止过分干燥。

五、健康教育

首先要注意患儿的冷热，不要穿得太多，要让患儿有适当的耐寒锻炼。气温较高，不要只想着怕患儿冷，而更重要的是随时要注意不要让患儿出汗，穿汗湿衣服更容易感冒。

如果孩子感冒，要尽可能早的给予药物治疗，不要延误病情。儿科认为患儿发病容易，变化迅速，患儿感冒后，早一小时服药与晚一小时服药的结果是完全不一样的。患儿的家长要学会观察患儿是否有感冒的异常情况，发现有异常时就应及时做出处理。

如果患儿患病，要一次性治愈，不要半途而废。患儿发热超过39℃时，应在2h内将体温降至38℃以下，体温持续39℃以上超过2h会引起大脑细胞受损，影响患儿智力。有的患儿感冒后出现扁桃体增大或咳嗽（支气管炎），由于没有一次性治愈，导致以后有感冒首先就表现为扁桃体增大或咳嗽，并很难彻底治愈，时间长了就会转成慢性扁桃体炎和慢性支气管炎。

（王莉荔）

第五十一节　小儿肺炎

小儿肺炎是婴幼儿时期的常见病，我国北方地区以冬春季多见，是婴幼儿死亡的常见原因。肺炎是由病原体感染或吸入羊水及油类，以及变态反应等所引起的肺部炎症，主要临床表现为发热、咳嗽、呼吸急促、呼吸困难及肺部啰音等。

一、病因

1. *细菌性肺炎* 由肺炎链球菌、流感嗜血杆菌、葡萄球菌、铜绿假单胞菌所引起。
2. *病毒性肺炎* 由腺病毒、流感病毒、呼吸道合胞病毒、麻疹病毒所引起。
3. *真菌性肺炎* 由白念珠菌、曲霉菌、卡氏肺囊虫等所引起。
4. *其他* 支原体肺炎，衣原体肺炎。

二、临床表现

（一）一般症状

有发热、拒食、烦躁、喘憋等症状，早期体温为 38～39℃，亦可高达 40℃。除呼吸道症状外，患儿可伴有精神萎靡、烦躁不安、食欲缺乏、腹泻等全身症状。小婴儿常见拒食、呛奶、呕吐及呼吸困难。

（二）呼吸系统症状

1. *咳嗽* 开始为频繁的刺激性干咳，随后咽喉部出现痰鸣音，咳嗽剧烈时可伴有呕吐、呛奶。

2. *呼吸道症状及体征* 呼吸表浅增快，鼻翼扇动，部分患儿口周、指甲可有轻度发绀。肺部体征早期可不明显，以后可闻及中小水泡音。合并胸腔积液时可有叩诊实音和（或）呼吸音消失。

3. *其他系统的症状与体征*

（1）循环系统症状：婴儿肺炎时常伴有心功能不全。如患儿心率 160～200 次/分，肝脏短时间内增大或明显增大、面色苍白、口周发绀、四肢水肿、尿少，应考虑充血性心力衰竭。

（2）神经系统症状：①烦躁、嗜睡、凝视、斜视、眼球上翻。②昏睡，甚至昏迷、惊厥。③球结膜水肿。④瞳孔改变，对光反射迟钝或消失。⑤呼吸节律不整。⑥前囟门膨胀，有脑膜刺激征。脑脊液除压力增高外，其他均正常，称为中毒性脑病。

（3）消化系统症状：肺炎患儿食欲缺乏、呕吐、腹泻、腹胀，严重者呕吐物为咖啡色或便血，肠鸣音消失，可出现中毒性肠麻痹及中毒性肝炎。

三、治疗

应采取综合疗法，以改善通气功能，有效控制炎症，避免并发症的发生。

1. *一般治疗* 保持病房空气流通，室温维持于 20℃，相对湿度 60% 左右，供给易于消化食物，经常翻身、拍背。

2. *给予抗生素* 根据以下原则选用抗生素：临床与实验室的资料针对可能的病原，选用病原敏感的抗生素，疾病的严重程度。

若为支原体肺炎，可选用大环内酯类药物。病毒性肺炎可选用抗病毒药物，如利巴韦林或无环鸟苷等。

3. 对症治疗　若有缺氧表现，可给予吸氧。可口服祛痰药物，若痰液黏稠、不易咳出时，可使用雾化疗法。

四、护理

（一）保持呼吸道通畅

1. 及时清除患儿口鼻分泌物，经常协助患儿变换体位，同时轻拍背部，边拍边鼓励患儿咳嗽，以促使肺泡及呼吸道的分泌物借助重力和振动易于排出；病情许可的情况下可进行体位引流。

2. 给予超声雾化吸入，以稀释痰液，利于咳出。

3. 遵医嘱给予祛痰剂，如复方甘草合剂等；对严重喘憋者，遵医嘱给予支气管解痉剂。

4. 鼓励患儿多饮水。

5. 上述方法欠佳者，可考虑吸痰。

（二）氧疗

是纠正低氧血症，防止呼吸衰竭和肺、脑水肿的主要疗法之一。

1. 最常用鼻前庭导管持续吸氧，直至缺氧消失方可停止。一般婴幼儿用面罩吸氧，年长儿用鼻导管法吸氧；若缺氧严重，应考虑用面罩加压给氧；呼吸衰竭者，应给予机械正压通气，即使用呼吸机。

2. 用氧安排：鼻导管法氧流量为 $0.5 \sim 1L/min$，氧浓度不超过 40%（防止氧疗并发症），氧气湿化，防止损伤呼吸道黏膜。面罩给氧，氧流量为 $2 \sim 4L/min$，氧浓度 50% ~ 60%。

3. 保持导管通畅，并注意观察氧疗效果，患者症状有无改善。

（三）环境起居的护理

1. 保持病室环境舒适，空气流通（避免穿堂风），温、湿度适宜，相对湿度 55% ~ 60%，温度 18 ~ 22℃。不同病原体肺炎患儿应分室居住，以防交叉感染。

2. 嘱患儿卧床休息，减少活动。

3. 保持患儿皮肤清洁，及时擦干汗液，更换汗湿的衣被。

（四）饮食护理原则

高热量、高蛋白质、高维生素、清淡易消化食物，避免油炸或产气食物。一般以流食、半流食为主。

1. 喂食时要注意将婴幼儿头部抬高或抱起，防止呛入气管发生窒息。

2. 鼓励患儿多饮水。

3. 重症患儿记录 24h 出入量。

（五）密切观察病情

1. 如患儿出现烦躁不安、面色苍白、呼吸 > 60 次 / 分、心率加速（> 180 次 / 分）、肝脏在短时间内急剧增大等心力衰竭的表现，及时报告医师，给予氧气吸入并减慢输液速度，遵医嘱给予强心、利尿药物，以增强心肌收缩力，减慢心率，增加心搏出量，减轻体内水钠潴留，从而减轻心脏负荷。

2.密切观察意识、瞳孔等变化，若患儿出现烦躁或嗜睡、惊厥、昏迷、呼吸不规则等，提示颅内压增高，立即报告医师并共同抢救。

3.患儿出现腹胀，呕吐咖啡样内容物、黑便等表现，提示有中毒性肠麻痹及胃肠道出血，应禁食、给予胃肠减压，遵医嘱皮下注射新斯的明，以促进肠蠕动，消除腹胀，缓解呼吸困难。

五、健康教育

预防上呼吸道感染，注意加强锻炼，可根据年龄选择适当的锻炼方法。户外活动时，注意适当增加衣服。有呼吸道病毒流行时，不要带儿童到公共场所去。家里有人感冒时，不要与儿童接触。

（宁　菲）

第五十二节　小儿肠胃炎

小儿胃肠炎是一种常见的消化道疾病。婴幼儿胃肠道功能比较差，对外界感染的抵抗力低，稍有不适就容易发病。应做好预防措施，勤开窗通风换气等。

一、病因

1.肠道内的感染由细菌和病毒造成，特别是致病性大肠埃希菌，是主要的致病菌。假如孩子有病而大量不合理地使用抗生素，还会造成真菌对胃肠的侵犯。

2.上呼吸道的炎症、肺炎、肾炎、中耳炎等胃肠道以外的疾病，可由于发热和细菌毒素的吸收而使消化酶分泌减少，肠蠕动增加。

3.不合理地喂养婴幼儿，孩子吃得过多、过少，过早、过多地吃淀粉类、脂肪类食物，突然改变食物，突然断奶等，都能引起孩子腹泻。

4.气候变化，如过冷使肠蠕动增加、过热使胃酸及消化酶减少分泌，也可以诱发急性胃肠炎。

二、临床表现

急性胃肠炎，假如引起的是轻型腹泻，一般状况良好，每日排便在 10 次以下，为黄色或黄绿色，少量黏液或白色皂块状，量不多，有时呈蛋花汤样。急性胃肠炎也可以引起较重的腹泻，每日排便数次至数十次。大量水样便，少量黏液，恶心、呕吐，食欲缺乏，有时呕吐出咖啡样物。如出现低血钾，可有腹胀，有全身中毒症状；如不规则低热或高热，烦躁不安进而精神萎靡，意识朦胧，甚至昏迷。

三、治疗

小儿胃肠炎的治疗主要是病因治疗和对症治疗。

如果是由消化不良引起的，可以调整饮食并服用乳酶生、酵母片等；如果是由其他疾病引起的，可选用抗生素并在医师指导下使用，积极治疗；如果是不合理使用抗生素引起的，就需报告医师，使抗生素的使用合理化。

患儿呕吐、腹泻失水过多，要及时补充水和电解质；高热时，采用物理或药物降温；缺钾补钾，缺钙补钙；有代谢性酸中毒或休克时，应及时送医院急救。

四、护理

1. **饮食方面**　建议适当减少患儿进食量，如果患儿呕吐、腹泻严重，应禁食 4～6h，等症状减轻后，再给予米汤、粥等流食，并让患儿吃一些清淡、易消化的食物，如面包、粗粮饼干等。另外，还要给患儿补充足量的液体，推荐口服补液盐，因为持续脱水可能会引起身体水、电解质紊乱。

2. **药物方面**　虽然服用药物能很大程度地缓解炎症，但药物副作用也大，比如会增加胃肠、肾脏负担，甚至治标不治本。要让患儿少用药、医师对症下药，找到致病源，积极配合医师治疗。

3. **皮肤方面**　患病期间，如果患儿腹泻严重，要防止因臀部清洗不及时或反复清洗而产生红臀。给患儿清洗臀部时要用温水，避免使用肥皂，以减少局部刺激。如果局部皮肤破溃，可涂上氧化锌油，帮助吸收和促进上皮生长。

五、健康教育

1. 注意家庭卫生，装纱窗、扑灭苍蝇和蟑螂，以及环境清洁。
2. 避免带患儿到公共场所。
3. 避免吃生冷不洁食物。
4. 患儿的食器注意安全及清洁。
5. 隔离患儿及小心处理其排泄物。
6. 对患儿进行个人卫生教育，指导其勤洗手，培养良好卫生习惯。

（刘红燕）

第五十三节　乳　腺　癌

乳腺癌是乳腺上皮细胞在多种致癌因子的作用下，发生增殖失控的现象。疾病早期常表现为乳房肿块、乳头溢液、腋窝淋巴结肿大等症状，晚期可因癌细胞发生远处转移，出现多器官病变，直接威胁患者的生命。

一、病因

乳腺癌的病因尚不清楚，到目前为止科学家还未找到乳腺癌的确切致癌原因，但已经发现诸多与乳腺癌发病有关的高危因素。随着乳腺癌高危因素不断积聚，其患病风险就会增大。

乳腺是多种内分泌激素的靶器官，其中雌酮及雌二醇与乳腺癌的发病有直接关系。月经初潮年龄早（＜12岁）、绝经年龄晚（＞55岁）、不孕及初次生育年龄晚（＞30岁）、哺乳时间短、停经后进行雌激素替代疗法等，均可增加或延长体内雌激素的暴露，与乳腺癌发病密切相关。

遗传因素也是乳腺癌发病的高危因素。一级亲属（如父母、子女以及兄弟姐妹）中有乳腺癌病史者,发病风险是普通人群的 2～3 倍。一些基因突变也会增加乳腺癌的患病风险。另外,某些物理因素,如儿童时期接受胸部放射治疗,也是乳腺癌的致病因素。

二、临床表现

早期乳腺癌的症状多不明显,常以乳房肿块、乳房皮肤异常、乳头溢液、乳头或乳晕异常等局部症状为主,由于表现不明显,非常容易被忽视。晚期乳腺癌可发生癌细胞远处转移,出现全身多器官病变,直接威胁患者的生命。

下面详细描述不同的典型表现。

1. **乳房肿块** 乳房肿块是乳腺癌早期最常见的症状。将乳腺以十字交叉分区,肿块常位于外上限,多为单侧单发,质硬,边缘不规则,表面欠光滑,不易被推动。多数乳腺癌为无痛性肿块,少数病例伴有不同程度的隐痛或刺痛。

2. **乳房皮肤异常** 乳房肿块常易侵犯周围局部组织,出现多种体征。当肿块侵犯腺体与皮肤之间的韧带,可牵拉皮肤形成凹陷,状如酒窝,故称"酒窝征"。

当癌细胞阻塞了淋巴管,可造成淋巴水肿,乳腺皮肤呈橘皮样改变,又称"橘皮征"。

当癌细胞浸润到皮内生长,可在主病灶周围形成散在的皮肤硬性结节,即"皮肤卫星结节"。

特殊类型的乳腺癌,如炎性乳腺癌,乳房皮肤表现为红肿、增厚、变硬,出现橘皮样外观,逐渐变成似淤血的紫红色。

3. **乳头、乳晕异常** 当肿块侵犯乳头或乳晕下区时,可因牵拉乳头,使其凹陷、偏向,甚至完全缩入乳晕后方。

特殊类型的乳腺癌,如乳头湿疹样癌,表现为单侧乳头、乳晕及其周围皮肤瘙痒,出现红色斑片状湿疹样外观,表面多有渗出结痂或角化脱屑,严重时可形成溃疡。

4. **乳头溢液** 部分乳腺癌患者在非生理状态下（如妊娠和哺乳期）,单侧乳房可出现乳头溢液,液体的性质多为血性、浆液性或水样。

5. **腋窝淋巴结肿大** 当乳腺癌发生癌细胞脱落,可侵犯周围淋巴管,并向其局部淋巴引流区转移。初期患者多表现为同侧腋窝淋巴结肿大,肿大的淋巴结尚可活动。

随后,淋巴结由小变大、由少变多,最后相互融合固定。当病情继续发展,可在锁骨上和对侧腋窝摸到转移的淋巴结。

6. **伴随症状** 乳腺癌患者中晚期会出现恶病质的表现,可伴有食欲缺乏、厌食、消瘦、乏力、贫血及发热等症状。部分患者可因转移出现转移灶的症状,以肺、胸膜、骨、肝、脑为主。

三、治疗

（一）一般治疗

1. **健康宣教** 医师应积极与乳腺癌患者交谈,让患者了解乳腺癌的基本知识,帮助患者建立积极情绪。

2.心理支持 通过构建良好的家庭和社会支持体系，使患者体会到家庭和社会的关爱，有效地缓解其负性情绪，有利于患者的康复和预后。

3.生理支持 乳腺癌患者可在诊治过程中出现不良生理反应，包括恶心、呕吐、疼痛、潮热等。患者应保持平稳的情绪，积极采取药物或物理干预措施。

（二）药物治疗

根据药物的作用机制不同，将药物治疗分为化疗、内分泌治疗（激素治疗）以及靶向治疗。

1.化疗 是通过使用细胞毒性药物杀灭癌细胞的全身治疗手段，可分为辅助化疗和新辅助化疗。

（1）辅助化疗：指在手术后所做的全身化疗，目的在于杀灭手术无法清除的微小病灶，减少癌灶转移复发，提高患者生存率。适用于浸润性乳腺癌伴腋窝淋巴结转移者。对于腋窝淋巴结阴性而有高危复发因素者，也适合应用术后辅助化疗。

（2）新辅助化疗：指在实施局部治疗方法（如手术或放疗）前所做的全身化疗，先通过化疗使肿瘤缩小，再通过手术或放疗等治疗方法治愈肿瘤。适用于肿块较大（＞5cm）、腋窝淋巴结转移、有保乳意愿但肿瘤大小与乳房体积比例大难以保乳等患者。

治疗乳腺癌的化疗药物一般都是通过改变或抑制癌细胞的生化代谢过程，从而干扰癌细胞的繁殖，以蒽环类和紫杉醇类为主。

2.内分泌治疗 通过去除或阻断激素的作用，以阻止癌细胞生长。与化疗相比，内分泌治疗具有疗效确切、毒性小、使用方便、无须住院、患者易接受等优点，虽起效慢，但缓解期长，特别适合于激素受体（ER/PR）阳性的各期乳腺癌患者。

3.靶向治疗 是通过特异性干扰，进而阻断肿瘤生长的治疗手段。与化疗相比，其对正常细胞的影响较小，治疗过程中患者的耐受性较好，适用于HER-2阳性的乳腺癌患者。

主要药物有曲妥珠单抗、帕妥珠单抗、T-DM1、拉帕替尼、吡咯替尼等。根据病情不同，可分别与化疗联合或序贯，用于新辅助、辅助和晚期乳腺癌的治疗。有时也可与内分泌药物联合使用。

（三）手术治疗

手术治疗仍是乳腺癌患者的首选治疗方案，全身情况差、主要脏器有严重疾病、年老体弱不能耐受等患者禁忌使用手术治疗。手术方式的选择应综合评估乳腺癌分期和患者身体情况。

（四）放疗

放疗是通过辐射线杀灭癌细胞的局部治疗手段，常与外科手术或化疗搭配使用，以减少肿瘤转移及复发，提高患者生存率。对晚期乳腺癌患者，有时也可考虑姑息性放疗。

（五）中医治疗

中医治疗可作为乳腺癌的辅助治疗手段，帮助减轻放疗、化疗、内分泌治疗的副作用和不良反应，调节患者免疫功能和体质状况。

中医学认为，乳腺癌的病因是内伤情志、痰瘀互结、正气亏虚，其相应的治法是疏肝解郁、化痰散瘀、调补气血、滋补肝肾。目前，中医治疗乳腺癌的主要方式是采用中药汤剂，如调神攻坚汤、紫根牡蛎汤、芪苡汤等。

四、护理

1. 医护人员应掌握患者的病史、治疗手段和心理变化，用自己娴熟的护理技术取得患者的信赖，讲解相关疾病知识和药物知识，使患者对治疗方法得以理解和正确认识，帮助患者角色适应，通过医务人员耐心、细心给予患者精神支持，使其积极配合治疗。

2. 乳腺癌治疗期的护理措施要保证病房的安静、整洁和舒适，定时开窗通风，维持病房适宜温度，促进病友之间良好的人际关系，使患者处于轻松乐观的环境中接受治疗，避免各种不良环境因素引导患者。

3. 针对患者出现的不同化疗反应有计划地进行心理护理，增强责任心，慎重语言交流，防止意外发生，并向患者讲解药物相关知识，帮助患者正视自己出现的化疗反应，保护血管，给予饮食指导，培养患者良好的生活习惯，使患者达到最佳的治疗效果。

4. 医务人员应以高度的同情心和责任感，积极真诚的态度，和蔼的言行去关心体贴患者。在患者情绪不佳、出言不逊时，做到克制忍让，以情感人，有意识地多接近患者，鼓励患者倾吐内心的痛苦。同时，取得其周围患者的理解、关心与支持，并帮助其家属分析患者情绪失控的原因，做好乳腺癌治疗期的护理措施。

5. 对于患者的真实病情，特殊情况应采取适度保密的措施，避免患者过度恐惧、紧张，避免产生消极情绪。对于已得知病情的患者，应主动与患者沟通交谈，为患者讲解相关的疾病知识，安慰与鼓励患者，使患者对乳腺癌有正确的认识。

6. 对患者提出的问题给予慎重、科学、耐心的解答，以沉着、冷静的态度疏导患者的不安情绪，排除不利于乳腺癌治疗的心理因素及社会因素，做好乳腺癌治疗期的护理措施。

五、健康教育

改变日常生活方式，如健康饮食、限制饮酒、坚持运动等；定期进行乳房自我检查，实时了解乳房动态变化，如果乳房出现异常迹象，应及时就诊；为了降低患乳腺癌的风险，激素治疗时尽量使用最低剂量；对于乳腺癌高危女性，如有乳腺癌家族史或乳腺癌基因突变者，可进行预防性药物治疗（如雌激素受体调节剂、芳香化酶抑制药等）或手术治疗（如预防性乳房切除术等）。

（宋　扬）

第五十四节　肝　癌

肝癌即肝脏恶性肿瘤，可分为原发性和继发性两大类。原发性肝脏恶性肿瘤起源于肝脏的上皮或间叶组织，前者称为原发性肝癌，是我国高发的、危害极大的恶性肿瘤；后者称为肉瘤，与原发性肝癌相比较为少见。继发性或称转移性肝癌系指全身多个器官起源的恶性肿瘤侵犯至肝脏。一般多见于胃、胆道、胰腺、结直肠、卵巢、子宫、肺、乳腺等器官恶性肿瘤的肝转移。

一、病因

原发性肝癌的病因及确切分子机制尚不完全清楚，目前认为其发病是多因素、多步骤的复杂过程，受环境和饮食双重因素影响。流行病学及实验研究资料表明，乙型肝炎病毒（HBV）和丙型肝炎病毒（HCV）感染、黄曲霉毒素、饮水污染、乙醇、肝硬化、性激素、亚硝胺类物质、微量元素等都与肝癌发病相关。继发性肝癌（转移性肝癌）可通过不同途径，如随血液、淋巴液转移或直接浸润肝脏而形成疾病。

二、临床表现

1. **原发性肿瘤的临床表现** 主要见于无肝病病史的患者，肝脏转移尚属早期，未出现相应症状，而原发性肿瘤症状明显多属中晚期。此类患者的继发性肝癌多在原发治疗的检查、随访中发现。

2. **继发性肝癌的临床表现** 患者多主诉上腹或肝区闷胀不适或隐痛，随着病情发展，患者出现乏力、食欲缺乏、消瘦或发热等。体检时在中上腹部可扪及肿大的肝脏或质地坚硬有触痛的硬结节，晚期患者可出现贫血、黄疸和腹水等。此类患者的临床表现类似于原发性肝癌，但一般发展相对缓慢，程度也相对较轻，多在做肝脏各种检查时疑及转移可能，进一步检查或在手术探查时发现原发性肿瘤。部分患者经多种检查无法找到原发性癌灶。

3. **既有原发性肿瘤也有继发性肝癌的临床表现** 主要见于原发性肿瘤及肝脏转移癌均已非早期，患者除肝脏的类似于原发性肝癌的症状、体征外，同时有原发性肿瘤引起的临床表现，如结直肠癌肝转移时可同时伴有排便习惯、粪便性状的改变以及便血等。

三、治疗

根据肝癌的不同阶段酌情进行个体化综合治疗，是提高疗效的关键；治疗方法包括手术、肝动脉结扎、肝动脉化疗栓塞、射频、冷冻、激光、微波、化疗和放疗等方法。生物治疗，中医中药治疗肝癌也多有应用。

1. **手术治疗** 手术是治疗肝癌的首选，也是最有效的方法。手术方法有根治性肝切除、姑息性肝切除等。

对不能切除的肝癌可根据具体情况，采用术中肝动脉结扎、肝动脉化疗栓塞、射频、冷冻、激光、微波等治疗有一定的疗效。原发性肝癌也是行肝移植手术的指征之一。

2. **化疗** 经开腹探查发现癌肿不能切除或作为肿瘤姑息切除的后续治疗者，可采用肝动脉和（或）门静脉置泵（皮下埋藏灌注装置）做区域化疗栓塞；对估计手术不能切除者，也可行放射介入治疗，经股动脉做选择性插管至肝动脉，注入栓塞剂（常用如碘化油）和抗癌药行化疗栓塞，部分患者可因此获得手术切除的机会。

3. **放疗** 对一般情况较好，肝功能尚好，不伴有肝硬化，无黄疸、腹水、脾功能亢进和食管静脉曲张，癌肿较局限，尚无远处转移而又不适于手术切除或术后复发者，可采用放射为主的综合治疗。

4. 生物治疗　常用的有免疫核糖核酸、干扰素、白细胞介素 -2、胸腺肽等，可与化疗联合应用。

5. 中医中药治疗　采取辨证施治、攻补兼施的方法，常与其他疗法配合应用。以提高机体抗病力，改善全身状况和症状，减轻化疗、放疗不良反应。

四、护理

（一）病情观察

1. 根据病情观察上腹部、右季肋部、自发痛、压痛的规律性。

2. 并注意观察生命体征及意识状态。

3. 如有门静脉高压所致的大出血、肝性脑病，应及时与医师联系对症处理。

4. 如行动脉造影后应压迫止血并观察穿刺部位有无渗血，每 30 ～ 60 分钟测血压和脉搏 1 次，并观察注意有无血肿和血栓形成，每小时观察足背动脉搏动的情况；化疗期间应密切观察药物的副作用，鼓励患者进食。

（二）一般护理

1. 视病情适当卧床休息以不增加肝脏负荷为宜。

2. 保证蛋白质摄入，适量的脂肪、高维生素。

3. 有腹水患者，盐的摄入应在每日 3 ～ 5g；有脑性病迷先兆和肝性脑病者，要暂时停止蛋白质的摄入，以糖类为主。

（三）对症护理

1. 腹部胀满伴有腹水，应采取半卧位，保持床单平整，定时翻身防止压疮。

2. 对伴有疼痛者，根据不同的疼痛程度可给予适量镇静药或镇痛药，并进行心理疏导。

3. 对患者及其家属给予精神安慰，说明病情有突然变化的可能性，应事先与患者及其家属交代病情急剧变化时的联络方法。

五、健康教育

1. 注意饮食卫生。

2. 保持心情愉快，护士应采用鼓励语言和理解的态度，树立患者战胜疾病的信心。

3. 注意休息和营养。

（聂　颖）

第五十五节　结　肠　癌

结肠癌是常见的发生于结肠部位的消化道恶性肿瘤，好发于直肠与乙状结肠交界处，以 40 ～ 50 岁年龄组发病率最高，男女比为（2 ～ 3）：1。发病率占胃肠道肿瘤的第三位。结肠癌主要为腺癌、黏液腺癌、未分化癌。大体形态呈息肉状、溃疡型等。结肠癌可沿肠壁环行发展,沿肠管纵径上下蔓延或向肠壁深层浸润,除经淋巴管、血流转移和局部侵犯外,还可向腹腔内种植或沿缝线、切口面扩散转移。慢性结肠炎患者、结肠息肉患者、男性肥胖者等为易感人群。

一、病因

结肠癌发病主要与高脂肪和低纤维素饮食有关。结肠的慢性炎症使肠癌的发生率比一般人群高。有结肠息肉者,结肠癌发生率是无结肠息肉者的5倍。家族性多发性肠息肉瘤,癌变的发生率更高。遗传因素可能也参与结肠癌的发病。

二、临床表现

早期可以没有任何症状,中晚期可表现为腹胀、消化不良,而后出现排便习惯改变、腹痛、黏液便或黏血便。肿瘤溃烂、失血、毒素吸收后,常出现贫血、低热、乏力、消瘦、下肢水肿等症状。如出现腹胀、腹痛、便秘或不能排便,体检见腹部膨隆、肠型、局部有压痛,听诊闻及肠鸣音,提示可能出现不全性或完全性肠梗阻。若肿瘤与网膜、周围组织浸润粘连,形成不规则包块。晚期可出现黄疸、腹水、水肿等肝、肺转移征象,恶病质,锁骨上淋巴结肿大等肿瘤远处扩散转移的表现。结肠癌部位不同,临床表现不同。

1.右半结肠癌 右半结肠腔大,粪便为液状,癌肿多为溃疡型或菜花状癌,很少形成环状狭窄,不常发生梗阻。若癌肿溃破出血,继发感染,伴有毒素吸收,可有腹痛、排便改变、腹部包块、贫血、消瘦或恶病质表现。

2.左半结肠癌 左半结肠肠腔细,粪便干硬。左半结肠癌常为浸润型,易引起环状狭窄,主要表现为急、慢性肠梗阻。包块体积小,既无溃破出血,又无毒素吸收,罕见贫血、消瘦、恶病质等症状,也难扪及包块。结肠癌往往有器官转移,远处转移主要是肝脏。淋巴转移一般由近而远扩散,也有不按顺序的跨越转移。癌肿侵入肠壁肌层后淋巴转移的概率更大。结肠癌癌细胞或癌栓子也可通过血液转移,先到肝脏,后到达肺、脑、骨等其他组织脏器。结肠癌也可直接浸润周围组织与脏器,脱落在肠腔内,可种植到他处黏膜上。播散至全腹者,可引起癌性腹膜炎,出现腹水等。

三、治疗

早期癌内镜下可以根治的病变可以采取内镜微创治疗,中晚期癌治疗方法是以手术为主,辅以化疗、免疫治疗、中药,以及其他支持治疗的综合方案,以提高手术切除率,降低复发率,提高生存率。手术治疗的原则:尽量根治,保护盆腔自主神经,保存性功能、排尿功能和排便功能,提高生存质量。手术方法如下。

1.右半结肠切除术适用于盲肠、升结肠及结肠肝曲部的癌肿。

2.左半结肠切除术适用于降结肠、结肠脾曲部癌肿。

3.横结肠切除术适用于横结肠癌肿。

4.乙状结肠癌肿除切除乙状结肠外,还应做降结肠切除或部分直肠切除。

5.伴有肠梗阻的手术原则,患者情况允许,可做一期切除吻合。如患者情况差,可先做结肠造口术，待病情好转后行二期根治性切除术。

6. 不能做根治术的手术原则，肿瘤浸润广泛，或与周围组织、脏器固定不能切除时，肠管已梗阻或可能梗阻，可做短路手术，也可做结肠造口术。如果远处脏器转移而局部肿瘤尚允许切除时，可用局部姑息切除，以解除梗阻、慢性失血、感染中毒等症状。

四、护理

（一）心理护理

大多数结肠癌患者年龄偏大，体质较弱，再加上患者对结肠癌手术的担心，往往存在悲观、恐惧、焦虑的心理障碍。因此，护理人员应加强与患者及其家属的沟通，介绍结肠癌的相关医学知识，帮助患者正确认识疾病，缓解不良情绪，使患者树立战胜疾病的信心，积极配合手术治疗。

（二）肠道准备护理

术前应给予患者高蛋白质、高热量、高维生素、少渣饮食，术前 2 ～ 3d 进流食，术前 1d 禁食，经静脉输液补充营养。在手术前晚清洁灌肠，清洁标准以肛门排出清水样便为止。术前晚 24 ： 00 后，完全禁食、禁水。

（三）疼痛护理

结肠癌患者术后会产生不同程度的疼痛。术前应向患者讲解术后可能出现的疼痛，让患者做好心理准备。术后给予患者心理关怀，分散其注意力，如读书或看电影、听音乐等。

（四）饮食护理

术后禁食 3 ～ 4d，给予静脉营养支持。待排气后，可逐渐过渡到流食、半流食、软食、普食，应循序渐进，少食多餐。

（五）引流管护理

妥善固定引流管，保持引流管通畅，避免受压、折叠。密切观察引流液的性状、颜色和量等。一旦出现异常情况，应及时报告医师。

（六）并发症护理

1. 出血　观察造口有无血液渗出，如有渗血现象应该及时通知医师。

2. 切口感染　结肠癌术中易感染，术后要注意体温变化，以便及时发现有无切口感染。

3. 吻合口瘘　加强术后观察和护理，严密观察患者有无腹痛、腹膜炎、腹腔脓肿等吻合口瘘的症状和体征。

（七）放、化疗的护理

密切观察患者放、化疗后的反应，对于严重呕吐、腹泻者，应遵医嘱补充水、电解质，定期复查血常规等。及时向医师报告病情变化。

五、健康教育

1. 保持心情舒畅，避免不良精神因素的刺激。

2. 改变不良的饮食结构和饮食习惯，提倡高蛋白质、高维生素、高热量饮食，切忌辛辣、刺激食品。

3. 术后 1～3 个月勿参加重体力劳动。

4. 养成定时排便的习惯。避免久坐。

5. 术后坚持化疗，定期门诊复查。

6. 若出现腹痛、血便等情况，应及时就诊。

7. 定期进行纤维肠镜检查。

（翟永志）

第五十六节　胰　腺　癌

胰腺癌是一种恶性程度很高，诊断和治疗都很困难的消化道恶性肿瘤，约 90% 为起源于腺管上皮的导管腺癌。其发病率和病死率近年来明显上升。5 年生存率 < 1%，是预后最差的恶性肿瘤之一。胰腺癌早期的确诊率不高，病死率较高，而治愈率很低。本病发病率男性高于女性，男女之比为（1.5～2）：1，男性患者远较绝经前的妇女多见，绝经后妇女的发病率与男性相仿。

一、病因

胰腺癌的病因尚不十分清楚。其发生与吸烟、饮酒、高脂肪和高蛋白质饮食、过量饮用咖啡、环境污染及遗传因素有关；近年来的调查报告发现糖尿病人群中胰腺癌的发病率明显高于普通人群；也有学者注意到慢性胰腺炎患者与胰腺癌的发病存在一定关系，发现慢性胰腺炎患者发生胰腺癌的比例明显增高；另外还有许多因素与此病的发生有一定关系，如职业、环境、地理因素等。

二、临床表现

胰腺癌临床表现取决于癌的部位、病程早晚、有无转移及邻近器官累及的情况。其临床特点是整个病程短、病情发展快和迅速恶化。最多见的是上腹部饱胀不适、疼痛。虽然有自觉痛，但并不是所有患者都有压痛，如果有压痛则和自觉痛的部位是一致的。

1. 腹痛　疼痛是胰腺癌的主要症状，不管癌位于胰腺头部或体尾部均有疼痛。除中腹或左上腹、右上腹部疼痛外，少数患者主诉为左（右）下腹、脐周或全腹痛，男性患者甚至有睾丸痛，易与其他疾病相混淆。当癌累及内脏包膜、腹膜或腹膜后组织时，在相应部位可有压痛。

2. 黄疸　黄疸是胰腺癌，特别是胰头癌的重要症状。黄疸属于梗阻性，伴有尿液深黄及陶土样粪便，是由于胆总管下端受侵犯或被压所致。黄疸为进行性，虽有轻微波动，但不可能完全消退。黄疸的暂时减轻，在早期与壶腹周围的炎症消退有关，晚期则由于侵入胆总管下端的肿瘤溃烂腐脱，壶腹肿瘤所产生的黄疸比较容易出现波动。胰体尾癌在波及胰头时才出现黄疸。有些胰腺癌患者晚期出现黄疸是由于肝转移所致。约 25% 的患者合并顽固性的皮肤瘙痒，往往为进行性。

3. 消化道症状　最多见的为食欲缺乏，其次有恶心、呕吐，可有腹泻或便秘甚至黑便，腹泻常为脂肪泻。食欲缺乏和胆总管下端及胰腺导管被肿瘤阻塞、胆汁和胰液不能进入十二指肠有关。胰腺的梗阻性慢性胰腺炎导致胰腺外分泌功能不良，也必然会影响食欲。少数患者出现梗阻性呕吐。约 10% 的患者有严重便秘。由于胰腺外分泌功能不良而致腹泻：脂肪泻为晚期的表现，但较罕见。胰腺癌也可发生上消化道出血，表现为呕血、黑便。脾静脉或门静脉因肿瘤侵犯而栓塞，继发门静脉高压症，也偶见食管胃底静脉曲张破裂大出血。

4. 消瘦、乏力　胰腺癌和其他癌不同，常在初期即有消瘦、乏力。

5. 腹部包块　胰腺深在，于后腹部难摸到，腹部包块系癌肿本身发展的结果，位于病变所在处，如已摸到肿块，多属进行期或晚期。慢性胰腺炎也可摸到包块，与胰腺癌不易鉴别。

6. 症状性糖尿病　少数患者起病的最初表现为糖尿病的症状，即在胰腺癌的主要症状（如腹痛、黄疸等）出现以前，先患糖尿病，以致伴随的消瘦和体重下降被误为是糖尿病的表现，而不去考虑胰腺癌：也可表现为长期患糖尿病的患者近来病情加重或原来长期能控制病情的治疗措施变为无效，说明有可能在原有糖尿病的基础上又发生了胰腺癌。

7. 血栓性静脉炎　晚期胰腺癌患者出现游走性血栓性静脉炎或动脉血栓形成。

8. 精神症状　部分胰腺癌患者可表现焦虑、急躁、抑郁、个性改变等精神症状。

9. 腹水　一般出现在胰腺癌的晚期，多为癌的腹膜浸润、扩散所致。腹水可能为血性或浆液性，晚期恶病质的低蛋白血症也可引起腹水。

10. 其他　患者常诉发热、明显乏力。可有高热甚至有寒战等类似胆管炎的症状，故易与胆石症、胆管炎相混淆。当然有胆道梗阻合并感染时，亦可有寒战、高热。部分患者尚可有小关节红、肿、痛、热、关节周围皮下脂肪坏死及原因不明的睾丸痛等。锁骨上、腋下或腹股沟淋巴结也可因胰腺癌转移而肿大发硬。

三、治疗

目前根本的治疗原则仍然是以外科手术治疗为主，结合放、化疗等综合治疗。

1. 外科治疗　手术是唯一可能根治的方法。手术方式包括胰头十二指肠切除术、扩大胰头十二指肠切除术、保留幽门的胰十二指肠切除术、全胰腺切除术等。但因胰腺癌的早期诊断困难，手术切除率低，术后 5 年生存率也低。

对梗阻性黄疸又不能切除的胰腺癌，可选择胆囊或胆管空肠吻合术，以减轻黄疸，提高患者的生存质量。也可在内镜下放置支架，缓解梗阻。

2. 姑息治疗　对于不适合做根治性手术的病例，常需要解除梗阻性黄疸，一般采用胆囊空肠吻合术，无条件者可做外瘘（胆囊造瘘或胆管外引流）减黄手术，多数患者能够短期内减轻症状，改善全身状态，一般生存时间在 6 个月左右。

3. 综合治疗　胰腺癌由于恶性程度高，手术切除率低，预后不良。尽管手术仍然是首要的治疗方法，但由于胰腺癌常发现较晚，而丧失根治的机会，因此需要对胰腺癌进行综合治疗。迄今同大多数肿瘤一样，还没有一种高效和可完全应用的综合治疗方案。现在的综合治疗仍然是以外科治疗为主，放、化疗为辅，并在探讨结合免疫和分子等生物治疗的新方法。

4.对症支持治疗　胰腺癌晚期，因胰腺外分泌功能不全，出现脂肪泻者，可于餐中服用胰酶制剂以帮助消化。对顽固性腹痛，给予镇痛药，包括阿片类镇痛药；必要时用50%～75%乙醇行腹腔神经丛注射或交感神经切除术。放疗可使部分患者疼痛缓解。还应加强营养支持，改善营养状况。

四、护理

（一）胰腺癌患者手术前的护理

1.心理护理　胰腺癌患者大多就诊晚，预后差。患者多为40～60岁，家庭责任较重，很难接受诊断，常会出现否认、悲观的情绪，对治疗缺乏信心。应以同情、理解的态度对待患者。讲解与疾病和手术相关的知识；每次检查及护理前给予解释，帮助患者及其家属进行心理调节，使之树立战胜疾病的信心。

2.疼痛护理　对于疼痛剧烈的胰腺癌患者，及时给予有效的镇痛药镇痛，并教会患者应用各种非药物镇痛的方法。

3.改善营养状态　通过提供高蛋白质、高糖、低脂肪和丰富维生素的饮食，肠外营养或输注白蛋白等改善营养状态。有黄疸者，静脉补充维生素K。

4.控制血糖　对合并高血糖者，应调节胰岛素用量。对胰岛素瘤患者，应注意患者的神态和血糖的变化。若有低血糖表现，适当补充葡萄糖。

5.控制感染　有胆道梗阻继发感染者，遵医嘱给予抗生素控制感染。

6.做好肠道准备　术前1d给流食并口服抗生素，如新霉素或庆大霉素；术前晚灌肠，以减少术后腹胀和并发症的发生。

（二）胰腺癌患者手术后的护理

1.预防休克发生　密切观察生命体征、切口渗血及引流液，准确记录出入量。静脉补充水和电解质，必要时输血，同时补充维生素K和维生素C；应用止血药，防止出血倾向。

2.控制血糖　监测血糖、尿糖和酮体水平。按医嘱给予胰岛素，控制血糖在8.4～11.2mmol/L，若发生低血糖，应补充适量葡萄糖。

3.引流管护理　妥善固定各种引流管，保持引流通畅。观察并记录引流液的色、性状和量。若呈血性，为内出血可能；若含有胃肠液、胆汁或胰液，要考虑吻合口瘘、胆瘘或胰瘘的可能；若为浑浊或脓性液体，需考虑继发感染的可能，取液体做涂片检查和细菌培养。

4.防止感染　术后合理使用抗生素，及时更换切口敷料，注意无菌操作。

5.营养支持　术后一般禁食2～3d，静脉补充营养。拔除胃管后给予流食，再逐步过渡至正常饮食。胰腺切除后，胰外分泌功能严重减退，应根据胰腺功能给予消化酶制剂或止泻药。

五、健康教育

嘱患者科学控制饮食，多摄入蔬菜，少食多餐。

遵医嘱定期复查，若出现贫血、乏力、消瘦、发热等症状，应及时就诊。

（王　静）

第五十七节 食 管 癌

食管癌是常见的消化道肿瘤，全世界每年约有 30 万人死于食管癌。其发病率和病死率各国差异很大。我国是世界上食管癌高发地区之一，每年平均病死约 15 万人。男性多于女性，发病年龄多在 40 岁以上。食管癌典型的症状为进行性咽下困难，先是难咽干的食物，继而是半流食，最后水和唾液也不能咽下。

一、病因

食管癌的人群分布与年龄、性别、职业、种族、地域、生活环境、饮食生活习惯、遗传易感性等有一定关系。经已有调查资料显示食管癌可能是多种因素所致的疾病。已提出的病因如下。

1. 化学病因 亚硝胺。这类化合物及其前体分布很广，可在体内、外形成，致癌性强。在高发区的膳食、饮水、酸菜，甚至患者的唾液中，测亚硝酸盐含量均远较低发区为高。

2. 生物性病因 真菌。在某些高发区的粮食中、食管癌患者的上消化道中或切除的食管癌标本上，均能分离出多种真菌，其中某些真菌有致癌作用。有些真菌能促使亚硝胺及其前体的形成，更促进癌肿的发生。

3. 缺乏某些微量元素 钼、铁、锌、氟、硒等在粮食、蔬菜、饮水中含量偏低。

4. 缺乏维生素 缺乏维生素 A、维生素 B_2、维生素 C，以及动物蛋白、新鲜蔬菜、水果摄入不足，是食管癌高发区的一个共同特点。

5. 烟、酒、热食、热饮、口腔不洁等因素 长期饮烈性酒、嗜好吸烟，食物过硬、过热，进食过快，引起慢性刺激、炎症、创伤或口腔不洁、龋齿等均可能与食管癌的发生有关。

6. 其他 食管癌遗传易感因素。

二、临床表现

1. 早期 症状常不明显，但在吞咽粗硬食物时可能有不同程度的不适感觉，包括咽下食物哽噎感，以及胸骨后烧灼样、针刺样或牵拉摩擦样疼痛。食物通过缓慢，并有停滞感或异物感。哽噎停滞感常通过吞咽水后缓解、消失。症状时轻时重，进展缓慢。

2. 中晚期 食管癌典型的症状为进行性咽下困难，先是难咽干的食物，继而是半流食，最后水和唾液也不能咽下。常吐黏液样痰，为下咽的唾液和食管的分泌物。患者逐渐消瘦、脱水、无力。持续胸痛或背痛表示为晚期症状，癌已侵犯食管外组织。当癌肿梗阻所引起的炎症水肿暂时消退或部分癌肿脱落后，梗阻症状可暂时减轻，常误认为病情好转。若癌肿侵犯喉返神经，可出现声嘶；若压迫颈交感神经节，可产生 Horner 综合征；若侵入气管、支气管，可形成食管、气管或支气管瘘，出现吞咽水或食物时剧烈呛咳，并发生呼吸系统感染。最后出现恶病质。若有肝、脑等脏器转移，可出现黄疸、腹水、昏迷等症状。

体格检查时应特别注意锁骨上有无增大淋巴结、肝有无包块和有无腹水、胸腔积液等远处转移体征。

三、治疗

手术治疗、放疗、化疗和综合治疗。

（一）手术治疗

手术是治疗食管癌首选方法。若全身情况良好、有较好的心肺功能储备、无明显远处转移征象者，可考虑手术治疗。一般以颈段癌长度＜3cm、胸上段癌长度＜4cm、胸下段癌长度＜5cm 切除的机会较大。然而也有瘤体不太大但已与主要器官，如主动脉、气管等紧密粘连而不能切除者。对较大的鳞状细胞癌估计切除可能性不大而患者全身情况良好者，可先采用术前放疗，待瘤体缩小后再手术。

手术禁忌证：全身情况差，已呈恶病质；有严重心、肺或肝、肾功能不全；病变侵犯范围大，已有明显外侵及穿孔征象，如已出现声嘶或已有食管气管瘘或已有远处转移。

（二）放疗

1.放疗和手术综合治疗　可增加手术切除率，也能提高远期生存率。术前放疗后，休息 3～4 周再手术较为合适。在术中切除不完全的残留癌组织处做金属标记，一般在术后 3～6 周开始术后放疗。

2.单纯放疗　多用于颈段、胸上段食管癌，这类患者的手术常难度大，并发症多，疗效不满意；也可用于有手术禁忌证而病变时间不长、尚可耐受放疗者。

（三）化疗

采用化疗与手术治疗相结合或与放疗、中医中药相结合的综合治疗，有时可提高疗效或使食管癌患者症状缓解，存活期延长。但要定期检查血象和肝肾功能，并注意药物反应。

四、护理

1.营养支持　术前应保证患者的营养摄入：①经口进食者，指导患者合理进食高热量、高蛋白质、含丰富维生素的流食或半流食，避免过硬、过烫及生冷食物，观察进食反应，若患者感到食管黏膜有刺痛时，可给予清淡食物；若不易进食较硬的食物时，可食半流食或水分多的软食，进食时注意细嚼慢咽。②若患者仅能进食流食或长期不能进食且营养状况较差，可根据医嘱补充液体、电解质或提供肠内、肠外营养。

2.维持体液平衡　若患者不能进食流食且营养状况较差，可根据医嘱补充液体、电解质或提供肠外营养。注意观察和记录患者的尿量，以判断患者有无脱水及决定输液的速度和量。

3.心理护理　食管癌患者往往对进行性加重的进食困难、日渐减轻的体重焦虑不安；对所患疾病有部分或较全面的认识，迫切希望能早日手术，恢复进食。但又担心麻醉和手术意外、能否彻底切除病灶、可能出现的术后并发症等及今后的生活质量等而表现出日益紧张、恐惧、失眠、食欲缺乏，甚至情绪低落。

4.其他　护士应加强与患者及其家属的沟通，了解患者及其家属对疾病和手术的认知程度、心理状况。根据患者的具体情况，实施耐心的心理疏导。讲解和提供手术和各种治疗的相关知识和注意事项等，尽可能减轻其不良心理反应。为患者营造安静舒适的环境；必要时使用催眠、镇静、镇痛类药物，以保证患者充分休息。争取其家属在心理和经济方面的积极支持和配合，解除患者的后顾之忧。

五、健康教育

1. 遵医嘱坚持治疗。
2. 养成良好的饮食习惯，少食多餐，睡前 2h 勿进食。
3. 进行适当的体育锻炼，以不感到劳累为宜。
4. 定期复查，若出现体温升高、呕吐、切口渗血等情况时，应及时就诊。

（戎　清）

第五十八节　胃　癌

胃癌是常见的恶性肿瘤，在我国消化道恶性肿瘤中占第二位。确切病因不十分明确。胃癌的临床表现不典型，常出现上腹部不适，进食后饱胀、恶心等非特异性的上消化道症状易被忽视；进展期可有消瘦、体重下降。可能出现消化道出血、穿孔和幽门梗阻等并发症。胃癌的早期诊断是提高治愈率的关键。

一、病因

1. 地域环境及饮食生活因素　胃癌发病有明显的地域性差别，在我国的西北与东部沿海地区胃癌发病率比南方地区明显为高。长期食用熏烤、盐腌食品的人群中胃远端癌发病率高，与食品中亚硝酸盐、真菌毒素、多环芳烃化合物等致癌物或前致癌物含量高有关；吸烟者的胃癌发病危险较不吸烟者高 50%。

2. 幽门螺杆菌感染　我国胃癌高发区成人幽门螺杆菌感染率在 60% 以上。幽门螺杆菌能促使硝酸盐转化成亚硝酸盐及亚硝胺而致癌；幽门螺杆菌感染引起胃黏膜慢性炎症加上环境致病因素加速黏膜上皮细胞的过度增殖，导致畸变致癌；幽门螺杆菌的毒性产物 CagA、VacA 可能具有促癌作用，胃癌患者中抗 CagA 抗体检出率较一般人群明显为高。

3. 癌前病变　胃疾病包括胃息肉、慢性萎缩性胃炎及胃部分切除后的残胃，这些病变都可能伴有不同程度的慢性炎症过程、胃黏膜肠上皮化生或非典型增生，有可能转变为癌。癌前病变系指容易发生癌变的胃黏膜病理组织学改变，是从良性上皮组织转变成癌过程中的交界性病理变化。胃黏膜上皮的异型增生属于癌前病变，根据细胞的异型程度，可分为轻、中、重度，重度异型增生与分化较好的早期胃癌有时很难区分。

4. 遗传和基因　遗传与分子生物学研究表明，胃癌患者有血缘关系的亲属，其胃癌发病率较对照组高 4 倍。胃癌的癌变是一个多因素、多步骤、多阶段发展过程，涉及癌基因、抑癌基因、凋亡相关基因与转移相关基因等的改变，而基因改变的形式也是多种多样的。

二、临床表现

早期胃癌多数患者无明显症状，少数人有恶心、呕吐或是类似溃疡病的上消化道症状，难以引起足够的重视。随着肿瘤的生长，影响胃功能时才出现较为明显的症状，但均缺乏特异性。

疼痛与体重减轻是进展期胃癌最常见的临床症状。患者常有较为明确的上消化道症状，如上腹不适、进食后饱胀，随着病情进展上腹疼痛加重，食欲缺乏、乏力。根据肿瘤的部位不同，也有其特殊表现。贲门胃底癌可有胸骨后疼痛和进行性吞咽困难；幽门附近的胃癌有幽门梗阻表现。

当肿瘤破坏血管后，可有呕血、黑便等消化道出血症状；如肿瘤侵犯胰腺被膜，可出现向腰背部放射的持续性疼痛；如肿瘤溃疡穿孔则可引起剧烈疼痛甚至腹膜刺激征象；肿瘤出现肝门淋巴结转移或压迫胆总管时，可出现黄疸；远处淋巴结转移时，可在左锁骨上触及肿大的淋巴结。

晚期胃癌患者常可出现贫血、消瘦、营养不良甚至恶病质等表现。

三、治疗

（一）手术治疗

1. 根治性手术　原则为整块切除包括癌灶和可能受浸润胃壁在内的胃的部分或全部，按临床分期标准整块清除胃周围的淋巴结，重建消化道。

2. 姑息性手术　原发灶无法切除，为了减轻由于梗阻、穿孔、出血等并发症引起的症状而做的手术，如胃空肠吻合术、空肠造口、穿孔修补术等。

（二）化疗

用于根治性手术的术前、术中和术后，延长生存期。晚期胃癌患者采用适量化疗，能减缓肿瘤的发展速度，改善症状，有一定的近期效果。早期胃癌根治术后原则上不必辅助化疗，有下列情况者应行辅助化疗：病理类型恶性程度高；癌灶面积大于5cm；多发癌灶；年龄低于40岁。进展期胃癌根治术后、姑息手术后、根治术后复发者需要化疗。

常用的胃癌化疗给药途径有口服、静脉、腹膜腔、动脉插管区域灌注给药等。常用的口服化疗药有替加氟、优福定、氟铁龙等。常用的静脉化疗药有氟尿嘧啶、丝裂霉素、顺铂、多柔比星、依托泊苷、甲酰四氢叶酸钙等。近年来紫杉醇、草酸铂、拓扑酶抑制药、希罗达等新的化疗药物用于胃癌治疗。

（三）靶向治疗

靶向治疗可针对性地损伤癌细胞，减轻正常细胞损害。目前胃癌靶向治疗药物种类及作用均有限。靶向治疗药物主要有表皮生长因子受体抑制药、血管生成抑制药、细胞周期抑制药、细胞凋亡促进剂、基质金属蛋白酶抑制药等。

（四）其他治疗

胃癌的免疫治疗包括非特异生物反应调节剂，如卡介苗、香菇多糖等；细胞因子，如白介素、干扰素、肿瘤坏死因子等；以及过继性免疫治疗，如淋巴细胞激活后杀伤细胞

（LAK）、肿瘤浸润淋巴细胞（TIL）等的临床应用。抗血管形成基因是研究较多的基因治疗方法，可能在胃癌的治疗中发挥作用。

（五）支持治疗

旨在减轻患者痛苦，改善生活质量，延长生存期。包括镇痛、纠正贫血、增进食欲、改善营养状态、缓解梗阻、控制腹水、心理治疗等。

四、护理

（一）心理护理

护理人员应耐心、主动地向患者及其家属介绍胃癌治疗的方法及过程，消除患者恐惧、紧张、焦虑的心理，坚定战胜疾病的信心，从而使患者积极配合治疗。

（二）疼痛护理

正确使用镇痛泵及其他镇痛方式。

（三）营养支持护理

1. 术前营养支持　指导患者少食多餐，进食高热量、高蛋白质、易消化、少渣的食物。

2. 术后营养支持　术后给予静脉营养支持，详细记录患者 24h 出入量。对于术中放置空肠造口管者，可实施肠内营养支持。

（四）并发症护理

1. 胃出血　注意观察患者病情，若出现恶心、呕吐、头晕、血压下降、脉搏增快、黑便等情况，应考虑胃出血，立即通知医师进行抢救。

2. 胃排空障碍　如果患者胃管内胃液量没有减少，反而增多或进食后出现腹胀、恶心、呕吐，而且 24h 内无排气，则提示胃排空障碍，应立即禁食，并通知医师处理。

3. 倾倒综合征　如患者出现心悸、头晕、出冷汗、腹泻、脉搏细弱等症状，应考虑倾倒综合征。应指导患者饮食要少食多餐，以高蛋白质、低糖类为主。

4. 吻合口瘘　常出现于术后 4～6d，若出现右上腹突然剧痛及腹膜刺激征，应警惕吻合口瘘。

（五）饮食护理

术后胃肠功能恢复排气拔除胃管后，可少量饮水，然后逐渐过渡到流食、半流食、普食。进食高蛋白质、高热量的食物，避免油腻、辛辣、坚硬和粗纤维类食物。注意食物的温度，不可食用过热或过冷的食物，还要避免暴饮暴食，坚持少食多餐。

（六）化疗的护理

密切观察患者化疗后的反应，对于严重呕吐、腹泻者应遵医嘱补充水、电解质，定期复查血常规等。及时向医师报告病情变化。

五、健康教育

1. 患者应适量运动，避免过度劳累和受凉，要保持心情舒畅。
2. 要养成良好的饮食习惯，少食多餐，细嚼慢咽。

3.定期复查，若有腹痛、腹胀等症状时，应及时就诊。

（李　鹏）

第五十九节　肾　癌

肾癌是起源于肾实质泌尿小管上皮系统的恶性肿瘤，学术名词全称为肾细胞癌，又称肾腺癌。包括起源于泌尿小管不同部位的各种肾细胞癌亚型，但不包括来源于肾间质的肿瘤和肾盂肿瘤。

一、病因

病因尚不清。目前认为与环境接触、职业暴露、染色体畸形、细胞基因缺失等有关。目前研究显示，吸烟是危险因素。此外，接触石棉、皮革制品也与肾细胞癌发病有关。遗传在肾细胞癌发病中也有重要作用。

二、临床表现

近些年来，多数肾癌患者是由于健康体检时发现的无症状肾癌，这些患者占肾癌患者总数的50%～60%。有症状的肾癌患者中最常见的症状是腰痛和血尿，少数患者是以腹部肿块来院就诊。10%～40%的患者出现副瘤综合征，表现为高血压、贫血、体重减轻、恶病质、发热、红细胞增多症、肝功能异常、高钙血症、高血糖、红细胞沉降率增快、神经肌肉病变、淀粉样变性、溢乳症、凝血机制异常等改变。20%～30%的患者可由于肿瘤转移所致的骨痛、骨折、咳嗽、咯血等症状就诊。

三、治疗

治疗原则：对局限性或局部进展性（早期或中期）肾癌患者采用以外科手术为主的治疗方式，对转移性肾癌（晚期）应采用以内科为主的综合治疗方式。

外科手术治疗肾癌通常是首选治疗方法，也是目前被公认可治愈肾癌的手段。对早期肾癌患者可采用保留肾单位手术（保留肾脏的手术）或根治性肾切除术。这些手术可以采用腹腔镜手术或传统的开放性手术进行。对中、晚期肾癌患者通常采用根治性肾切除术，这类手术通常采用开放性手术进行。

对年老体弱或有手术禁忌证的小肾癌（肿瘤直径≤4cm）患者可选用能量消融（射频消融、冷冻消融、高强度聚焦超声）治疗。

对于不能耐受手术治疗的肾癌患者通过介入治疗的方法进行肾动脉栓塞可起到缓解血尿症状的作用，是一种姑息性治疗方法。

目前，早期和中期肾癌患者手术后尚无可推荐的辅助治疗方案用来有效预防复发或转移。

晚期肾癌应采用以内科治疗为主的综合治疗。外科手术切除患侧肾脏可以起到明确肾癌的类型和减少肿瘤负荷的作用，可以提高免疫治疗（如α干扰素）或靶向治疗的有效率。

2005 年 12 月，美国 FDA 先后批准了推荐了索拉非尼、舒尼替尼、替西罗莫司、贝伐珠单抗联合 IFN-α、依维莫司、培唑帕米、阿昔替尼、厄洛替尼 8 种靶向方案用于转移性肾癌患者的一线或二线治疗。

四、护理

1. **术前护理**　做好心理护理，注意患者尿液变化，评估疼痛情况。
2. **术后护理**　监测生命体征；做好伤口引流管的观察和护理；监测肾功能，准确记录 24h 尿量。注意观察患者有无憋气、呼吸困难等症状，以及早发现有无胸膜破裂的症状，发现异常及时通知医师；术后禁食，待肠功能恢复后可进食，需加强营养，增强机体抵抗力；适当应用镇静药减轻疼痛，利于活动及有效咳嗽和排痰。

五、健康教育

1. 出院后应遵医嘱按时服用药物，并注意服药后有无不良反应，切勿在医师未批准的情况下随意断药，并且在出现不良反应（如发热或呕吐等症状）后立刻就医。
2. 按医师要求定时到门诊进行复查，复查的内容包括血常规、尿常规、肾功能、生化检查等，以便及早发现有无转移病灶。
3. 注意保护健康侧肾脏功能，使用肾脏损伤小的药物，并自我观察每日尿量及血压变化。
4. 治疗后随诊的主要目的是检查是否有复发、转移和新生肿瘤。对行保留肾单位手术的患者术后 4 ～ 6 周应行腹部 CT 扫描检查，以便医师掌握术后肾脏形态的变化情况，可为今后的复查做对比之用。

（宋晓莉）

第六十节　子宫内膜癌

子宫内膜癌是发生于子宫内膜的一组上皮性恶性肿瘤，好发于围绝经期和绝经后女性。子宫内膜癌是最常见的女性生殖系统肿瘤之一，每年有近 20 万的新发病例，并是导致死亡的第三位常见妇科恶性肿瘤（仅次于卵巢癌和宫颈癌）。其发病与生活方式密切相关，发病率在各地区有差异，在北美和欧洲其发病率仅次于乳腺癌、肺癌、结直肠肿瘤，高居女性生殖系统癌症的首位。

一、病因

子宫内膜癌的原因迄今尚不明确。一般认为，子宫内膜癌根据发病机制和生物学行为特点可分为雌激素依赖型（Ⅰ型）和非雌激素依赖型（Ⅱ型）。雌激素依赖型子宫内膜癌绝大部分为子宫内膜样癌，少部分为黏液腺癌；非雌激素依赖型子宫内膜癌包括浆液性癌、透明细胞癌等。

二、临床表现

（一）症状

极早期患者可无明显症状，仅在普查或妇科检查时偶然发现。一旦出现症状，多表现如下。

1. **出血** 不规则阴道出血是子宫内膜癌的主要症状，常为少量至中等量的出血。在年轻女性或围绝经期妇女常误认为是月经不调而被忽视。在绝经后女性多表现为持续或间断性阴道出血。有些患者仅表现为绝经后少量阴道血性分泌物。晚期患者在出血中可能混有烂肉样组织。

2. **阴道排液** 部分患者有不同程度的阴道排液。在早期可表现为稀薄的白色分泌物或少量血性白带，如果合并感染或癌灶坏死，可有脓性分泌物伴有异味。有时阴道排液中可伴有组织样物。

3. **疼痛** 癌灶和其引发的出血或感染可刺激子宫收缩，引起阵发性下腹痛。绝经后女性由于宫颈管狭窄导致宫腔分泌物引流不畅，继发感染导致宫腔积脓，患者可出现严重下腹痛伴发热。肿瘤晚期时癌组织浸润穿透子宫全层或侵犯子宫旁结缔组织、宫颈旁韧带、膀胱、肠管或浸润压迫盆壁组织或神经时可引起持续性、逐渐加重的疼痛，可同时伴腰骶痛或向同侧下肢放射。

4. **腹部包块** 早期内膜癌一般不能触及腹部包块。如内膜癌合并较大子宫肌瘤或晚期发生宫腔积脓、转移到盆腹腔形成巨大包块（如卵巢转移时）时可能在腹部触及包块，一般为实性，活动度欠佳，有时有触痛。

5. **其他** 肿瘤晚期病灶浸润压迫髂血管可引起同侧下肢水肿、疼痛；病灶浸润压迫输尿管引起同侧肾盂、输尿管积水，甚至导致肾萎缩；持续出血可导致继发贫血；长期肿瘤消耗可导致消瘦、发热、恶病质等全身衰竭表现。

（二）体征

1. **全身表现** 早期患者可无临床症状。但很多患者同时合并肥胖、高血压和（或）糖尿病；长期出血患者可继发贫血；合并宫腔积脓者可有发热；晚期患者可触及腹部包块，下肢水肿或出现恶病质。晚期患者可于锁骨上、腹股沟等处触及肿大或融合的淋巴结等转移灶。

2. **妇科检查** 早期患者常无明显异常。宫颈常无特殊改变，如果癌灶脱落，有时可见癌组织从宫颈口脱出。子宫可正常或大于相应年龄，合并肌瘤或宫腔积脓时，子宫可有增大。晚期宫旁转移时子宫可固定不动。有卵巢转移或合并分泌雌激素的卵巢肿瘤时卵巢可触及增大。

三、治疗

子宫内膜癌的治疗原则，应根据患者的年龄、身体状况、病变范围和组织学类型，选择适当的治疗方式。因内膜癌绝大多数为腺癌，对放疗不甚敏感，故治疗以手术为主，其他尚有放、化疗等综合治疗。早期患者以手术为主，按照手术 - 病理分期的结果及复发高危因素选择辅助治疗；晚期患者采用手术、放疗与化疗综合治疗。

（一）手术

手术是子宫内膜癌最主要的治疗方法。对于早期患者，手术目的为手术 - 病理分期，准确判断病变范围及预后相关，切除病变的子宫和可能存在的转移病灶，决定术后辅助治疗的选择。手术步骤一般包括腹腔冲洗液检查、筋膜外全子宫切除、双侧卵巢和输卵管切除、盆腔淋巴结清扫＋（－）腹主动脉旁淋巴结切除术。对于低危组（Ⅰa 期，G1 ～ 2）的患者是否需行淋巴结清扫术尚有争议，支持者认为术前、术后病理类型和分化程度可能不一致，且术中冷冻对肌层浸润判断也可能有误差；反对者认为早期癌淋巴结转移率低，不行淋巴结清扫可以避免更多手术并发症。手术可采用开腹或腹腔镜来完成。对Ⅱ期患者，术式应为改良子宫广泛切除（子宫颈癌子宫切除术Ⅱ类术式），应行盆腔淋巴结和腹主动脉旁淋巴结清扫术。术后根据复发因素再选择放疗。Ⅰ、Ⅱ期或Ⅳ期亦应尽量缩瘤，为术后放、化疗创造条件。相当一部分早期子宫内膜癌患者可仅通过规范的手术即得以治愈，但对经手术 - 病理分期具有复发高危因素的或者晚期患者，术后需要给予一定的辅助治疗。由于子宫内膜癌患者常年龄较大，且有较多合并症，如高血压、糖尿病、肥胖以及其他心脑血管疾病等，因此对于具体患者需要详细评估其身体耐受情况，给予个体化治疗。

（二）放疗

放疗是治疗子宫内膜癌有效的方法之一。单纯放疗仅适用于年老体弱及有严重内科合并症不能耐受手术或禁忌手术者，以及Ⅲ期以上不宜手术者，包括腔内及体外照射。术前放疗很少采用，但对于阴道大量出血、一般情况差、合并症多、短期内无法耐受手术的患者可以先行放疗止血并控制疾病进展。待患者一般情况好转后可行全子宫＋双附件切除术。术前放疗以腔内放疗为主。术后辅助放疗在临床应用较多，术后放疗指征：手术探查有淋巴结转移或可疑淋巴结转移；子宫肌层浸润大于 1/2 或 G2，G3；特殊组织学类型，如浆液性癌、透明细胞癌等；阴道切缘癌残留等。上述前三种情况给予全盆腔照射，最后一种情况需补充腔内放疗。目前放疗多合并化疗增敏，又称为放、化疗。

（三）化疗

化疗很少单独应用于子宫内膜癌的治疗，多用于特殊类型的子宫内膜癌，如浆液性、透明细胞癌等或是复发病例或是具有复发高危因素的术后患者，如 G3、ER/PR 阴性者。化疗中主要应用的药物有铂类、紫杉醇，以及阿霉素类药物（如多柔比星等）。目前多采用联合化疗，化疗方案有 AP、TP、TAP 等。

（四）激素治疗

1. 适应证　晚期或复发患者，保留生育能力的子宫内膜癌患者，保守性手术联合大剂量孕激素保留卵巢功能，具有高危因素患者的术后辅助治疗。

2. 禁忌证　肝肾功能不全，严重心功能不全，有血栓病史，糖尿病患者，精神抑郁者，对孕激素过敏者，脑膜瘤患者。

目前尚无公认的孕激素治疗方案，一般主张单独应用大剂量孕激素，如醋酸甲羟孕酮、醋酸甲地孕酮、17- 羟己酸孕酮和 18- 甲基炔诺酮等。一般认为应用时间不应少于 2 年。大剂量孕激素在病理标本免疫组化孕激素受体阳性者中效果较好，对保留生育功能者有效率可达 80%，对治疗晚期或复发患者总反应率为 15% ~ 25%。对于孕激素受体阴性者可加用三苯氧胺，逆转受体阴性情况，提高治疗效果。孕激素类药物常见的副反应有轻度水钠潴留和消化道反应，其他可有高血压、痤疮、乳腺痛等。

（五）中医中药治疗

手术和放、化疗后可给予患者中医中药治疗，固本扶正，提高患者的机体免疫力。

四、护理

治疗护理：子宫内膜癌的治疗比较复杂，有手术、放疗、化疗和激素治疗。对于采用不同治疗方法的患者，实施相应的护理措施。

五、健康教育

绝大多数子宫内膜癌的患者复发时间在 3 年以内。治疗结束后应继续定期随访监测异常情况，及早发现复发灶，及早处理。随访时间：一般在术后 2 年内，每 3 ~ 6 个月 1 次；术后 3 ~ 5 年，每 6 ~ 12 个月 1 次；患者有不适感觉，应及时就诊检查。晚期或癌肿无法切净等特殊患者应按医师要求进行随访。

（殷　鹏）

第六十一节　宫　颈　癌

宫颈癌是最常见的妇科恶性肿瘤。高发年龄原位癌为 30 ~ 35 岁、浸润癌为 45 ~ 55 岁，近年来其发病有年轻化的趋势。近几十年宫颈细胞学筛查的普遍应用，使宫颈癌和癌前病变得以早期发现和治疗，宫颈癌的发病率和病死率已有明显下降。

一、病因

病因可能与以下因素相关。

1. **病毒感染**　高危型 HPV 持续感染是宫颈癌的主要危险因素。90% 以上的宫颈癌伴有高危型 HPV 感染。

2. **性行为及分娩次数**　多个性伴侣、初次性生活 < 16 岁、初产年龄小、多孕多产等与宫颈癌发生密切相关。

3. **其他生物学因素**　沙眼衣原体、单纯疱疹病毒 II 型、滴虫等病原体的感染在高危 HPV 感染导致宫颈癌的发病过程中有协同作用。

4. **其他行为因素**　吸烟作为 HPV 感染的协同因素可以增加宫颈癌的患病风险。另外，营养不良、卫生条件差也可影响疾病的发生。

二、临床表现

早期宫颈癌常无明显症状和体征，宫颈可光滑或难与宫颈柱状上皮异位区别。颈管型患者因宫颈外观正常易漏诊或误诊。随病变发展，可出现以下表现。

（一）症状

1. 阴道出血 早期多为接触性出血；中晚期为不规则阴道出血。出血量根据病灶大小、侵及间质内血管情况而不同，若侵袭大血管可引起大出血。年轻患者也可表现为经期延长、经量增多；老年患者常为绝经后不规则阴道出血。一般外生型较早出现阴道出血症状，出血量多；内生型较晚出现该症状。

2. 阴道排液 多数患者有阴道排液，液体为白色或血性，可稀薄如水样或米泔状或有腥臭。晚期患者因癌组织坏死伴感染，可有大量米汤样或脓性恶臭白带。

3. 晚期症状 根据癌灶累及范围出现不同的继发性症状，如尿频、尿急、便秘、下肢肿痛等；癌肿压迫或累及输尿管时，可引起输尿管梗阻、肾盂积水及尿毒症；晚期可有贫血、恶病质等全身衰竭症状。

（二）体征

原位癌及微小浸润癌可无明显肉眼病灶，宫颈光滑或仅为柱状上皮异位。随病情发展可出现不同体征。外生型宫颈癌可见息肉状、菜花状赘生物，常伴感染，肿瘤质脆易出血；内生型宫颈癌表现为宫颈肥大、质硬、宫颈管膨大；晚期癌组织坏死脱落，形成溃疡或空洞伴恶臭。阴道壁受累时，可见赘生物生长于阴道壁或阴道壁变硬；宫旁组织受累时，双合诊、三合诊检查可扪及宫颈旁组织增厚、结节状、质硬或形成冷冻状盆腔。

（三）病理类型

常见鳞状细胞癌、腺癌和腺鳞状细胞癌。

1. 鳞状细胞癌 按照组织学分化分为III级：I级为高分化鳞状细胞癌，II级为中分化鳞状细胞癌（非角化性大细胞型），III级为低分化鳞状细胞癌（小细胞型），多为未分化小细胞。

2. 腺癌 占宫颈癌的 15% ~ 20%。主要组织学类型：①黏液腺癌，最常见，来源于宫颈管柱状黏液细胞，镜下见腺体结构，腺上皮细胞增生呈多层，异型性增生明显，见核分裂象，癌细胞呈乳突状突入腺腔。可分为高、中、低分化腺癌。②恶性腺瘤，又称微偏腺癌，属高分化宫颈管黏膜腺癌。癌性腺体多，大小不一，形态多变，呈点状凸起伸入宫颈间质深层，腺上皮细胞无异型性，常有淋巴结转移。

3. 腺鳞状细胞癌 占宫颈癌的 3% ~ 5%。是由储备细胞同时向腺细胞和鳞状细胞分化发展而形成。癌组织中含有腺癌和鳞状细胞癌两种成分。

（四）转移途径

主要为直接蔓延及淋巴转移，血行转移较少见。

1. 直接蔓延 最常见，癌组织局部浸润，向邻近器官及组织扩散。常向下累及阴道壁，极少向上由宫颈管累及宫腔；癌灶向两侧扩散可累及宫颈旁、阴道旁组织直至骨盆壁；癌灶压迫或侵及输尿管时，可引起输尿管阻塞及肾积水。晚期可向前、后蔓延，侵及膀胱或直肠，形成膀胱阴道瘘或直肠阴道瘘。

2. 淋巴转移 癌灶局部浸润后侵入淋巴管形成瘤栓，随淋巴液引流进入局部淋巴结，在淋巴管内扩散。淋巴转移一级组包括宫旁、宫颈旁、闭孔、髂内、髂外、髂总、骶前淋巴结；二级组包括腹股沟深、浅淋巴结、腹主动脉旁淋巴结。

3. 血行转移 较少见，晚期可转移至肺、肝或骨骼等。

三、治疗

根据临床分期、患者年龄、生育要求、全身情况、医疗技术水平及设备条件等综合考虑制订适当的个体化治疗方案。采用以手术和放疗为主、化疗为辅的综合治疗方案。

1. 手术治疗　手术主要用于早期宫颈癌患者。

常用术式有全子宫切除术、次广泛全子宫切除术及盆腔淋巴结清扫术、广泛全子宫切除术及盆腔淋巴结清扫术、腹主动脉旁淋巴切除或取样。年轻患者卵巢正常可保留。对保留生育功能的年轻患者，属于特别早期的可行宫颈锥形切除术或根治性宫颈切除术。根据患者不同分期选用不同的术式。

2. 放疗　适用于中晚期患者、全身情况不适宜手术的早期患者、宫颈大块病灶的术前放疗、术后病理检查发现有高危因素的辅助治疗。

3. 化疗　主要用于晚期或复发转移的患者，近年也采用手术联合术前新辅助化疗（静脉或动脉灌注化疗）来缩小肿瘤病灶及控制亚临床转移，也用于放疗增敏。常用化疗药物有顺铂、卡铂、紫杉醇、博来霉素、异环磷酰胺、氟尿嘧啶等。

四、护理

1. 一般护理　鼓励患者摄入高蛋白质、高热量、高维生素、足量矿物质、易消化的饮食，以保证机体营养需要。

为患者提供安静、清洁的休养环境，保证患者睡眠和休息。

协助患者保持外阴清洁，每日冲洗会阴 1～2 次，勤换会阴垫及内衣裤。

2. 心理护理　评估患者目前的身心状态及接受诊疗方案的心理反应。认真倾听患者述说，缓解其心理压力。

3. 协助术后康复　保持各种管道通畅，观察引流液颜色、性状及量；术后 7～14d 拔除导尿管，加强功能锻炼；指导、协助患者早期下床活动，预防下肢静脉血栓、肠梗阻等的发生。

五、健康教育

1. 加强妇女的保健意识，使其了解宫颈癌是可以早期发现和治疗的，宣传宫颈癌发病高危因素，积极治疗宫颈炎，及时诊治宫颈上皮内瘤变。有性生活的妇女常规接受宫颈刮片细胞学检查，每 1～2 年普查 1 次，有异常者应进一步处理。已婚妇女，尤其是绝经前后有月经异常或有接触性出血者，应及时就医。

2. 患者出院时应嘱其术后 3～6 个月避免体力劳动，3 个月内禁止性生活。

3. 出院后患者应定期随访，一般在出院后第 1 个月行第 1 次随访，出院后 2 年内每 3 个月 1 次、出院后 3～5 年每 6 个月复查 1 次，出院后第 6 年开始每年复查 1 次。如出现症状应及时就诊。

（王慧南　邓壮红　杨　阳　宋晓莉）

第 4 章

常用检查及治疗的护理

第一节　血液化验检查

一、目的

常作为疾病诊断的一种辅助手段，医师通过解读血液化验的数据，可以初步确定患者的病情。

二、适应证

确定患者身体有无感染，以及感染的具体致病性质和病毒性感染或是细菌性感染及临床各疾病的确诊。

三、禁忌证

前一晚 20：00 后进食或饮酒的患者。患者身体免疫力较低或有贫血疾病。

四、检查准备

根据抽血项目选择是否空腹，遵医嘱正确选择饮食种类，注意保暖，避免感冒、发热，血液一般检查。

五、检查配合

体位配合，配合医务人员选择合适血管。

六、检查护理

按压时间充足，防止皮下出血；穿刺处三指按压，切勿揉搓、按摩；穿刺处 24h 内勿潮湿、破损。

（吕　娜）

第二节　超声检查

一、目的

可以检查内在脏器大小，是否有占位性病变，是否有炎性的改变或是否有积液，如果是妊娠可以检查胎儿大小、发育程度。

二、适应证

人体器官和系统进行查体，检查动静脉是否有血栓，整个妊娠期的产检。

三、禁忌证

1. 普通超声　有皮肤大范围破损，探头不能放在皮肤表面的患者。

2. 内镜超声　严重的心肺功能障碍，上消化道大出血处于休克危重状态，怀疑消化道穿孔，精神病患者不能配合检查，腐蚀性食管炎，有明显的胸腹主动脉瘤的患者，脑血管病变急性期的患者。

四、检查准备

1. 腹部检查（包括胆囊、胰腺及胃肠的检查）　要求前一日晚餐进清淡饮食，晚餐后即禁食。次日晨排便后进行检查。对便秘患者，前一日晚服缓泻药，第二日必须排便后再进行检查。

2. 盆腔检查（包括子宫、附件、膀胱、前列腺等检查）　检查前需要多饮水，保持膀胱充盈，将肠部上抬，便于显示盆腔内结构。

五、检查配合

根据检查项目选择合适体位。

六、检查护理

行妇科超声检查患者应注意隐私保护，避免患者产生心理负担。

空腹及憋尿超声检查时，护士应提前告知患者，做好相关准备。

（杨　阳）

第三节　X线检查

一、目的

对骨组织的形态进行检查，X线片可以清晰地看到骨头的形态，以及是否骨折，也可以看到局部软组织的损伤。

二、适应证

1. **胸部 X 线检查**　主要用于检查肺部炎症、肿瘤及胸部外伤。

2. **泌尿系统 X 线检查**　主要检查泌尿系结石。

3. **骨关节 X 线检查**　主要用于检查骨关节退行性病变、骨折、脱位等。

4. **X 线造影检查**　消化道钡剂、静脉肾盂造影、子宫输卵管造影、输精管造影等。

三、禁忌证

X 线检查没有绝对禁忌证，只有相对禁忌证。

1. **孕妇、辐射损伤的高危人群**　应尽量不做或少做 X 线检查。

2. **儿童**　正处于生长发育高峰期，细胞分裂活跃，对辐射损伤较成年人敏感，应尽量避免。

四、检查准备

1. **透视检查**　应向患者简单说明检查的目的和需要配合的姿势，以消除患者进入暗室的恐惧心理。应尽量除去透视部位的厚衣服及影响 X 线穿透的物品，如发夹、金属饰物、膏药、敷料等，以免干扰检查结果，影响诊断治疗。

2. **摄影检查**　应向患者解释摄影的目的、方法、注意事项，如充分暴露投照部位，摄片时需屏气等，使患者在摄片时合作，除急腹症外，腹部摄片前应先清理肠道，以免气体或粪便影响摄片质量。创伤患者摄片时，应尽量少搬动，危重患者摄片必须有临床医护人员监护造影检查，应向患者做必要解释，以取得合作。

3. **胃肠钡剂检查**　检查前 3d 禁服影响胃肠道功能的药物，以及含钾、镁、钙等重金属药物，禁食 10h 以上，有幽门梗阻的患者检查前应先抽出胃内滞留物。

4. **钡剂灌肠检查**　检查前一日进少渣半流食，下午至晚上饮水 1000ml 左右，如做钡气双重造影，检查前一日晚需服用番泻叶导泻，检查当日禁早餐，检查前 2h 做彻底清洁灌肠。

五、检查配合

根据检查项目选择合适体位及饮食方式。

六、检查护理

对于进行 X 线检查的儿童应注意通过饮食调节，以促进射线的排出，如绿豆汤、海带、绿茶等。

（陈　骅）

第四节 CT 检 查

一、目的

可以查看脑组织的形态，脑组织内的密度变化，区分是否缺血，是否炎症，是否肿瘤，是否出血，是否骨折。对于眼眶、鼻窦、颈椎、胸椎、腰椎、胸腔、腹腔、肺部都有检查的意义。

二、适应证

1. 神经系统病变 颅脑外伤、脑梗死、脑肿瘤、炎症、变性、先天畸形等，畸形出血可考虑为首选检查，急性脑梗死特别是发病 6h 以内，CT 检查不如磁共振检查敏感。

2. 心血管系统 用于心脏、血管、心包等诊断。

3. 胸部病变 肺部病变、纵隔病变。

4. 腹部器官 对于实质性脏器，如肝脏、胆囊、脾脏、胰腺、肾脏、肾上腺等器官显示清晰，对于肿瘤、感染及创伤能显示解剖的准确部位及病变程度，对病变分期有较高的诊断价值，有助于临床制订治疗方案，对腹内肿块的诊断与鉴别诊断价值较大。

5. 盆腔脏器 盆腔器官之间有丰富的脂肪间隔，能清晰地显示肿瘤对邻近组织的侵犯。

6. 其他 骨、关节、韧带、半月板、滑膜等，则以行磁共振检查为宜。

三、禁忌证

1. CT 检查 是一项有 X 线辐射的检查，所以孕妇、婴幼儿慎做。

2. 增强 CT 检查 碘过敏，肝、肾功能严重损害（如急性肾衰竭、尿毒症），甲状腺功能亢进，心力衰竭。

四、检查前准备

1. 按医务人员要求摆好体，不要移动。

2. 检查前去除有关部位的金属物品，如拉链、钥匙、手表、皮带、发夹及手机等，以免产生伪影干扰图像。

3. 对于烦躁不安、配合度差的病患，可给予镇静药。

4. 眼球扫描时，眼直视前方。

5. 喉部扫描时，不能做吞咽动作。

6. 胸部扫描时，被检者应先吸气再屏住呼吸，开始扫描。

7. 腹部扫描前，平静呼吸状态下屏住呼吸，开始扫描。

8. 增强 CT 扫描前，禁食 4～6h,检查前 1 周不做上消化道造影,不服用含重金属药物。

9. 检查前 1d, 少渣饮食，晚饭后禁食。

10. 盆腔检查前需要憋尿。

11. 注射造影剂的患者，检查后，在休息厅休息 30min，如有不适请立刻告诉医务人员。

五、检查配合

根据检查项目选择合适体位及饮食方式。

六、检查后注意事项

做增强 CT 后，心功能无异常者注意多饮水，多排尿。

注意观察身体有无不适反应，如出现不适，尽快告知医师。

（姬　涛）

第五节　尿常规检查

一、目的

尿常规检验可以了解患者是否有泌尿系感染、肾炎、糖尿病。尿常规检查对于判断人体健康状况是必要的检查项目。

二、适应证

尿液性质异常及泌尿系统疾病。

三、禁忌证

女性患者在经期一般不宜留取标本。

四、检查准备

检查前一晚 21：00 以后不要进食，可饮水。

检查当日早晨起床后不进食、不饮水，便于检查准确。

五、检查配合

1. 尿常规前需注意饮食。

2. 留取早上第一次尿标本送检。取尿时，最好先排出一些取中段尿。

3. 所留的标本应尽快送实验室化验。

（王亚南）

第六节 便常规检查

一、目的

便常规检验可以了解消化道有无细菌、病毒及寄生虫感染，及早发现胃肠炎、肝病，还可作为消化道肿瘤的诊断筛查。便常规化验包括粪便中有无红血球和白血球、细菌敏感试验、隐血试验（OB）、查虫卵等。便常规检查对于判断人体健康状况是必要的检查项目。

二、适应证

粪便异常，排便异常症状。

三、禁忌证

本检查为常规检查，没有不适宜人群。

四、检查准备

便常规检查前需注意饮食，不可进食动物内脏、动物血液等食物。

粪便肉眼检测前禁止服用缓泻药或润肠排便药，以免影响检查结果。

五、检查配合

1. 正确选取粪便样本。在选取粪便时，需要选择带血、黏液、不成形粪便等。避免粪便样本中混入其他成分。

2. 在接粪便时，不可使用塑料袋等套在便池中，将尿液、粪便等排泄物都混合一起，会让粪便中混入尿液、水等其他成分，影响最终检查结果。此外，粪便取样的时候也不能够直接从尿不湿上蘸取。

3. 取样后需尽快送检。粪便 1h 后可能会发生变化，造成某些检查指标出现假阴性的情况。因此，需在取样后 1h 后尽快送去检验科进行临床检验。

（吕　莉）

第七节 痰培养检查

一、目的

可根据需要进行需氧菌培养、厌氧菌培养、结核杆菌培养或真菌培养，用于呼吸道感染的病因诊断。痰培养的理论依据是致病菌应高于污染菌，据此，对痰液进行定量培养和半定量培养。常与药物敏感试验一起进行。

二、适应证

该项检查适用于各种不明原因的呼吸道感染疾病。痰液培养出致病菌后，进行菌种鉴定，可得出相应的病原菌。

三、禁忌证

1. 近期大咯血。

2. 哮喘中重度急性发作（加重），急性或慢性呼吸衰竭，气胸或纵隔气肿，各种原因引起的大量胸腔积液或心包积液。

3. 严重心功能不全。

4. 活动性肺结核。

四、检查准备

备好痰培养标本盒，采集标本前应用清水、冷开水漱口或牙刷清洁口腔和牙齿，有活动义齿须取出。尽可能在应用抗生素前留取痰标本。

五、检查配合

1. 采集标本应在使用无菌药品之前。

2. 严格无菌操作。避免正常菌群的污染。

3. 留取痰液标本时需深吸气，在呼气时用力咳嗽，并尽量咳出气管深处的痰液，可协助叩背咳痰，将痰液直接吐入痰培养标本盒中，标本量应 ≥ 1ml。尽可能防止唾液及鼻咽部分泌物混入样本，不应用纸巾包裹痰液。

4. 及时送检标本，防止标本中的原始菌死亡或繁殖，最好在 30min 内，不应超过 2h。延迟送检或待处理标本应置于 4℃保存，保存标本应在 24h 内处理。

5. 使用专业培养盒，保证标本量足够。

（杨　博）

第八节　磁共振检查

一、目的

磁共振成像也称核磁共振（MRI）。其基本原理是在强大磁场的作用下，记录组织器官内（如氢原子）的原子核运动，经计算和处理后获得检查部位图像。

二、适应证

磁共振检查包括颅内的病变，还有腹部、心脏、盆腔、骨关节系统等疾病，如颅内肿瘤、脑血管疾病、颅脑先天发育畸形、椎间盘病变、心脏大血管畸形、肿瘤、纵隔肿瘤、胸腔与胸壁肿瘤等，因为磁共振检查无辐射、软组织分辨率高，应用范围非常广泛。

三、禁忌证

1. 绝对禁忌证

（1）带有心脏起搏器、神经刺激器、人工金属心脏瓣膜的患者。

（2）带有动脉瘤夹的患者。

（3）有眼内的金属异物，内耳置入、金属假体、金属义肢、金属关节、体内顺磁性异物者。

（4）妊娠 3 个月之内的早期妊娠者。

（5）重度高热患者。

2. 相对禁忌证

（1）体内有金属异物，如义齿、避孕器、胰岛素泵。

（2）危重患者，需要使用生命支持系统。

（3）癫痫患者。

（4）幽闭恐惧症患者。

（5）不能合作的患者，如患儿。

（6）孕妇和婴儿，应当征得医师、患者及其家属同意后再进行检查。

四、检查准备

1. 摘除身体的金属物品　在进行磁共振检查前需要将身体的金属物品摘除，如项链、活动义齿、发夹等，因为金属物品会导致磁共振检查受到影响，在检查的时候身体会进入磁场当中，如果佩戴金属物品会干扰磁场，容易让结果错误，无法正确判断。

2. 禁食　如果进行腹部磁共振检查，在检查前需禁食 6h 以上。

3. 排气排便　接受腹部和骨盆检查前，需排便，让肠道中气体排出体外，避免在进行扫描的时候肠道产生气体造成伪影，会让图像不清晰出现错误判断。

4. 让患者放松　可能在检查的过程中因为身体需要完全进入磁场当中，会让一些人不自觉产生紧张、焦虑、害怕的心理，患者在检查时要放松自己，不要过于紧张，避免过度紧张而让肌肉紧绷，导致检查难度增加。而且有些患者在紧张的过程中会让情绪失控，这样在检查的过程中会因为不配合让医师检查难度增加。

5. 不要化妆　在进行磁共振检查前要注意不能化妆，因为有些化妆品中含有金属，而这些金属在磁共振检查下和磁场发生反应，导致检查结果被干扰，所以在检查的时候要卸妆，其中也包括指甲油和防晒霜等。

五、检查配合

1. 嘱患者保持良好的心理状态，消除紧张、恐惧心理。

2. 不同的检查部位扫描时间不等。

3. 不同检查部位的体位不同，如取平卧位，身体各部位保持不动状态。

4. 检查时间超过 30min 以上者（如腹、四肢等），检查前 20min，需排空尿液。

5. 磁共振检查后，需观察有无不良反应，加强心理护理，鼓励患者以良好的心态面对检查结果和自身疾病。

（杨清秀）

第九节　PET-CT 检查

一、目的

PET-CT 是最高档 PET 扫描仪和先进螺旋 CT 设备功能一体化的完美融合，主要应用于全身肿瘤诊断、疗效评价、复发和转移监测，临床主要应用于肿瘤、脑和心脏等领域重大疾病的早期发现和诊断。

二、适应证

1. **长期疾病史者**　如罹患乙肝、慢性萎缩性胃炎等具有长期慢性病史的人群应该定期进行 PET-CT 检查，排除一些病情加重及并发症，做到早期发现。

2. **肿瘤家族史人群**　肿瘤家族史人群是指家族几代都有肿瘤病史。癌症具有一定的遗传性，尤其是食管癌、肺癌、乳腺癌、胃癌、肠癌等常见恶性肿瘤，肿瘤家族史是评估发生基因突变风险和进行合理检查的重要指标，建议这类人群保持健康的生活方式和定期进行 PET-CT 防癌筛查的优良习惯。

3. **不良生活习性者**　长期作息无常、暴饮暴食、酗酒、吸烟、中老年女性阴道不规则出血等、没有良好的卫生习惯等；平日经常咳嗽、咳痰、胸痛、痰中带血、呼吸困难等症状；排便不规律、便中带血、腹部肿块；进行性消瘦、体重下降明显等，这些情况均需引起人们的注意，通过准确的检查诊断，降低肿瘤的发生概率或早期发现，早期治疗。

三、禁忌证

1. **血糖控制不住的糖尿病患者**　PET-CT 需要控制血糖，如果不符合血糖标准，高血糖状态做检查会影响 PET-CT 的显像效果，可能会造成检查的误差影响判断。

2. **不能安静平卧 20min 者**（如幽闭恐惧症患者）　做 PET-CT 检查时需要安静在检查舱内平卧 20min 左右，否则会严重影响显像，影响判断。

3. **注射示踪剂后排尿不能污染衣物**　PET-CT 检查前需注射示踪剂，示踪剂会出现在尿液中，如果检查前排尿时污染衣物，检查的时候会将衣服上的示踪剂误认为体内的，容易造成误诊的可能，所以在检查前要注意不要污染衣物。

4. 妊娠妇女、情绪不稳定或急性持续痉挛者不宜做 PET-CT。

四、检查准备

1. 在检查前 24h 不做剧烈运动，不长时间运动，进食清淡饮食。

2.显像检查进行前，患者在注射新药物后应保持安静，不要走动，尽量避免与人交谈，可以饮用少量清水，检查前 6h 开始禁食，禁饮含糖饮料和静脉滴注葡萄糖液，糖尿病患者正常用降糖药，以免因血糖过高而影响检查时间及效果。

3.进入检查室时，受检患者应去除身上所戴的金属饰品和手机等物品。

五、检查配合

1.保持检查体位，确保身体不能有明显的移动。

2.检查前取出身上的金属物及首饰。

3.接受全身或心脏等检查时，部分患者需要呈伸手抱头状。

4.在检查时需要平静呼吸，需要屏气数秒。

5.检查后要多喝水、多排尿，加快排除体内药物。示踪剂主要从肾脏排出，患者排尿后要及时冲洗，避免污染环境。患者注药后 18h 内应尽可能不接触儿童、孕妇。

（黄　赛）

第十节　纤维支气管镜检查

一、目的

纤维支气管镜检查是呼吸内科重要的诊断和治疗技术，是支气管疾病和肺部疾病诊断和治疗的重要检查项目。大多数肺部及气道疾病（如肿瘤、间质性肺病、肉芽肿性疾病以及某些感染性疾病）需要通过经支气管镜活检术来确定诊断，这是最常用的一项检查项目。

二、适应证

1.不明原因的血痰或咯血。

2.吸收缓慢或在同一部位反复发生肺炎。

3.性质不明的弥漫性肺病变、肺内孤立结节或肿块。

4.不明原因的咳嗽或局限性哮鸣音。

5.不明原因的声嘶，喉返神经麻痹或上腔静脉阻塞。

6.不明原因的肺不张或胸腔积液。

7.X 线胸片无异常，而痰中找到癌细胞。

8.清除气管、支气管分泌物。

9.气管插管切开应用。

10.取异物。

三、禁忌证

1.麻醉药物过敏。

2. 低氧、喉头水肿及支气管痉挛。

3. 大咯血过程中或大咯血停止时间短于 2 周者。

4. 心肺功能不全, 严重的肺动脉高压、严重高血压病和心律失常。

5. 严重急性肺部感染或高热。

6. 疑似主动脉瘤。

7. 全身衰竭不能耐受。

8. 颅内高压。

9. 近期哮喘发作或不稳定哮喘未控制者。

10. 精神失常。

四、检查准备

1. 需如实告知过敏史。

2. 检查前 4 ~ 6h 禁食, 如有活动义齿者须取出。

3. 检查前晚需良好休息, 如睡不着应及时告知护士。

4. 保持良好心态, 尽量放松, 配合检查。

五、检查配合

1. 检查前给予患者鼻腔、口腔喷麻醉药。

2. 检查时患者取仰卧位, 给予环甲膜穿刺, 清洁鼻腔, 给予鼻导管吸氧。

3. 告知患者纤维支气管镜进入声门时会有恶心、咳嗽、憋气的感觉, 应精神放松。

4. 过声门时张口呼吸利于纤维支气管镜顺利进入气管, 操作时不能抬头或摇头, 也不可以用手抓管子, 不舒服时可以抬手示意, 有痰的时候要把痰顶到嘴边, 给予清除。

5. 严密观察患者生命体征、血氧饱和度, 有无发绀、出汗、烦躁、呼吸困难等。

6. 检查中可能出现的并发症应及时给予处理。

7. 检查后患者平卧 20min 方可离开。

8. 检查后禁食、禁水 2h, 以免误吸。2h 后先饮水, 无呛咳后才可进食, 尽量吃温凉流食; 2d 内避免食刺激性食物。

9. 密切观察患者的变化, 尤其是呼吸频率、深度、节律和口唇颜色的变化。

10. 患者应少讲话, 多休息, 以防声带水肿。1 周内不要做体力活动, 不可用力咳嗽、咳痰。

11. 行纤维支气管镜检查后少量咯血属正常现象, 1 ~ 3d 后可自愈。

（周玉虹　王莉荔）

第5章

全科医学急危重症护理

第一节　心搏骤停

一、概述

心搏骤停是指心脏射血功能的突然终止，大动脉搏动与心音消失，重要器官（如脑）严重缺血、缺氧，导致生命终止。这种出乎意料的突然死亡，医学上又称猝死。

二、临床表现

1. 无意识：患者意识丧失、呼叫不应。

2. 无大动脉搏动：摸不到颈动脉或股动脉搏动。

3. 无呼吸或呼吸微弱，呈叹息样呼吸。

4. 瞳孔散大，甚至散大瞳孔出现固定，对光无反射或对光反射微弱。

5. 在实际应用中，医师判断心搏骤停方法包括判断意识、判断大动脉搏动、判断呼吸情况，若确定为心搏骤停，须进行紧急心肺复苏。

三、护理措施

1. 一旦确诊心搏骤停，立即向周围人员呼救并紧急呼叫值班医师，积极就地抢救，立即进行徒手心肺复苏术（CPR）。

2. 紧急实施徒手心肺复苏术，建立呼吸通道。

（1）将患者置于硬板床或背部坚实的平面（木板、地板、水泥地面等），取仰卧位，双腿伸直，解开上衣，放松裤带。

（2）开放气道，清除呼吸道内异物：开放气道采用仰头抬颏法，患者仰卧，急救者一手放在患者前额，使头部后仰，另一手的示指与中指置于下颌骨外向上抬颏。若呼吸道内有分泌物，应当及时清理呼吸道，先取下活动义齿，再开放气道。

（3）人工呼吸：①采用口对口呼吸法，抢救者深吸气后，用口唇把患者的口全罩住呈密封状，缓慢吹气持续2s，确保胸廓隆起。送气时，用一手拇指与示指捏住患者鼻子防漏气；

呼气时，两手指松开。通气频率为 10 ～ 12 次 / 分。每次吹气量为 700 ～ 1000ml。②应用简易呼吸器法，将简易呼吸器连接氧气，氧流量 8 ～ 10L/min，一手以"EC"手法固定面罩，另一手挤压简易呼吸器，每次送气 400 ～ 600ml，频率 10 ～ 12 次 / 分。送气同时观察人工呼吸的有效指征，即见患者胸廓起伏。

（4）胸外心脏按压：抢救者跪于患者的右侧，快速确定按压部位为胸骨中下 1/3 处。①按压手法：以一手掌根部放于按压的准确部位，另一手平行重叠于此手背上，手指并拢，只以掌部接触按压部位双臂位于患者胸骨正上方，双肘关节伸直，利用上身重量垂直下压。②按压幅度：使患者胸骨下陷，成人为 4 ～ 5cm，5 ～ 13 岁儿童为 3cm，婴幼儿为 2cm。③按压频率：100 次 / 分。胸外按压与人工呼吸比例为 30 ∶ 2。操作 5 个循环后，再次判断颈动脉搏动及自主呼吸 10s，如已恢复，进行进一步生命支持；如自主呼吸未恢复，继续上述操作 5 个循环，再次判断，直至高级生命支持人员及仪器设备的到达。

（5）心肺复苏的过程中密切观察有效指征：①能摸到大动脉搏动，收缩压在 8kPa（60mmHg）以上；②发绀减退，面色、口唇、甲床及皮肤等色泽由灰转红；③散大的瞳孔缩小；④呼吸改善或出现自主呼吸；⑤昏迷变浅或出现反射或挣扎；⑥可以排尿；⑦心电图波形改善。以上只要出现前 2 项指标，说明有效，应继续行 CPR。胸外心脏按压的同时，可用面罩呼吸囊加压给氧，必要时立即行气管内插管或人工呼吸机辅助呼吸。

3. 迅速建立有效的静脉给药通道，遵医嘱及时准确给予各种抢救药物，纠正水、电解质和酸碱平衡失调，并密切观察药物的效果。

4. 进行心电监护。如出现心室纤颤，经药物治疗无效，应尽快进行电除颤术。

5. 进行连续心电监护，每 15 ～ 30 分钟监测 1 次生命体征，严密观察意识、瞳孔等变化，出现异常立即通知医师处理。

6. 持续吸氧，密切观察呼吸频率、节律的变化。行气管插管术和使用呼吸机者，严密监测呼吸频率、深度、皮肤色泽、血气分析、血氧饱和度等。

7. 保持呼吸道通畅。气管插管者定时湿化气道和气管，及时抽吸气道及口腔内分泌物，防止呼吸道阻塞。吸引过程中严格无菌操作，气管切开者按气管切开护理常规护理。

8. 高热者按高热护理常规。

9. 保护脑组织，及早使用冰帽。遵医嘱给予脱水药、激素、促进脑细胞代谢等药物，从而减轻脑缺氧，降低颅内压，防止脑水肿。

10. 记录 24h 出入水量，注意每小时尿量变化。

11. 做好各项基础护理，预防压疮、肺部感染等并发症，做好各项记录。

12. 备好各种抢救用药，做好心搏骤停复发的抢救。

四、抢救流程

心搏骤停抢救流程见图 5-1。

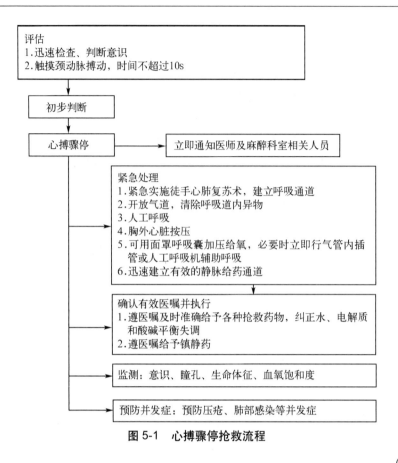

图 5-1　心搏骤停抢救流程

（王莉荔）

第二节　急性左侧心力衰竭

一、概述

急性左侧心力衰竭是指由急性心功能下降导致的综合征，患者会出现乏力、气促、气紧的症状，也可能无法平卧，躺下后呼吸困难会加重或在进行轻体力劳动时出现呼吸困难的情况，严重者坐着也会出现呼吸困难，并且咳粉红色的泡沫痰，这时候需要将患者迅速送到医院治疗。

二、临床表现

1. 严重呼吸困难、发绀、咳粉红色泡沫样痰，强迫坐位、大汗、口唇轻微发绀、两肺底可听到水泡音等。

2. 病情危急，可迅速发生心源性休克、昏迷而导致死亡。

短时间内心肌收缩力明显降低和（或）心脏负荷明显增加。

3. 心排血量急剧下降，肺循环压力急剧上升。

三、护理措施

1. 协助患者取半坐卧位或端坐位，限制体力活动，绝对卧床休息。

2. 高流量面罩吸氧，流量为 5 ～ 6L/min、浓度为 40% ～ 60%，用 50% 乙醇做湿化吸氧。必要时，间歇或连续面罩下加压给氧或正压呼吸。

3. 立即建立静脉输液循环通路，遵医嘱给予药物对症治疗。

4. 持续进行心电监护，了解患者心率和心律变化，及时发现潜在的致命性心律失常。

5. 加强口腔和皮肤护理，维持皮肤黏膜的完整性。

6. 准确记录 24h 出入水量，根据水、电解质平衡情况遵医嘱调整输液种类及总量。

7. 做好患者安全护理，防止坠床。

8. 供给低脂肪、低盐、低热量、富含维生素及易消化的饮食。

9. 遵医嘱必要时行机械通气治疗。

四、抢救流程

急性左侧心力衰竭抢救流程见图 5-2。

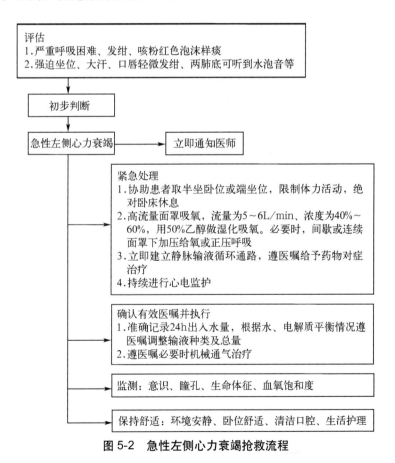

图 5-2　急性左侧心力衰竭抢救流程

（宁　菲）

第三节　过敏性休克

一、概述

过敏性休克是指人体接触某些抗原性物质进入机体，通过免疫机制在短时间内触发一种严重的全身过敏性反应。过敏性休克一般是突然发生且非常剧烈，若不及时处理常会危及生命。临床上比较常见的就是青霉素过敏，有可能会突然发生休克，危及生命。在生活中的过敏常见于：①昆虫刺伤。②青霉素。③其他食物引起的，比如花生、贝类、坚果、蛋和牛奶都会发生变态反应。

二、临床表现

1.呼吸道阻塞　由喉头或支气管水肿与痉挛引起的呼吸道阻塞是本症最多见的表现，也是最重要的死因，患者会出现喉头阻塞、胸闷、气急、呼吸困难、窒息、发绀等症状。

2.循环衰竭　心悸、苍白、出汗、脉速而弱、四肢厥冷、血压下降与休克等。有冠心病者在发生本症时由于血浆的浓缩和血压的下降，常易伴发心肌梗死。

3.消化道症状　恶心、呕吐、食管梗阻感、腹胀、肠鸣、腹绞痛或腹泻等。

4.皮肤黏膜症状　往往是过敏性休克最早且最常出现的征兆，包括一过性的皮肤潮红、周围皮痒，口唇、舌部及四肢末梢麻木感，继之出现各种皮疹，重者可发生血管神经性水肿。还可出现喷嚏、水样鼻涕、刺激性咳嗽、声嘶等。

5.其他　头晕、乏力、眼花、神志淡漠或烦躁不安、尿和便失禁、神经系统症状抽搐、昏迷等。

三、护理措施

1.一旦确认患者发生过敏性休克，立即停用或消除引起变态反应的物质。

2.就地抢救，将患者平卧。

3.立即皮下或肌内注射 0.1% 肾上腺素 0.5 ～ 1mg，小儿酌减。症状不缓解，遵医嘱隔 20 ～ 30min 再皮下或静脉注射 0.5mg。

4.建立静脉输液通道。保暖，防止寒冷加重循环衰竭。

5.吸氧，改善缺氧状况。呼吸抑制时，遵医嘱注射尼可刹米、洛贝林；如呼吸停止，行人工呼吸；喉头水肿或明显呼吸困难者，可行气管切开。

6.遵医嘱予以地塞米松 5 ～ 10mg 静脉注射或氢化可的松 100 ～ 200g 加入 500ml 葡萄糖溶液中静脉滴注；抗组胺类药物，如异丙嗪、苯海拉明；血管活性药物，如多巴胺、间羟胺等。

7.心搏骤停者，应立即给予心肺复苏术。

8.评估患者生命体征、尿量并记录。

四、抢救流程

过敏性休克抢救流程见图 5-3。

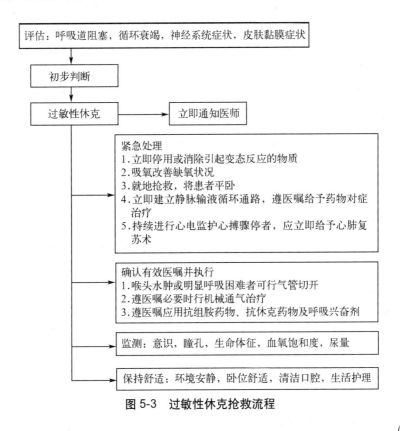

图 5-3 过敏性休克抢救流程

（刘红燕）

第四节 癫 痫

一、概述

癫痫（epilepsy）是一组以大脑神经元异常放电所引起的短暂中枢神经系统功能失常为特征的慢性脑部疾病，具有突然发生、反复和短暂发作的特点。癫痫病因主要和神经系统发育异常、遗传因素、环境因素导致脑神经元损伤的各类因素有关。

二、临床表现

1. **全身强直 - 阵挛发作（大发作）** 突然意识丧失，继之先强直后阵挛性痉挛；常伴尖叫、面色发绀、尿失禁、舌咬伤、口吐白沫或血沫、瞳孔散大；持续数十秒或数分钟后痉挛发作自然停止，进入昏睡状态；醒后有短时间的头晕、烦躁、疲乏，对发作过程不能回忆。

2.失神发作（小发作） 突发性精神活动中断，意识丧失、可伴肌阵挛或自动症。一次发作数秒至十余秒，每日发作数次或数十次不等，发作时患者停止当时的活动，呼之不应，两眼瞪视不动，也可有简单的自动性活动，事后立即清醒，继续原先的活动，对发作无记忆。

3.单纯部分性发作 某一局部或一侧肢体的强直、阵挛性发作或感觉异常发作，历时短暂，意识清楚，若发作范围沿运动区扩及其他肢体或全身时可伴意识丧失，称杰克森发作。

4.复杂部分性发作（精神运动性发作） 精神感觉性、精神运动性及混合性发作，多有不同程度的意识障碍及明显的思维、知觉、情感和精神运动障碍，可有神游症、夜游症等自动症表现。有时在幻觉、妄想的支配下可发生伤人、自伤等暴力行为。

5.自主神经性发作（间脑性） 可有头痛型、腹痛型、肢痛型、晕厥型或心血管性发作。

三、护理措施

1.患者出现癫痫发作时，护士应立即让患者就地平卧，松开衣服和领口，头偏向一侧，用纱布包裹压舌板或开口器放于上、下白齿之间（如果来不及，可用手紧托患者下颌，使口紧闭），以免咬伤舌头。

2.用吸引器吸除口腔分泌物，保持呼吸道通畅，立即呼叫医师。

3.监测生命体征、瞳孔、意识。

4.立即给予充足的氧流量，必要时配合医师进行气管插管、呼吸机辅助呼吸。

5.开放静脉通道，遵嘱给予镇静药：地西泮 0.2～0.3mg/kg，直接静脉注射，速度 1mg/min，用后 1～2min 发生疗效；苯巴比妥钠每次 1～2mg/kg。

6.加强安全防护，防止坠床和碰伤，抽搐时避免用力按压患者肢体，以防发生骨折。

7.保持环境安静，避免声、光等刺激。

8.症状缓解后患者进入深睡状态，将患者置于侧卧位，以免吸入分泌物或呕吐物；用吸引器吸引口鼻腔分泌物及呕吐物，取出口中的活动义齿；加强皮肤护理，注意保护易受损的关节；如抽搐停止，意识恢复过程中发生兴奋躁动，应有专人守护，并设床档；持续吸氧。

9.症状缓解后应加强护理：清洁口腔，对尿失禁患者给予更换衣裤、保持会阴部清洁干燥、更换床单等。

10.密切观察发作情况并做记录，包括生命体征、意识状态、瞳孔反应、神经系统反射；癫痫发作的形态、类型，抽搐部位、程度，有无尿、便失禁等；发作起止时间、清醒时间；发作时有无受伤及发作后患者的感觉等。

11.对精神运动性发作、意识朦胧或频繁癫痫发作者，应立即报告医师并迅速移开周围物品；应由 2 名以上工作人员保护患者；按医嘱给予肌内注射抗癫痫药物；密切观察神志直至清醒。

12.注意冲动行为和自杀、自伤行为的防范，如移开危险物品，密切观察患者情绪变化；要以和蔼的态度接纳患者，避免刺激性言语对患者的激惹；对谵妄、冲动的患者或受幻觉支配冲动的患者，应有组织地防范，并保护他人安全。

13.如有精神病性症状（幻觉、妄想等），可采取转移注意力暂时中断妄想思维的方法，帮助患者回到现实中来，并要根据幻觉、妄想的内容，预防各种意外。

四、抢救流程

癫痫抢救流程见图 5-4。

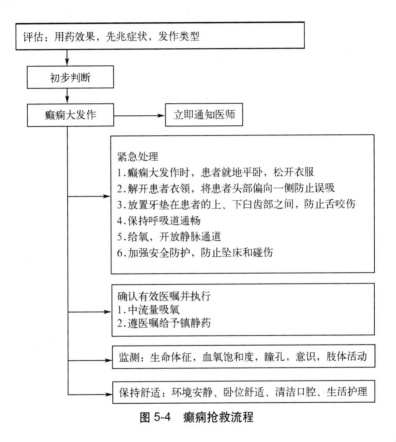

图 5-4　癫痫抢救流程

（宋　扬）

第五节　急性心肌梗死

一、概述

急性心肌梗死，是指因持久而严重的心肌缺血所致的部分心肌急性坏死。临床表现常有持久的胸骨后剧烈疼痛、急性循环功能障碍、心律失常、心力衰竭、发热、白细胞计数和血清心肌损伤标记酶的升高、心肌急性损伤与坏死的心电图进行性演变。按梗死范围，心肌梗死可分为透壁性心肌梗死和心内膜下心肌梗死两类。按病变发展过程，心肌梗死可分为急性心肌梗死与陈旧性心肌梗死。

二、临床表现

1. **疼痛** 是急性心肌梗死中最先出现和最突出的症状，典型的部位为胸骨后直到咽部或在心前区，向左肩、左臂放射。疼痛有时在上腹部或剑突处，同时胸骨下段后部常憋闷不适或伴有恶心、呕吐，常见于下壁心肌梗死。不典型部位有右胸、下颌、颈部、牙齿，罕见头部、下肢大腿甚至足趾疼痛。疼痛性质为绞榨样或压迫性疼痛或为紧缩感、烧灼样疼痛，常伴有烦躁不安、出汗、恐惧或有濒死感。持续时间常大于30min，甚至长达10余小时，休息和含服硝酸甘油一般不能缓解。

少数急性心肌梗死患者无疼痛，而是以心功能不全、休克、猝死及心律失常等为首发症状。无疼痛症状也可见于以下情况：①伴有糖尿病的患者；②老年人；③手术麻醉恢复后发作急性心肌梗死患者；④伴有脑血管病的患者；⑤脱水、酸中毒的患者。

2. **全身症状** 主要是发热，伴有心动过速、白细胞计数增高和红细胞沉降率增快等，由于坏死物质吸收所引起。一般在疼痛发生后24～48h出现，程度与梗死范围常呈正相关，体温一般在38℃上下，很少超过39℃，持续1周左右。

3. **胃肠道症状** 疼痛剧烈时常伴有频繁的恶心、呕吐和上腹胀痛，与迷走神经受坏死心肌刺激、心排血量降低、组织灌注不足等有关。肠胀气亦不少见。重症者可发生呃逆。

4. **心律失常** 见于75%～95%的患者，多发生在起病1～2周，而以24h内最多见，可伴乏力、头晕、晕厥等症状。室性心律失常最为多见，尤其是室性期前收缩，若室性期前收缩频发（5次/分以上），成对出现或呈短阵室性心动过速，多源性或落在前一心搏的易损期（R on T）时，常预示即将发生室性心动过速或心室颤动。一些患者发病即为心室颤动，可引起心源性猝死。加速性室性自主心律也时有发生。各种程度的房室传导阻滞和束支传导阻滞也较多见，严重者可为完全性房室传导阻滞。室上性心律失常则较少见，多发生在心力衰竭者中。前壁心肌梗死易发生室性心律失常；下壁心肌梗死易发生房室传导阻滞；前壁心肌梗死若发生房室传导阻滞时，说明梗死范围广泛，且常伴有休克或心力衰竭，故情况严重，预后较差。

5. **低血压和休克** 疼痛期中常见血压下降，若无微循环衰竭的表现仅能称之为低血压状态。如疼痛缓解而收缩压仍低于80mmHg，患者烦躁不安、面色苍白、皮肤湿冷、脉细而快、大汗淋漓、尿量减少（＜20ml/h）、神志迟钝甚至晕厥者则为休克的表现。休克多在起病后数小时至1周内发生，见于20%的患者，主要是心源性，为心肌广泛（40%以上）坏死，心排血量急剧下降所致，神经反射引起的周围血管扩张为次要因素，有些患者尚有血容量不足的因素。严重的休克可在数小时内死亡，一般持续数小时至数日，可反复出现。

6. **心力衰竭** 发生率30%～40%，此时一般左心室梗死范围已＞20%，为梗死后心肌收缩力明显减弱，心室顺应性降低和心肌收缩不协调所致。主要是急性左侧心力衰竭，可在发病最初数日内发生或在疼痛、休克好转阶段出现，也可突然发生肺水肿为最初表现。患者出现胸部压闷，窒息性呼吸困难，端坐呼吸、咳嗽、咳白色或粉色泡沫痰、出汗、发绀、烦躁等，严重者可引起颈静脉怒张、肝大、水肿等右侧心力衰竭的表现。右心室心肌梗死者可一开始即出现右侧心力衰竭表现，伴血压下降。

三、护理措施

1. 加强监护：该病早期易发生心律失常，且心率、血压也不稳定，应尽早开始行心电和血压监测，必要时还应监测血流动力学变化。应注意观察神志、呼吸、出入量、出汗和末梢循环情况，建立静脉通道，监测心肌酶，为适时做出治疗措施提供客观依据。监护的意义是不放过任何有意义的变化，但注意要保证患者安静和休息。一般心电、血压监测时间为 3 ～ 5d，有严重心律失常、心力衰竭和休克者则可根据病情监测时间相应延长。

2. 活动和饮食：患者应在冠心病监护室里卧床休息，保持环境安静，减少探视，防止不良刺激。治疗、照顾 AMI 的医护人员必须密切观察注意患者意识变化，宁静、设备完善的环境，亲切周到的解释，有助于减轻 AMI 给患者带来的心理压力。第 1 周完全卧床休息，加强护理。患者进食不宜过饱，应少食多餐。食物以易消化、含较少脂肪而少产气者为宜，限制钠的摄入量，要给予必需的热量和营养。保持排便通畅，排便时不宜用力，如便秘可给予缓泻药。第 2 周可在床上坐起，逐渐离床，在床旁站立和在室内缓步走动。主张早期活动，因为它可解除患者的紧张与焦虑情绪，减少梗死后的并发症，有利于后期心功能的恢复。发达国家 AMI 患者多在住院 1 周后出院，我国的住院时间略长，一般为 2 ～ 4 周，如病重或有并发症，应适当延长卧床及住院时间。

3. 持续心电监测 3 ～ 7d 或至生命体征平稳。严密监测生命体征每 1 小时 1 次并记录，注意潜在并发症的发生。

4. 遵医嘱给予氧气吸入。最初 2 ～ 3d，间断或持续氧气吸入，鼻导管吸氧流量为 4 ～ 6L/min，面罩吸氧流量为 6 ～ 8L/min。

5. 控制疼痛，遵医嘱给予镇痛药，必要时肌内注射哌替啶 50 ～ 100mg。

6. 预防便秘，保持排便通畅。避免用力排便，必要时使用缓泻药或开塞露塞肛。

7. 溶栓治疗时应监测出凝血时间，观察药物的不良反应。

8. 行心血管介入治疗者按介入治疗术护理常规护理。

9. 给予心理支持消除紧张情绪。

四、抢救流程

急性心肌梗死抢救流程见图 5-5。

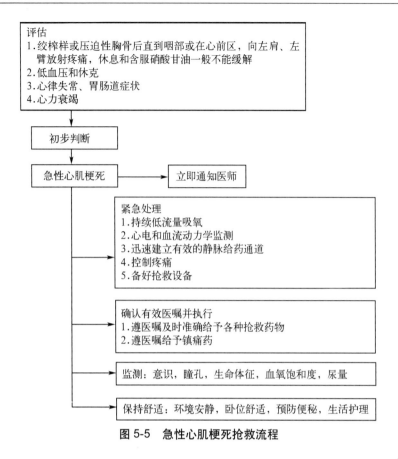

评估
1. 绞榨样或压迫性胸骨后直到咽部或在心前区，向左肩、左臂放射疼痛，休息和含服硝酸甘油一般不能缓解
2. 低血压和休克
3. 心律失常、胃肠道症状
4. 心力衰竭

初步判断

急性心肌梗死 ──→ 立即通知医师

紧急处理
1. 持续低流量吸氧
2. 心电和血流动力学监测
3. 迅速建立有效的静脉给药通道
4. 控制疼痛
5. 备好抢救设备

确认有效医嘱并执行
1. 遵医嘱及时准确给予各种抢救药物
2. 遵医嘱给予镇痛药

监测：意识，瞳孔，生命体征，血氧饱和度，尿量

保持舒适：环境安静，卧位舒适，预防便秘，生活护理

图 5-5　急性心肌梗死抢救流程

（聂　颖）

第六节　急性胰腺炎

一、概述

急性胰腺炎是多种病因导致胰酶在胰腺内被激活后，引起的胰腺组织自身的消化、水肿、出血，甚至坏死的严重反应。临床以急性上腹痛、恶心、呕吐、发热及血胰酶增高等为特点。

二、临床表现

1. **腹痛**　最主要的症状（约95%的患者）多为突发性上腹或左上腹持续性剧痛或刀割样疼痛，上腹腰部呈束带感，常在饱餐或饮酒后发生，伴有阵发加剧，可因进食而增强，可波及脐周或全腹。常向左肩或两侧腰背部放射。腹痛范围多在胸6至腰1，有时单用吗啡无效，若合并胆管结石或胆道蛔虫，则有右上腹痛、胆绞痛。

2. **恶心、呕吐**　66.7%的患者有此症状，发作频繁，早期为反射性，内容物为食物、胆汁。

晚期是由于麻痹性肠梗阻引起，呕吐物为粪样。如呕吐蛔虫者，多为并发胆道蛔虫病的胰腺炎。

3. 腹胀　在重型者中由于腹腔内渗出液的刺激和腹膜后出血引起，麻痹性肠梗阻致肠道积气积液引起腹胀。

4. 黄疸　约 20% 的患者于病后 1～2d 出现不同程度的黄疸。其原因可能为胆管结石并存，引起胆管阻塞，或肿大的胰头压迫胆总管下端或肝功能受损出现黄疸，黄疸越重，提示病情越重，预后不良。

5. 发热　多为中度热，38～39℃，一般 3～5d 后逐渐下降。但重型者则可持续多日不降，提示胰腺感染或脓肿形成，并出现中毒症状，严重者可体温不升。合并胆管炎时可有寒战、高热。

6. 手足抽搐　为血钙降低所致。系进入腹腔的脂肪酶作用，使大网膜、腹膜上的脂肪组织被消化，分解为甘油和脂肪酸，后者与钙结合为不溶性的脂肪酸钙，因而血清钙下降，如血清钙 < 1.98mmol/L（8mg%），则提示病情严重，预后差。

7. 休克　多见于急性出血坏死型胰腺炎，由于腹腔、腹膜后大量渗液出血，肠麻痹，肠腔内积液，呕吐致体液丧失引起低血容量性休克。另外吸收大量蛋白质分解产物，导致中毒性休克的发生。主要表现为烦躁、冷汗、口渴、四肢厥冷、脉细、呼吸浅快、血压下降，尿少。严重者出现发绀、呼吸困难，谵妄、昏迷、脉快、血压测不到，无尿、BUN > 100mg%、肾衰竭等。

8. 并发症　可有并发症（如心力衰竭、肺衰竭、肾衰竭）的表现。

三、护理措施

1. 急性发作期和重症者应绝对卧床休息，避免精神和身体过度疲劳。

2. 给予心理支持，讲解有关疾病知识，消除患者紧张恐惧心理，使其积极配合治疗、护理。

3. 发病早期绝对禁食，尽量少饮水；病情好转后，逐渐进食免油的清淡流质饮食；病情稳定，血尿淀粉酶恢复正常后给予蛋白质丰富饮食。

4. 严禁饮酒，不宜高脂肪饮食，避免暴饮暴食，养成饮食清淡和进餐规律的习惯。

5. 密切观察体温、呼吸、脉搏、血压和尿量，评估腹痛、腹胀程度和范围，注意水、电解质平衡，早期给予营养支持。

6. 减轻腹痛和腹胀，及时给予解痉镇痛药。腹胀和呕吐严重者给予胃肠减压。

7. 遵医嘱使用抗生素、抑制胰酶活性等，观察其疗效和副作用。

8. 对于出血坏死性胰腺炎伴腹腔内大量渗液或伴急性肾衰竭者做好腹膜透析治疗准备。

四、抢救流程

急性胰腺炎抢救流程见图 5-6。

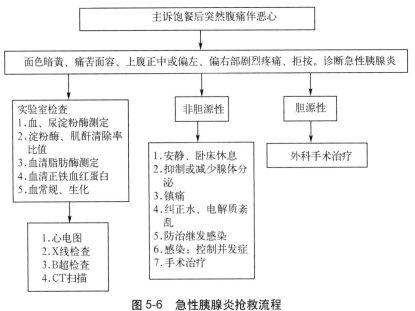

图 5-6　急性胰腺炎抢救流程

（翟永志）

第七节　上消化道出血

一、概述

上消化道出血是指屈氏韧带以上的消化道，包括食管、胃、十二指肠或胰胆等病变引起的出血。常见的病因为溃疡、食管胃底静脉曲张、胃癌等。常见的症状：呕吐、黑便、头晕、口渴、肢冷等。是常见的急症，病死率 8% ～ 13.7%。

二、临床表现

1. **呕血和（或）黑便**　是上消化道出血的特征性表现。出血部位在幽门以上者常有呕血和黑便，在幽门以下者可仅表现为黑便。但是出血量少而速度慢的幽门以上病变可仅见黑便，而出血量大、速度快的幽门以下的病变可因血液反流入胃，引起呕血。

2. **失血性周围循环衰竭**　出血量 400ml 以内可无症状，出血量中等可引起贫血或进行性贫血、头晕、软弱无力，突然站立可产生晕厥、口渴、肢体冷感及血压偏低等。大量出血达全身血量 30% ～ 50% 即可产生休克，表现为烦躁不安或神志不清、面色苍白、四肢湿冷、口唇发绀、呼吸困难、血压下降至测不到、脉压缩小及脉搏快而弱等，若处理不当，可导致死亡。

3. **贫血和血象变化**　急性大出血后均有失血性贫血，出血早期，血红蛋白浓度、红细胞计数及血细胞比容可无明显变化，一般需要经 3h 以上才出现贫血。上消化道大出血 2 ～ 5h，白细胞计数可明显升高，止血后 2 ～ 3d 才恢复正常。但肝硬化和脾亢者，则白细胞计数可不增高。

4. **发热**　中度或大量出血病例，于 24h 内发热，多在 38.5℃ 以下，持续数日至 1 周。

5.其他　氮质血症。

三、护理措施

1.患者绝对卧床休息，宜取侧卧位或仰卧位头偏向一侧，保持呼吸道通畅，避免呕血误入呼吸道引起窒息，必要时吸氧。

2.活动性出血期间禁食。

3.给予心电监护，严密监测患者心率、血压、呼吸、尿量、面色及神志变化。评估呕血或黑便的量及性状，准确判断活动性出血情况。

4.积极做好有关抢救准备，如建立有效的静脉输液通道，立即配血、药物止血、气囊压迫止血、内镜治疗、介入治疗、手术治疗等。

5.遵医嘱给予补充血容量、止血、抑制胃酸分泌等药物，观察药物疗效和不良反应。

6.给予口腔护理,保持口腔清洁。协助患者排便后用温水轻擦肛门周围,做好皮肤护理。

7.安抚患者及其家属，给予心理支持，减轻恐惧、稳定情绪。

8.向患者讲解引发本病的相关因素，预防复发。

9.指导患者合理饮食、活动和休息，避免诱因。

10.指导患者及其家属观察呕血和黑便的量、性状、次数、掌握有无继续出血的征象。一旦出现反复呕血并呈鲜红或出现黑粪次数增多、粪质稀薄或呈暗红,应考虑再出血,立即就医。

四、抢救流程

上消化道出血抢救流程见图 5-7。

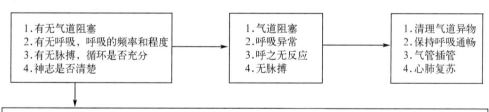

图 5-7　上消化道出血抢救流程

（戎　清）

第八节 急性肾衰竭

一、概述

急性肾衰竭，属临床危重症。该病是一种由多种病因引起的急性肾损害，可在数小时至数日内使肾单位调节功能急剧减退，以致不能维持体液电解质平衡和排泄代谢产物，而导致高血钾、代谢性酸中毒及急性尿毒症综合征，此综合征临床称为急性肾衰竭。

二、临床表现

急性肾衰竭根据临床表现和病程的共同规律，一般分为少尿期、多尿期和恢复期三个阶段。

1. **少尿或无尿期** 临床表现主要是恶心、呕吐、头痛、头晕、烦躁、乏力、嗜睡及昏迷。由于少尿期体内水、钠的蓄积，可出现高血压、肺水肿和心力衰竭。当蛋白质的代谢产物不能经肾脏排泄，造成含氮物质在体内积聚时出现氮质血症。如同时伴有感染、损伤、发热，则蛋白质分解代谢加快，血中尿素氮、肌酐快速升高，即形成尿毒症。本期主要特点如下。

（1）尿量减少：尿量骤减或逐渐减少，每日尿量持续少于 400ml 者称为少尿，少于 50ml 者称为无尿。ATN 患者少见完全无尿，持续无尿者预后较差，并应除外肾外梗阻和双侧肾皮质坏死。由于致病原因和病情轻重不一，少尿持续时间不一致，一般为 1～3 周，但少数病例少尿可持续 3 个月以上。一般认为肾毒性者持续时间短，而缺血性者持续时间较长。若少尿持续 12 周以上应重新考虑 ATN 的诊断，有可能存在肾皮质坏死或肾乳头坏死等。对少尿期延长者应注意体液潴留、充血性心力衰竭、高钾血症、高血压以及各种并发症的发生。

非少尿型 ATN，指患者在进行性氮质血症期内每日尿量持续在 500ml 以上，甚至 1000～2000ml。非少尿型的发生率近年来有增加趋势，高达 30%～60%。其原因与人们对这一类型认识的提高，肾毒性抗生素广泛应用和利尿药（如呋塞米、甘露醇等）的早期应用等有关。尿量不减少的原因有以下 3 种解释。

①各肾单位受损程度不一，小部分肾单位的肾血流量和肾小球滤过功能存在，而相应肾小管重吸收功能显著障碍。

②所有肾单位的受损程度虽相同，但肾小管重吸收功能障碍在比例上远较肾小球滤过功能降低程度为重。

③肾髓质深部形成高渗状态的能力降低，致使髓袢滤液中水分重吸收减少。非少尿型的常见病因为肾毒性药物的长期应用、腹部大手术和心脏直视手术后等。一般认为，非少尿型虽较少尿型病情轻，住院时间短，需透析治疗百分比低，上消化道出血等并发症少，但高钾血症发生率与少尿型引起者相近，非少尿型的病死率仍可高达 26%。故在治疗上仍不能忽视任何环节。

（2）进行性氮质血症：由于肾小球滤过率降低引起少尿或无尿，致使排出氮质和其他代谢废物减少，血浆肌酐和尿素氮升高，其升高速度与体内蛋白分解状态有关。在无并发症且治疗正确的病例，每日血尿素氮上升速度较慢，约为 3.6mmol/L（10mg/dl），血浆肌酐浓度上升仅为 44.2 ～ 88.4μmol/L（0.5 ～ 1.0mg/dl），但在高分解状态时，如伴广泛组织创伤、败血症等，每日尿素氮可升高 7.1mmol/L（20mg/dl）或以上，血浆肌酐每日升高 176.8μmol/L（2mg/dl）或以上。促进蛋白分解亢进的因素尚有热量供给不足、肌肉坏死、血肿、胃肠道出血、感染、发热、应用肾上腺皮质激素等。

（3）水、电解质紊乱和酸碱平衡失常

①水过多：见于水分控制不严格，摄入量或补液量过多，出水量（如呕吐、出汗、伤口渗透量等）估计不准确以及液量补充时忽略计算内生水。随少尿期延长，易发生水过多，表现为稀释性低钠血症、软组织水肿、体重增加、高血压、急性心力衰竭和脑水肿等。

②高钾血症：正常人摄入钾盐 90% 从肾脏排泄，ATN 少尿期由于尿液排钾减少，若同时体内存在高分解状态，如挤压伤时肌肉坏死、血肿和感染等，热量摄入不足所致体内蛋白分解、释放出钾离子，酸中毒时细胞内钾转移至细胞外，有时可在几小时内发生严重高钾血症。若患者未能被及时诊断，摄入含钾较多的食物或饮料，静脉滴注大剂量的青霉素钾盐（每 100 万 U 青霉素钾盐含钾 1.6mmol）；大出血时输入大量库存血（库存 10 日血液每升含钾可达 22mmol）；亦可引起或加重高钾血症。一般在无并发症内科病因 ATN 每日血钾上升不到 0.5mmol/L。高钾血症可无特征性临床表现或出现恶心、呕吐、四肢麻木等感觉异常、心率减慢，严重者出现神经系统症状，如恐惧、烦躁、意识淡漠，直到后期出现窦室或房室传导阻滞、窦性静止、室内传导阻滞甚至心室颤动。高钾血症的心电图改变可先于高血钾临床表现。故心电图监护高钾血症对心肌的影响甚为重要。一般血钾浓度在 6mmol/L 时，心电图显示高耸而基底较窄的 T 波，随血钾增高 P 波消失，QRS 增宽，ST 段不能辨认，最后与 T 波融合，继之出现严重心律失常，直至心室颤动。高血钾对心肌毒性作用尚受体内钠、钙浓度和酸碱平衡的影响，当同时存在低钠、低钙血症或酸中毒时，高钾血症心电图表现较显著，且易诱发各种心律失常。值得提到的是血清钾浓度与心电图表现之间有时可存在不一致现象。高钾血症是少尿期患者常见的死因之一，早期透析治疗可预防其发生。但严重肌肉组织坏死常出现持续性高钾血症。治疗上应彻底清除坏死组织才能控制高钾血症。

③代谢性酸中毒：正常人每日固定酸代谢产物为 50 ～ 100mmol，其中 20% 与碳酸氢根离子结合，80% 由肾脏排泄。急性肾竭衰时，由于酸性代谢产物排出减少，肾小管泌酸能力和保存碳酸氢钠能力下降等，致使每日血浆碳酸氢根浓度有不同程度下降；在高分解状态时降低更多更快。内源性固定酸大部分来自蛋白分解，少部分来自糖和脂肪氧化。磷酸根和其他有机阴离子均释放和堆积在体液中，导致本病患者阴离子间隙增高，少尿持续病例若代谢性酸中毒未能充分纠正，体内肌肉分解较快。此外，酸中毒尚可降低心室颤动阈值，出现异位心律。高钾血症、严重酸中毒和低钙、低钠血症是急性肾衰竭的严重病况，在已接受透析治疗的病例虽已较少见，但部分病例在透析治疗间期仍需药物纠正代谢性酸

中毒。

④低钙血症、高磷血症：ATN 时低钙和高磷血症不如慢性肾衰竭时表现突出，但有报道少尿 2d 后即可发生低钙血症。由于常同时伴有酸中毒，使细胞外钙离子游离增多，故多不发生低钙常见的临床表现。低钙血症多由于高磷血症引起，正常人摄入的磷酸盐60%～80% 经尿液排出。ATN 少尿期常有轻度血磷升高，但若有明显代谢性酸中毒，高磷血症亦较突出，但罕见明显升高。酸中毒纠正后，血磷可有一定程度下降，此时若持续接受全静脉营养治疗的病例应注意低磷血症发生。

⑤低钠血症和低氯血症：两者多同时存在。低钠血症原因可由于水过多所致稀释性低钠血症，因灼伤或呕吐、腹泻等从皮肤或胃肠道丢失所致或对大剂量呋塞米尚有反应的非少尿型患者出现失钠性低钠血症。严重低钠血症可致血渗透浓度降低，导致水分向细胞内渗透，出现细胞水肿，表现急性脑水肿症状，临床上表现疲乏、软弱、嗜睡或意识障碍、定向力消失甚至低渗昏迷等。低氯血症常见于呕吐、腹泻或非少尿型用大量袢利尿药，出现腹胀或呼吸表浅、抽搐等代谢性碱中毒表现。

⑥高镁血症：正常人摄入的镁 60% 由粪便排泄，40% 从尿液中排泄。由于镁与钾离子均为细胞内主要阳离子，因此 ATN 时血钾与血镁浓度常平行上升，在肌肉损伤时高镁血症较为突出。镁离子对中枢神经系统有抑制作用，严重高镁血症可引起呼吸抑制和心肌抑制，应给予警惕。高镁血症的心电图改变亦可表现 P-R 间期延长和 QRS 波增宽。当高钾血症纠正后，心电图仍出现 P-R 间期延长和（或）QRS 增宽时应怀疑高镁血症的可能。低钠血症、高钾血症和酸中毒均增加镁离子对心肌的毒性。

（4）心血管系统表现

①高血压：除肾缺血时神经体液因素作用促使收缩血管的活性物质分泌增多因素外，水过多引起容量负荷过多可加重高血压。ATN 早期发生高血压不多见，但若持续少尿，约 33.3% 患者发生轻、中度高血压，一般在 （18.62～23.94）kPa/（11.97～14.63）kPa[（140～180）mmHg/（90～110）mmHg]，有时可更高，甚至出现高血压脑病，伴有妊娠者尤应严密观察。

②急性肺水肿和心力衰竭：是少尿期常见死亡原因。它主要为体液潴留引起，但高血压、严重感染、心律失常和酸中毒等均为影响因素。早期发生率较高，采取纠正缺氧、控制水分和早期透析治疗措施后发生率已明显下降。但仍是严重型 ATN 的常见死因。

③心律失常：除高钾血症引起窦房结暂停、窦性静止、窦室传导阻滞、不同程度房室传导阻滞和束支传导阻滞、室性心动过速、心室颤动外，尚可因病毒感染和洋地黄应用等而引起室性期前收缩和阵发性心房颤动等异位心律发生。

④心包炎：年发生率为 18%，采取早期透析治疗后降至 1%。多表现为心包摩擦音和胸痛，罕见大量心包积液。

（5）消化系统表现：是 ATN 最早期表现。常见症状为食欲缺乏、恶心、呕吐、腹胀、呃逆或腹泻等。上消化道出血是常见的晚期并发症。消化道症状尚与原发疾病，以及水、电解质紊乱或酸中毒等有关。持续、严重的消化道症状常易出现明显的电解质紊乱，增加治疗的复杂性。早期出现明显的消化道症状提示尽早施行透析治疗。

（6）神经系统表现：轻型患者可无神经系统症状；部分患者早期表现疲倦、精神较差。若早期出现意识淡漠、嗜睡或烦躁不安甚至昏迷，提示病情重，不宜拖延透析治疗时间。神经系统表现与严重感染、流行性出血热、某些重型重金属中毒、严重创伤、多脏器衰竭等病因有关。

（7）血液系统表现：ATN 早期罕见贫血，其程度与原发病因、病程长短、有无出血并发症等密切有关。严重创伤、大手术后失血、溶血性贫血因素、严重感染和急症 ATN 等情况，贫血可较严重。若临床上有出血倾向、血小板减少、消耗性低凝血症及纤维蛋白溶解征象，已不属早期 DIC。

2. 多尿期　每日尿量达 2.5L 称多尿，ATN 利尿早期常见尿量逐渐增多，如在少尿或无尿后 24h 内尿量出现增多并超过 400ml 时，可认为是多尿期的开始，多尿期约持续 2 周时间，每日尿量可成倍增加，利尿期第 3～5 日可达 1L，随后每日尿量可达 3～5L；进行性尿量增多是肾功能开始恢复的一个标志，但多尿期的开始阶段尿毒症的症状并不改善，甚至会更严重，且 GFR 仍在 10ml/min 或以下；当尿素氮开始下降时，病情才逐渐好转。多尿期早期仍可发生高钾血症，持续多尿可发生低钾血症、失水和低钠血症。此外，此期仍易发生感染、心血管并发症和上消化道出血等。故应密切观察水、电解质和酸碱平衡情况。

多尿期临床表现主要是体质虚弱、全身乏力、心悸、气促、消瘦、贫血等。这一时期由于肾功能未完全恢复，患者仍处于氮质血症状态，抵抗力低下很容易发生感染、上消化道出血和心血管并发症等，因此仍有一定的危险性。

3. 恢复期　根据病因、病情轻重程度、多尿期持续时间、并发症和年龄等因素，ATN患者在恢复早期变异较大，可毫无症状、自我感觉良好或体质虚弱、乏力、消瘦；当血尿素氮和肌酐明显下降时，尿量逐渐恢复正常。除少数外，肾小球滤过功能多在 3～6 个月恢复正常。但部分病例肾小管浓缩功能不全可持续 1 年以上。若肾功能持久不恢复，可能提示肾脏遗留有永久性损害。

三、护理措施

1. 患者应卧床休息，协助生活护理。

2. 给予高热量、优质低蛋白质饮食，对于高分解代谢或透析治疗患者可适当放宽蛋白质入量，尽可能减少钠、钾、氯的摄入量。对于不能口服补充营养的患者，可采用鼻饲和胃肠外营养疗法。血钾升高者，严格限制含钾药物和食物的摄入。

3. 迅速纠正一切可逆的病因，停用影响肾脏血流灌注的药物和（或）肾毒性药物，如氨基糖苷类抗生素、某些第一代头孢菌素、磺胺类药、非甾体抗炎药、造影剂、重金属以及顺铂等。

4. 密切观察生命体征变化，特别是血压、尿量变化。评估患者有无定向力障碍、抽搐等电解质紊乱表现，有无尿毒症症状（如持续呕吐、烦躁、嗜睡等）。一旦发现高钾血症、代谢性酸中毒、急性肺水肿、心力衰竭等立即做好紧急透析治疗等准备。

5. 准确记录 24h 出入水量，维持体液平衡。少尿期应按"尿出为入"的原则补充入液量，而多尿期入水量比出量少 500 ～ 1000ml。

6. 遵医嘱执行，注意观察药物的疗效和不良反应。

7. 做好心理护理，减轻或消除焦虑、恐惧情绪。

四、抢救流程

急性肾衰竭抢救流程见图 5-8。

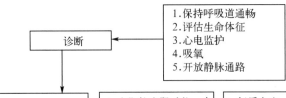

```
                    ┌─────────────────┐
                    │ 1.保持呼吸道通畅 │
        ┌──────┐    │ 2.评估生命体征   │
        │ 诊断 │ ◄──│ 3.心电监护       │
        └──────┘    │ 4.吸氧           │
           │        │ 5.开放静脉通路   │
           ▼        └─────────────────┘
```

1.常有引起肾衰竭的原发病或感染、失水、失血、失盐、过敏、中毒、休克、烧伤、严重创伤等原因所致 2.临床以少尿、闭尿、恶心、呕吐、代谢紊乱为主要特征。可分为肾前性、肾性、肾后性三种，有少尿型和无尿型 3.尿常规和肾功能检查异常，肌酐、尿素氮明显增高	1.立即检查肾功能、电解质、血气分析 2.留置导尿管，观察尿量、尿色、尿常规、尿比重，记录每小时尿量及24h出入量 3.心电监护，观察心率、心律、ST段变化 4.根据CVP及尿量控制输液速度 5.生命体征监测 6.合理饮食 7.无菌操作，预防感染	1.氮质血症：①给予优质蛋白8～12g/d或配给GS+AA，可采用胃肠道外营养；②同化激素，丙苯酸诺龙，促氮质代谢；③口服大黄，蒲公英灌肠或甘露醇、山梨醇；④应用苏打；⑤合理使用利尿药 2.高钾血症：①GS+R2疗法；②葡酸钙；③利尿药；④离子交换树脂；⑤克分子乳酸钠；⑥应用苏打；⑦透析疗法 3.酸中毒：①5%苏打；②11.2%乳酸钠，对缺O_2、肝功能失常者不宜应用；③透析疗法 4.尿毒症：①纠正水电解质、酸碱平衡失调；②中药；③人工肾(血透析)；④肾移植 5.合理使用血管扩张药、利尿药。禁用肾毒性（如庆大霉素、氨基糖苷类）药物 6.原发病治疗

图 5-8　急性肾衰竭抢救流程

（李　鹏）

第九节　高钾血症

一、概述

高钾血症指血清钾含量大于 5.5mmol/L。

二、临床表现

1. **心肌异常**　表现为心肌收缩无力、心肌松弛，出现心搏缓慢。高钾血症较为严重时，甚至可以引起心脏停搏。

2. **心脏结构异常**　高钾血症可以导致心腔扩大。

3. **肌肉神经异常**　患者可能出现极度疲乏、无力，呼吸肌受抑制时会出现呼吸困难、窒息等表现。

4. 腹部不适　患者表现为恶心、呕吐、腹胀等不适。正常情况下血清的钾浓度维持在一定的合理范围，通常为 3.5 ～ 5.5mmol/L，血钾过低称为低钾血症，过高称为高钾血症。出现高钾血症时会伴有电解质紊乱，同时还伴有酸碱失衡。高钾血症在临床上是较为严重的疾病，如果出现上述症状必须积极治疗。高钾血症常见于肾功能不全的患者，如果患者出现慢性肾功能不全，需要经常进行血钾检测，避免出现高钾血症等危及生命的情况。

三、护理措施

1. 一般护理

（1）绝对卧床休息，保持环境安静，限制探视。

（2）正确留取血、尿标本，及时送检。

2. 病情监测

（1）持续动态心电监测，每 1 ～ 2 小时测量生命体征变化。

（2）持续吸氧 2 ～ 4L/min，保持呼吸道通畅，若昏迷患者将头侧向一边，防止呕吐误吸导致窒息。

（3）准备记录 24h 出入量，注意观察病情及患者主诉。

（4）严密监测血清钾浓度、肾功能、尿渗透压等。

（5）患者需行紧急血液透析治疗，迅速建立血液透析的血管通路，密切观察生命体征的变化。

3. 对症护理

（1）心血管系统影响：熟练掌握心电图知识，如发现异常，应立即抽静脉血做血钾测定；如高血钾，应立即通知医师进行处理。

（2）对肾功能良好者，应鼓励患者大量饮水，帮助钾从尿中排出。

4. 健康指导　嘱患者严格控制饮食，禁食或少食含钾高的蔬菜、水果，如香蕉、甜橙、马铃薯、大枣、香菇、紫菜等。

5. 心理护理　解除患者的紧张、恐惧、焦虑等消极情绪，给患者及其家属讲解高钾血症发生的原因，提供详细的预防处理措施。

四、抢救流程

高钾血症抢救流程见图 5-9。

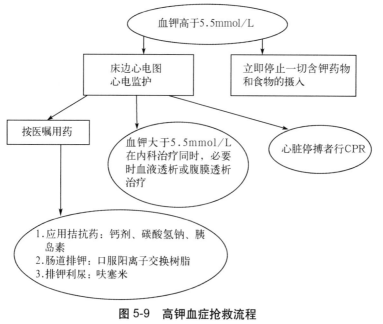

图 5-9　高钾血症抢救流程

（宋晓莉）

第十节　低钾血症

一、概述

低钾血症是指血清钾浓度低于 3.5mmol/L。

二、临床表现

1. 一般当血清钾 < 3.0mmol/L 时，患者会感到很疲劳，四肢肌肉无力；当血清钾 < 2.5mmol/L 时可以出现全身肌肉无力，甚至出现瘫痪，常伴有严重的厌食、腹胀、恶心、呕吐以及便秘。

2. 低钾时会影响到脑细胞，导致中枢神经系统功能失调，引起精神萎靡、反应迟钝、不能对周围的事物进行正确的认知，严重的会出现昏迷。

3. 心血管系统：低钾会导致心肌细胞反应性的增加，导致心动过速等心律失常，严重的还会出现休克或者猝死。

三、护理措施

1. 一般护理。

2. 保持环境安静、整洁，限制探视，减少干扰。

3. 症状明显者应绝对卧床休息，因低血钾时心肌内膜处于轻度极化状态，下床活动易导致心律失常，有发生心搏骤停的危险。

4. 鼓励患者进食高钾食物，如橘子、香蕉、豆类、干果类等；避免进食大量清水、高糖及油腻食物；注意饮食卫生，防止食物不洁引起腹泻而加重病情。

5. 加强基础护理，预防并发症。

6. 严密观察患者生命体征，每 1 ～ 2 小时测量 1 次，进行动态心电图监测。

7. 持续氧气吸入 3 ～ 4L/min，保持呼吸道通畅。

8. 监测 24h 出入量，准确记录每小时尿量，为进一步补钾提供依据。

9. 密切监测血电解质、肾功能及尿渗透压。

10. 对症护理

（1）循环系统影响：应准确识别心电图变化，动态监测血钾指标，早期发现后通知医师及时处理，以免延误病情。

（2）神经 - 肌肉系统影响：严密观察患者神志及全身情况，一旦发现患者呼吸肌麻痹、呼吸困难、窒息及神志方面的改变后要及时处理，防止病情进一步恶化。

11. 用药护理：补钾过程中注意监测肾功能和尿量，尿量为 30 ～ 40ml/h 时，补钾则较安全。补钾途径有口服补钾、鼻饲补钾、静脉补钾；为减少口服补钾的胃肠道反应，宜将 10% 氯化钾稀释于果汁或牛奶中服用。静脉补钾速度以每小时 20 ～ 40mmol/L 为宜，不能超过 50mmol/L，浓度以 1.5 ～ 3.0g/L 为宜。

12. 心理护理：当患者出现紧张、情绪激动时，应向其讲明疾病原因及转归预后，根据具体情况选择适宜方式分散其注意力，使之保持良好心态以配合治疗及护理。

四、抢救流程

低钾血症抢救流程见图 5-10。

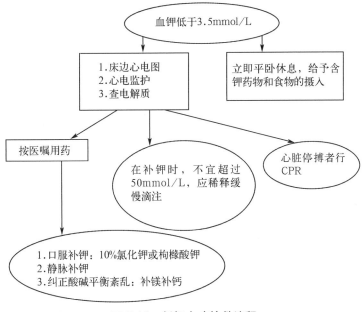

图 5-10　低钾血症抢救流程

（殷　鹏　宁　菲　戎　清）

第6章

全科医学常用专科操作

第一节 肠内营养泵灌注

一、目的

通过鼻胃管、鼻肠管、胃或空肠造瘘管定时定量滴注肠内营养液，保证不能经口进食患者的营养和水分的供给。

二、用物

肠内营养泵灌注物品见表 6-1。

表 6-1 肠内营养泵灌注用物

物品名称	数量	物品名称	数量
温水	适量	温度计	1
纱布	1	75% 乙醇	1
量杯	1	手消毒液	1
输液架	1	肠内营养液	1
营养泵	1	肠内营养输注袋	1
治疗盘	1	肠内营养输注标识	1

三、操作流程

1. 洗手戴口罩，乙醇纱布擦拭操作台，操作环境干净、整洁。

2. 核对医嘱，打印肠内营养输注标签。检查肠内营养输注袋、肠内营养制剂有无破损、是否在有效期内。

3. 测量水温，38 ～ 40℃。

4. 贴标签，将肠内营养液、温水分别注入肠内营养输注袋的喂养袋与冲洗袋，粘贴标识，二人查对。

5. 检查营养泵是否性能良好，是否可以使用，整理用物。

6. 携用物至患者床旁，核对患者姓名、床号、腕带，向患者解释肠内营养泵输注目的。

7. 评估胃管的刻度，打开治疗盘，用注射器检查胃管是否通畅、是否在胃内，有无胃潴留。询问患者有无恶心、呕吐、腹胀等不适。请患者给予配合。

8. 抬高床头至 30°，使患者处于半卧位。

9. 固定输液架，安装肠内营养泵，连接电源，悬挂肠内营养液，将肠内营养输液器装于肠内营养泵上，打开开关，遵医嘱调节输注参数与冲洗参数，点击排气键，排气完毕备用。

10. 再次查对患者，检查患者胃管的刻度，抽取 20ml 温开水，冲洗胃管。

11. 将胃管与肠内营养输注器连接，按启动键。妥善固定连接处，观察患者有无恶心、呕吐、腹胀等不适。

12. 整理床单位，再次核对、向患者及其家属交代注意事项，洗手，记录营养液的名称、剂量和浓度，注意观察患者输注中的情况。

13. 喂养完成，关闭输注泵电源，将肠内营养输注器与胃管连接处断开，脉冲式冲管。

14. 关闭胃管输注端，纱布包裹，妥善固定。

15. 整理床单位，交代输注后注意事项。

16. 整理用物，洗手记录。

17. 肠内营养泵灌注步骤要点见图 6-1。

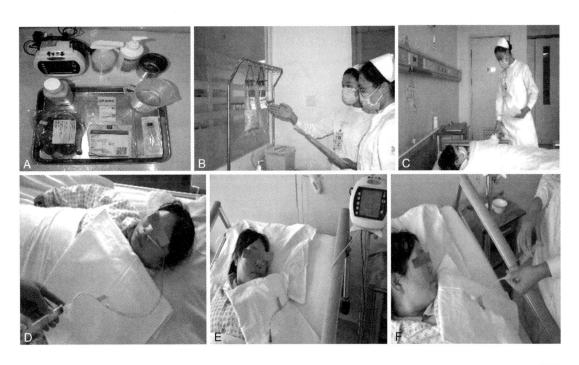

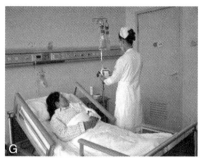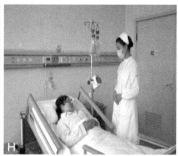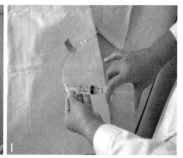

图 6-1　肠内营养泵灌注步骤要点

A.物品准备。B.核对医嘱。C.携用物至患者床旁。D.检查胃管是否通畅。E.抬高床头，调节参数。F.检查患者胃管的刻度。G.连接胃管与肠内营养输注器。H.整理床单位。I.喂养完成，脉冲式冲管，交代注意事项

四、注意事项

1.严格执行查对制度。

2.滴注时抬高床头 30°～40°，颈椎、胸椎、腰椎损伤的患者不宜抬高床头。

3.避免在呕吐、腹胀、腹泻、胃潴留时进行肠内营养输注。

4.灌注过程中观察患者有无呛咳、呼吸困难等情况，如出现呛咳、呼吸困难等误吸现象时，停止灌注并立即吸出口鼻腔及呼吸道的误吸物。

5.定时观察患者有无腹胀、呕吐等情况，每 4 小时检查胃残留量，避免胃潴留，有条件者可使用超声确定胃残液量。

6.定时冲洗管路，每小时 1 次（根据肠内营养液浓度及管路性质确定冲洗次数及冲洗量）。

7.定时检测血糖、电解质的情况，观察意识变化，有无出汗、心悸等情况，24h 更换输注器。

8.根据患者对营养液的耐受、血糖值、营养液的性质、胃残液量确定灌注速度。

9.麻痹性肠梗阻、活动性消化道出血，腹泻急性期的患者均不宜进行肠内营养灌注。

五、肠内营养泵输注技术考评标准

肠内营养泵输注技术考评标准见表 6-2。

表 6-2　肠内营养泵灌注技术考核评分标准

科室　　　　　　　单位　　　　　　　日期　　　　　　　监考人

项目	分值	技术操作流程及标准	得分
操作前准备15分	5	着装、仪表、举止符合要求操作前洗手、戴口罩	
	5	物品准备齐全，消毒环境检查营养泵性能	
	5	查对医嘱、打铅笔钩、打印标签贴标签、测量水温将肠内营养液、温水分别注入喂养袋与冲洗袋、粘贴标识、二人查对	

续表

项目	分值	技术操作流程及标准	得分
操作流程70分	5	携用物至患者床旁	
	5	核对患者姓名，床号，腕带、向患者解释肠内营养泵灌注目的	
	6	评估胃管的刻度、检查胃管是否通畅、是否在胃内，有无胃潴留	
	5	询问患者有无恶心、呕吐、腹胀等不适	
	8	抬高床头、连接电源、安装肠内营养泵、调节参数、排气	
	8	再次查对患者、检查胃管刻度，抽取20ml温开水，冲洗胃管	
	10	连接胃管与肠内营养输注器、妥善固定、开始输注	
	8	整理床单位、再次核对、向患者及其家属交代注意事项	
	5	喂养完成，脉冲式冲管	
	5	整理物品	
	5	洗手、记录	
评估	10	提问	
	5	完成时间	
总分	100		

注：1. 操作考核总分100分，90分（含）以上为达标。2. 操作完成时间为12分钟，每超时30秒扣1分，计时自操作者请示开始起，至报告操作完毕结束。

（王慧南）

第二节　植入式静脉输液港维护

一、目的

保持输液港通畅，保障其应用效能，减少感染。

二、用物

植入式静脉输液港维护用物见表6-3。

表 6-3　植入式静脉输液港维护用物

物品名称	数量	物品名称	数量
无菌治疗巾	1	生理盐水 100ml	1
无菌手套	1	碘棉签	1
一次性换药包	1	2% 碘酒	1
20ml 注射器	1	75% 乙醇	1
10ml 注射器	1	医用胶布	1
蝶翼无损伤针	1	手消液	1
一次性输液接头	1	污物罐	1
无菌输液贴	1	锐器盒	1
10cm×10cm 无菌透明敷料	1	油性笔	1

三、操作流程

1. 洗手、戴口罩，查对医嘱。

2. 在治疗室准备物品，检查物品、药品有效期及质量，二人查对。

3. 携用物至患者床旁，查对床号、姓名，向患者解释操作目的，以取得合作。

4. 摆体位，暴露留置输液港部位，评估输液港（观察局部有无红、肿等异常表现，判断有无翻转、移位）。

5. 准备换药包，打开一次性换药包，戴无菌手套；调整包内纱球位置，将黄色垃圾袋置于换药包的右侧；助手将 2% 碘酒和 75% 乙醇分别倒入换药包的两个小格内。

6. 消毒皮肤：2% 碘酒纱球消毒 1 遍，75% 乙醇纱球消毒 2 遍（以穿刺点为中心螺旋向外消毒，直径 ≥ 20cm）。

7. 建立无菌区并按使用顺序摆放物品：助手打开无菌治疗巾外包布，操作者取出 1 块治疗巾铺于输液港斜下方；将 20ml 注射器、10ml 注射器、无损伤针、输液接头、输液贴放入无菌区内。

8. 准备冲封管药液，用 20ml 注射器抽取生理盐水 15ml，用 10ml 注射器抽取生理盐水 10ml（或肝素盐水 10ml）备用。

9. 预充：用 20ml 注射器预冲输液接头和无损伤针套件后夹闭延长管。

10. 穿刺输液港：用左手拇指、示指、中指呈三角形固定输液港，确定输液港的中心点，右手持无损伤针由注射座中心点垂直刺入，直达储液槽的底部。

11. 冲洗管路：打开延长管，抽回血（抽回血不超过蝶翼针 Y 形部位），确认针头位置无误后，以正压脉冲式手法注入生理盐水 15ml 冲净回血后夹闭延长管。

12. 取下注射器，连接输液接头，用 10ml 注射器脉冲式冲管，边推注药液边分离注射器。

13. 穿刺处固定：助手用无菌透明敷料固定无损伤针，医用胶布交叉固定穿刺针延长管外露部分，取一条输液贴贴于交叉处上，再取一条输液贴固定输液接头，在输液接头上标注日期，在贴膜右下角标注日期和姓名缩写。

14. 整理用物，脱手套。

15. 协助患者整理衣物及床单位。

16. 向患者交代注意事项，手消毒。

17. 在医嘱单上签名及时间并进行记录。

18. 植入式静脉输液港维护步骤见图 6-2。

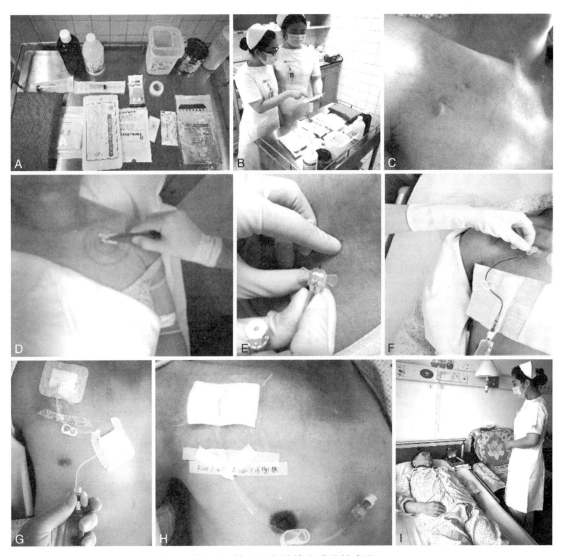

图 6-2　植入式静脉输液港维护步骤

注：A. 物品准备。B. 核对医嘱。C. 摆体位。D. 皮肤消毒。E. 穿刺输液港。F. 打开延长管，抽回血，确认针头位置。G. 注射器脉冲式冲管，边推注药液边分离注射器。H. 穿刺处固定。I. 整理用物

四、注意事项

1. 冲管、给药时禁止使用小于 10ml 的注射器。

2. 封管时要采用脉冲式冲管正压拔针方法，以防止药液残留或血液反流在导管内。

3. 肝素盐水配制：成人浓度为 100U/ml（12 500U 肝素加入 125ml 生理盐水中），儿童浓度为 10U/ml（12 500U 肝素加入 1250ml 生理盐水中）。

4. 如遇到阻力或抽吸无回血，应进一步确认穿刺针位置及输液港的通畅性，不应强行冲洗。

5. 对于有凝血机制障碍的患者，不使用肝素盐水封管。

6. 连接输液时，输液泵压力应小于 25psi（磅／平方英寸），同时注意观察注射部位有无渗血、渗液等现象。

7. 撤针时左手固定输液港，右手持无损伤针边推注生理盐水（或肝素盐水）边拔针，穿刺点按压止血后用无菌敷料覆盖穿刺点。

8. 输液港治疗间歇期每 4 周维护 1 次，输液期间每周维护 1 次。

五、植入式静脉输液港维护考核评分标准

植入式静脉输液港维护考核评分标准见表 6-4。

表 6-4　植入式静脉输液港维护考核评分标准

科室：　　　　　姓名：　　　　　日期：　　　　　监考人：　　　得分

项目	分值	技术操作流程及标准	得分
操作前准备 15 分	5	着装、仪表、举止符合要求、洗手、戴口罩	
	5	物品准备齐全	
	5	查对医嘱、打铅笔钩	
操作流程 70 分	5	查对床号、姓名、解释	
	5	手消毒后轻触输液港	
	5	评估输液港情况有无异常	
	5	打开一次性换药包	
	2	戴无菌手套	
	5	消毒	
	5	铺治疗巾	
	5	把所需物品放入无菌区内	
	2	消毒液体袋	

续表

项目	分值	技术操作流程及标准	得分
	2	无菌操作抽取液体	
	3	预充输液接头	
	3	预充无损伤针	
	5	穿刺输液港、抽回血	
	5	脉冲式冲洗导管、冲洗输液港	
	5	连接输液接头后正压封管，夹闭延长管冲管	
	5	依实际情况确定纱布垫厚度，纱布垫垫于无损伤针蝶翼下方，固定延长管	
	3	贴透明敷料、输液接头，并标注日期和姓名缩写	
	5	整理用物，脱手套洗手 注意事项护理记录，医嘱签字	
评估 15 分	10	提问	
	5	完成时间	
总分	100 分		

注：1. 操作考核总分 100 分，90 分（含）以上为达标。　　2. 一般项目不符合要求每项扣 2 分；重点项目：输液港固定不当、穿刺针过深、过浅、未垂直穿刺输液港、未抽回血、冲洗方法不正确、穿刺针延长管内血液残留各扣 5 分。3. 操作时间从查对床号到书写护理记录单，时间为 10min

（吕　娜）

第三节　T 管引流护理

一、目的

1. 减轻胆管内压力，防治胆管黏膜水肿，胆管堵塞，胆汁淤积，有利于胆汁或泥沙样结石的引流。

2. 支撑胆管作用，防止炎性粘连，造成胆管狭窄。

3. 通过日常护理防止感染。

4. 观察引流液的量、颜色、性状。

5. 帮助术后黄疸的消退。

6. 有利于术后胆管内残石的排出。

二、用物

T 管引流护理用物见表 6-5。

表 6-5　T 管引流护理用物

物品名称	数量	物品名称	数量
引流袋	2	一次性治疗碗内放乙醇纱布	2
弯盘	1	纸	1
一次性手套	2	笔	1
血管钳	1	量杯	1
黄色垃圾袋	1		

三、操作流程

1. 备齐用物，洗手、戴口罩。

2. 携物至患者床旁，核对、解释，取得患者合作。

3. 协助患者摆好体位，暴露 T 管及右腹壁，注意患者保暖。

4. 检查、打开引流袋，连接于固定在腹壁外的 T 管，引流袋应低于 T 管引流口平面。

5. 引流过程中应维持有效引流，引流管勿打折、勿弯曲，嘱患者保持有效体位：平卧位时引流管应低于腋中线，站立位或活动时不可高于腹部引流口平面，防止引流液逆流。身体活动时注意保护 T 管。观察胆汁颜色、性状、量，记录。

6. 根据患者情况每日或隔日更换引流袋

（1）铺垫巾于所换引流管的下方，用止血钳夹住引流管近端。

（2）检查、打开引流袋，拧紧出口处，备用。

（3）断开 T 管与引流袋的接口处，将旧引流袋弃于医疗垃圾袋中，消毒引流管口周围，将新的引流袋与 T 管接口连接牢固，松开止血钳，观察引流通畅后妥善固定。

7. T 管拔除后，局部伤口消毒后用凡士林纱布堵塞，1 ～ 2d 会自行封闭，观察伤口渗出情况、体温变化、皮肤和巩膜黄染、呕吐、腹痛、腹胀等情况。

8. 整理用物，协助患者取适宜体位，告知注意事项。

9. 垃圾分类处理，洗手、记录。

10. T 管引流护理步骤见图 6-3。

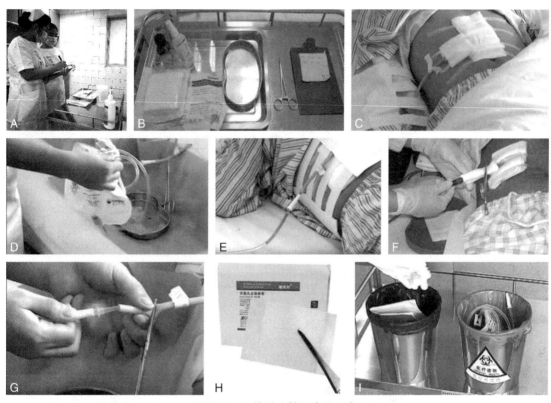

图 6-3　T 管引流护理步骤要点

注：A. 物品准备。B. 核对医嘱。C. 协助患者摆好体位，暴露 T 管及右腹壁。D. 检查、打开引流袋。E. 引流过程中应维持有效引流。F. 每日或隔日更换引流袋。G. 将新的引流袋与 T 管接口连接牢固。H. T 管拔除。I. 整理用物

四、注意事项

1. 严格执行无菌操作。

2. 妥善固定好管路，操作时防止牵拉。

3. 保护患者引流口周围皮肤。

4. 管道挤压方法：左手在下捏住距引流口 10 ～ 15cm 反折引流管，右手在上四指并拢持引流管于大鱼际处挤压引流管数次后双手同时放松。

5. 引流袋位置：卧位时引流袋低于腋中线，下床活动时不可高于引流管出口平面。

6. T 管拔管指征：术后 14d，胆汁培养阴性，胆红素定量正常，无腹痛、发热、食欲好，粪便颜色变黄，试夹管无不适，T 管造影通畅，排尽造影剂。

五、T 管引流护理考核评分标准

T 管引流护理考核评分标准见表 6-6。

表 6-6　T 管引流护理考核评分标准

科室		姓名	考试日期	监考人	得分

项目	分值	技术操作流程及标准	得分
操作 前 准备 15 分	5	1. 着装整洁，洗手、戴口罩。	
	5	2. 用物：一次性引流袋，垫巾，手套，止血钳，消毒物品，拔管时另备凡士林纱布、纱布胶布等。	
	5	3. 了解患者病情状况。评估患者"T"管引流情况。	
操作 流程 70 分	5	备齐用物，洗手、戴口罩。	
	5	携物至床旁，核对、解释，取得合作。	
	5	协助患者摆好体位，暴露"T"管及右腹壁，注意患者保暖。	
	5	检查、打开引流袋，连接于固定在腹壁外的"T"管，引流袋应低于"T"管引流口平面。	
	5	引流过程中应维持有效引流，引流管勿打折、勿弯曲。	
	5	嘱患者保持有效体位：平卧时引流管应低于腋中线，站立或活动时不可高于腹部引流口平面，防止引流液逆流。身体活动时注意保护"T"管。	
	5	观察胆汁颜色、性质、量，并记录。	
	5	根据患者情况每日或隔日更换引流袋：	
	5	(1) 铺垫巾于所换引流管的下方，用止血钳夹住引流管近端。	
	5	(2) 检查、打开引流袋，拧紧出口处，备用。	
	5	(3) 断开"T"管与引流袋的接口处，将旧引流袋弃于医疗垃圾袋中，消毒引流管口周围，将新的引流袋与"T"管接口连接牢固，松开止血钳，观察引流通畅后妥善固定。	
	5	"T"管拔除后，局部伤口消毒后用凡士林纱布堵塞，1~2 日会自行封闭，观察伤口渗出情况、体温变化、皮肤巩膜黄染、呕吐、腹痛、腹胀等情况。	
	5	整理用物，协助患者取适宜体位，并告知注意事项。	
	5	垃圾分类处理，洗手、记录。	
评估 15 分	10	提问	
	5	完成时间	
总分	100 分		

注：总分 100 分。操作时间：10min，每超时 1min 扣 2 分

（杨　阳）

第四节　膀胱冲洗

一、目的

1. 使尿液引流通畅。

2. 治疗某些膀胱疾病。

3. 清除膀胱内的一些血凝块、黏液、细菌等异物，预防膀胱感染。

4. 前列腺及膀胱手术后预防血块形成。

二、用物

膀胱冲洗用物见表 6-7。

表 6-7　膀胱冲洗用物

物品名称	数量	物品名称	数量
膀胱冲洗液	1	输液器	1
止血钳	1	消毒物品	1
弯盘	1	输液架	1

三、操作流程

1. 着装整洁，洗手、戴口罩。

2. 携物至患者床旁，核对，解释，取得患者合作。

3. 准备胶布，核对、检查膀胱冲洗液，消毒瓶口，挂于输液架上。

4. 检查、打开输液器，插入瓶口，排气、备用。

5. 排净尿液后，用止血钳夹闭尿袋。消毒尿管一端，将输液器头皮针插入尿管，用胶布固定，打开调节阀，根据医嘱调节冲洗速度，开始膀胱冲洗。

6. 间歇冲洗时，先将适量膀胱冲洗液注入膀胱内，夹闭调节阀，打开止血钳，排出冲洗液。再夹闭止血钳，打开调节阀，继续冲洗。如此反复。

7. 持续冲洗过程中，注意观察患者的反应及冲洗液的颜色、量，评估冲洗液的入量和出量，以及有无憋尿感。

8. 冲洗完毕，夹闭调节阀，拔出头皮针，打开止血钳，观察尿管引流通畅。

9. 协助患者取舒适体位，整理床单位。

10. 整理用物，洗手、记录。

11. 评估患者病情、自理能力及合作情况。

12. 评估患者尿液的性状，有无尿频、尿急、尿痛、膀胱憋尿感，是否排尽尿液及尿管通畅情况。

13. 膀胱冲洗步骤要点见图 6-4。

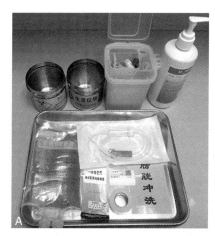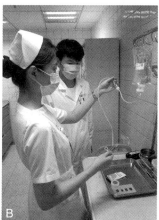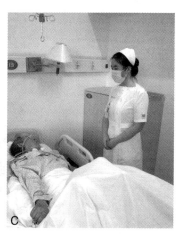

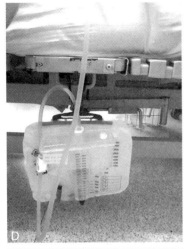
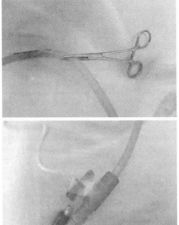
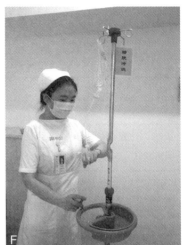
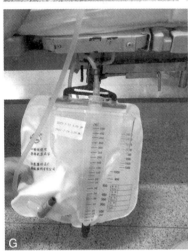
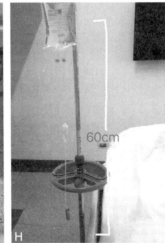
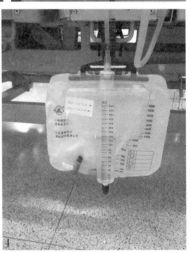
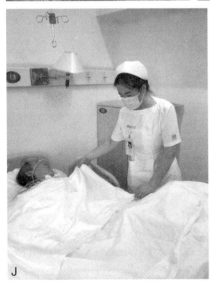

图 6-4　膀胱冲洗步骤要点

注：A.物品准备。B.核对医嘱，贴标签。C.携用物至患者床旁。D.评估患者病情。E.排净尿液后，用止血钳夹闭尿袋。F.间歇冲洗时，夹闭调节阀。G.观察冲洗液的颜色、量。H.冲洗液的液面距床面60cm。I.冲洗完毕，夹闭调节阀，取下冲洗管，打开止血钳，观察尿管引流是否通畅。J.整理床单位。交代注意事项

四、注意事项

1. 严格执行无菌操作，防止医源性感染。

2. 冲洗时如患者感觉不适，应减缓冲洗速度及量，必要时停止冲洗，密切观察，若患者感觉到剧痛或引流液中有鲜血，应停止冲洗，通知医师处理。

3. 冲洗时，冲洗液的液面距床面60cm，以便产生一定压力，利于液体流入，冲洗速度根据流出液的颜色调节，一般为80～100滴，如果滴入药液，须在膀胱内保留15～30min后再引流出液体外或根据需要延长保留时间。

4. 寒冷气候，冲洗液应加温到35℃左右，以防冷水刺激膀胱，引起膀胱痉挛。

5. 冲洗过程中注意观察引流管是否通畅。

五、膀胱冲洗考核评分标准

膀胱冲洗考核评分标准见表6-8。

表6-8 膀胱冲洗考核评分标准

科室　　　　　姓名　　　　　考试日期　　　　　监考人　　　　　得分

项目	分值	考核内容	得分
操作前准备25分	4	仪表端庄、衣帽整洁、洗手、戴口罩。	
	6	用物准备：无菌生理盐水、输液管、无菌治疗巾、无菌手套、无菌治疗碗、空针、换药盘（内装消毒棉球）。	
	5	评估患者病情、自理能力及合作情况。	
	10	评估患者尿液的性状、有无尿频、尿急、尿痛、膀胱憋尿感，是否排尽尿液及尿管通常情况。	
操作流程65分	10	携用物至患者床旁，核对患者，为患者选择合适体位。	
	10	将膀胱冲洗液悬挂在输液架上，将冲洗管与冲洗液连接，Y形管一头连接冲洗管，另外两头分别连接导尿管和尿袋，连接前对各个连接部位消毒。	
	10	打开冲洗管，夹闭冲洗管，夹闭尿袋，根据医嘱调节冲洗滴速。	
	10	夹闭冲洗管，打开尿袋，排除冲洗液，如此反复进行。	
	10	在持续冲洗过程中，观察患者的反应及冲洗液的量及颜色。评估冲洗液入量及出量，膀胱有无憋尿感。	
	10	冲洗完毕，取下冲洗管，消毒导尿口接尿袋，妥善固定，位置低于膀胱，以利于引留尿液。	
	5	协助患者取舒适卧位，整理床单位。	
评估15分	10	提问	
	5	完成时间	
总分100分			

注：总分100分。操作时间：10min，每超时1min扣2分

（陈　骅）

第五节　一件式造口袋更换

一、目的

1. 保持造口外周皮肤清洁和患者舒适。

2. 帮助患者掌握护理造口的方法。

二、用物

一件式造口袋更换用物见表6-9。

表6-9　一件式造口袋更换用物

物品名称	数量	物品名称	数量
面盆	1	小毛巾	1
温水	适量	弯盘	2
造口袋	1	治疗巾	1
小剪刀	1	造口量度表	1
尿垫或橡胶单	1	保护膜	1
防漏膏	1	护肤粉	1
餐巾纸	2		

三、操作流程

1. 评估患者情况。

2. 备齐用物推至患者床边向患者解释。

3. 协助患者取坐位或平卧位，充分暴露造口区域，垫上尿垫或橡胶单、治疗巾；注意保护患者隐私。

4. 去除旧袋，清洁造口和周围皮肤水分：由上至下撕去造口袋，用餐巾纸或毛巾清洗造口及周围皮肤，用餐巾纸吸干周围皮肤水分，并观察周围皮肤及造口的情况。

5. 用造口量度表量造口的大小、形状。做记号。

6. 沿记号修剪造口袋底盘。

7. 必要时可涂防漏膏、保护膜。处理并发症。

8. 撕去粘胶面上的纸，按照造口位置由下至上将造口袋贴上，夹好造口袋夹。

9. 交代注意事项、整理床单位。

10. 终末处理。洗手、记录。

11. 一件式造口袋更换步骤见图6-5。

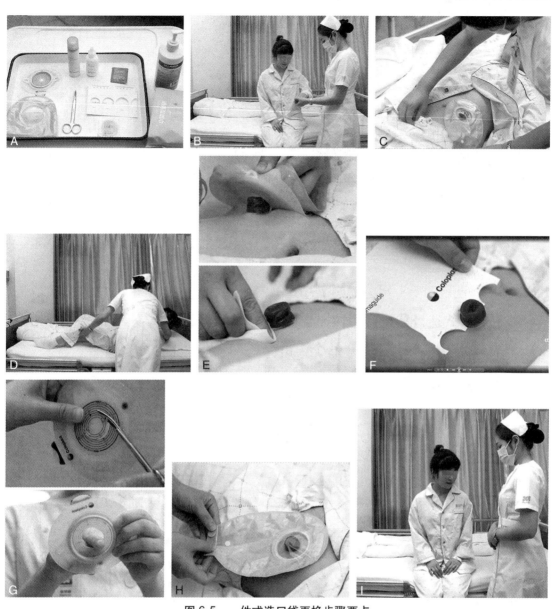

图 6-5　一件式造口袋更换步骤要点

注：A. 物品准备。B. 携用物至患者床旁。C. 评估患者病情。D. 协助患者取坐位或平卧位，充分暴露造口区域。E. 用湿纸巾或毛巾清洗造口及周围皮肤。F. 用造口量度表量造口的大小、形状。G. 造口袋底盘与造口黏膜之间保持适当空隙。H. 按照造口位置造口袋贴上，夹好造口袋夹。I. 交代注意事项、整理床单位

四、注意事项

1. 护理过程中注意向患者详细讲解操作步骤。

2. 更换造口袋时应当防止袋内容物排出污染伤口。

3. 撤离造口袋时注意保护皮肤；造口的清洁，不要用碱性肥皂、乙醇、碘酒等消毒用品。使用柔软的卫生纸或毛巾轻柔擦拭，防止用力过猛，损伤皮肤表皮。

4. 造口的观察：观察皮肤状况，有无红、疹、破损等；观察黏膜的颜色。

5. 注意造口与伤口距离，保护伤口，防止污染伤口。

6. 贴造口袋前一定要保证造口周围皮肤干燥。粘贴时保持造口周围粘胶要与皮肤粘贴牢固。

7. 出现刺激性皮炎时（红、肿、皮肤瘙痒等），可使用造口护肤粉、皮肤保护膜，以隔离粪汁；造口周围皮肤存在凹陷、瘢痕或褶皱，可使用防漏膏。

8. 造口袋底盘与造口黏膜之间保持适当空隙（1 ~ 2mm），缝隙过大，粪便刺激皮肤易引起皮炎；过小，底盘边缘与黏膜摩擦将会导致不适甚至出血。

9. 如使用造口辅助用品应当在使用前认真阅读产品说明书，如使用防漏膏应当按压底盘 15 ~ 20min。

10. 饮食指导：避免易胀气的食品、避免产臭气的食品、避免易腹泻的食品、避免易堵塞的食品。

11. 教会患者观察造口周围皮肤的血供情况，定期扩造口，防止造口狭窄。

五、一件式造口袋更换考核评分标准

一件式造口袋更换考核评分标准见表 6-10。

表 6-10　一件式造口袋更换考核评分标准

科室　　　　　　姓名　　　　　　考试日期　　　　　　监考人　　　　　　得分

项目	分值	技术操作流程及标准	得分
操作前准备 15 分	5 3 2 5	护士：仪表端庄，服装整洁，洗手，戴口罩，戴手套。 病人：根据合作程度取适当体位。 环境：安静、清洁。 用物：面盆一只、毛巾一块、温水适量、餐巾纸、弯盘、造口袋一只、小剪刀、测量尺、尿垫或橡胶单、治疗巾；必要时备保护膜、防漏膏、护肤粉。	
评估 10 分	3 2 2 3	评估患者病情、手术名称。 患者造口位置、造口的功能状况、造口袋类型及更换频率。 评估患者心理状态、自理程度。 解释操作目的、注意事项及配合方法。	
操作流程 60 分	6 6 6 6 6 6 6 6 6 6	用物带至患者床边，布局合理（易取、稳妥）。 查对，确认患者。 协助患者取坐位或平卧位，充分暴露造口区域，垫上尿垫。 去除旧袋，清洁造口和周围皮肤：由上至下撕去造口袋。 用餐巾纸或毛巾清洗造口及周围皮肤，用餐巾纸吸干周围皮肤水分。 再次评估造口及周围皮肤情况，测量造口大小，做记号。处理并发症。 沿记号修剪造口袋底盘，必要时涂防漏膏、保护膜。 撕去粘胶面上的纸，按照造口位置由下至上将造口袋贴上，夹好造口袋夹。 交代注意事项、整理床单元。终末处理。 洗手、记录。	

续表

项目	分值	技术操作流程及标准	得分
评估 15 分	10 5	提问 完成时间	
总分	100 分		

注：总分 100 分。操作时间：10min，每超时 1min 扣 2 分

（姬　涛）

第六节　胸腔闭式引流瓶更换

一、目的

1. 引流胸膜腔内的气体、渗血或渗液。

2. 重建胸膜腔负压，使肺复张。

3. 便于观察胸腔引流液的性状、颜色、量，为治疗、护理提供依据。

二、用物

胸腔闭式引流瓶更换，见表 6-11。

表 6-11　胸腔闭式引流瓶更换

物品名称	数量	物品名称	数量
引流装置	1	无菌胸腔引流瓶	1
止血钳	2	镊子	1
治疗巾	1	手套	1
消毒液棉球	1	无菌生理盐水	1

三、操作流程

1. 备齐用物，核对患者，解释目的，取得合作。

2. 洗手，戴口罩。

3. 打开无菌胸腔引流瓶，倒入适量无菌生理盐水。长玻璃管浸没于水下 3～4cm，在引流瓶外水平线上注明日期和水量。

4. 备齐用物携至患者床旁，核对、解释。

5. 检查引流情况（检查引流管有无移位、脱落，有无皮下气肿，引流是否通畅，引流液的颜色、性状、量），手消毒。

6. 铺治疗巾，戴手套。

7. 用两把止血钳双重夹闭近侧端胸管，以免空气进入胸膜腔。

8. 分离胸管与引流管并消毒胸管接口。

9. 消毒引流管连接口，并与负压引流管或水封瓶连接，检查连接是否牢固。将引流瓶放于安全处，保持引流瓶低于胸腔 60 ～ 100cm。

10. 松开止血钳。

11. 消毒胸壁置胸管周围皮肤并更换敷料。

12. 撤去治疗巾，脱手套。

13. 固定引流管，安置水封瓶。引流管道保持密封状态，不可受压、扭曲、牵拉观察引流是否通畅（水柱波动范围 4 ～ 6cm），观察患者的反应。

14. 协助患者取舒适卧位，整理床单位。

15. 整理用物。

16. 洗手，记录引流液的性状、量及患者反应。

17. 胸腔闭式引流瓶更换步骤见图 6-6。

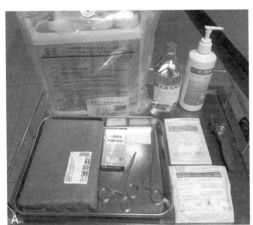
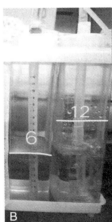
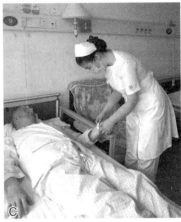
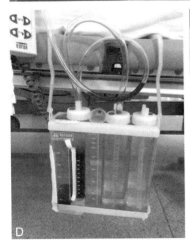
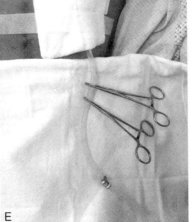
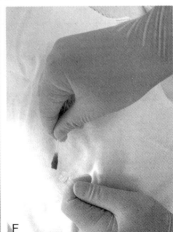

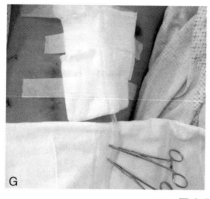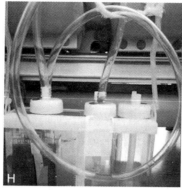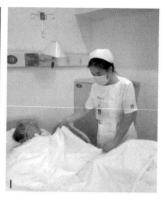

图6-6 胸腔闭式引流瓶更换步骤要点

注：A. 物品准备。B. 打开无菌小型水封瓶连接管路。C. 携用物至患者床旁。D. 检查引流情况。E. 用两把止血钳双重夹闭近侧端胸管。F. 分离胸管与引流管并消毒胸管接口。G. 松开止血钳；观察切口敷料有无渗出。H. 固定引流管，安置水封瓶。I. 整理床单位。整理用物。

四、注意事项

1. 保持引流系统的密闭和无菌状态。

2. 保持引流管长度适宜，翻身活动时防止受压、扭曲、脱出。

3. 保持引流管通畅，注意观察记录引流液颜色、性状、量。

4. 如患者血压平稳，应取半卧位，利于呼吸和引流物排出。

5. 搬动患者时应双重夹闭引流管，防止空气进入。

6. 拔管后24h内应密切观察患者有无胸闷、发绀、切口漏气、皮下气肿等，若有异常及时通知医师处理。

7. 指导患者：不要拔出引流管及保持密闭状态。

8. 拔除引流管前嘱患者深吸气，然后屏住，以免拔出引流管时管端损伤肺脏或疼痛及造成气胸。

五、胸腔闭式引流瓶更换考核评分标准

胸腔闭式引流瓶更换考核评分标准见表6-12。

表6-12 胸腔闭式引流瓶更换考核评分标准

科室　　　　　姓名　　　　　考试日期　　　　　监考人　　　　　得分

项目	分值	操作标准及细则	得分
操作前准备15分	3	衣帽整齐，规范洗手、戴口罩（一项不符合要求扣1分）	
	4	核对医嘱、核对患者，告知	
	6	物品齐全（少一项扣1分）	
		（1）引流装置：无菌胸腔引流瓶一套。	
		（2）治疗盘内备：止血钳2把、镊子、治疗巾、手套、含消毒液棉球等。	

项目	分值	操作标准及细则	得分
		（3）更换液体：无菌生理盐水。	
	2	环境安静、整洁、安全、舒适	
操作 过程 70分	4	打开无菌胸腔引流瓶，倒入适量无菌生理盐水。长玻璃管浸没于水下 3～4cm，在引流瓶外水平线上注明日期和水量	
	4	备齐用物携至患者床旁，核对、解释	
	5	检查引流情况（检查引流管有无移位、脱落，有无皮下气肿，引流是否通畅， 引流液的颜色、性状、量），手消毒	
	4	铺治疗巾，戴手套	
	5	用2把止血钳双重夹闭近侧端胸管，以免空气进入胸膜腔	
	4	分离胸管与引流管并消毒胸管接口	
	7	连接水封瓶，检查连接是否牢固	
	4	松开止血钳	
	7	消毒胸壁置胸管周围皮肤并更换敷料	
	3	撤去治疗巾，脱手套	
	10	固定引流管，安置水封瓶。引流管道保持密封状态，不可受压、扭曲、牵 拉观察引流是否通畅（水柱波动范围4～6cm），观察患者的反应	
	4	协助患者取舒适卧位，整理床单位	
	6	整理用物	
	3	洗手，记录	
评估 15分	5	胸腔引流管通畅，患者无气促、呼吸困难及发绀，操作动作轻巧、稳重、准确、 操作时间合适	
	10	提问	
总分	100分		

注：总分100分。操作时间：8min，每超时1min扣2分

（王亚南　王庆梅　邱素红）